卫生部“十二五”规划教材
全国高等医药教材建设研究会“十二五”规划教材
全国高职高专教材　供五年一贯制护理学专业用

健康评估

第2版

主　　编　薛宏伟
副 主 编　张立力　李玉明
编　　者（以姓氏笔画为序）
王　莉（安徽医学高等专科学校）
王木生（江西护理职业技术学院）
龙　军（贵阳护理职业学院）
刘　斌（大庆医学高等专科学校）
李玉明（廊坊卫生职业学院）
李学松（山东省临沂卫生学校）
李靖环（山西职工医学院）
杨志丽（潍坊护理职业学院）
张立力（南方医科大学护理学院）
陈铭佳（黑龙江省护理高等专科学校）
桑艳军（安徽省阜阳卫生学校）
薛宏伟（大庆医学高等专科学校）
编书秘书　刘　斌（大庆医学高等专科学校）

人民卫生出版社

图书在版编目（CIP）数据

健康评估/薛宏伟主编.—2版.—北京：人民卫生出版社，2011.7

ISBN 978-7-117-14488-9

Ⅰ.①健… Ⅱ.①薛… Ⅲ.①健康-评估-医学院校-教材 Ⅳ.①R471

中国版本图书馆CIP数据核字(2011)第105808号

健康评估

第2版

主　　编：薛宏伟
出版发行：人民卫生出版社(中继线 010-59780011)
地　　址：北京市朝阳区潘家园南里19号
邮　　编：100021
E - mail：pmph @ pmph.com
购书热线：010-59787592　010-59787584　010-65264830
印　　刷：北京市艺辉印刷有限公司
经　　销：新华书店
开　　本：787×1092　1/16　　印张：18
字　　数：449千字
版　　次：2004年6月第1版　2022年6月第2版第25次印刷
标准书号：ISBN 978-7-117-14488-9/R·14489
定　　价：28.00元
打击盗版举报电话：010-59787491　E-mail：WQ @ pmph.com
（凡属印装质量问题请与本社销售中心联系退换）

第二轮全国高职高专五年一贯制护理学专业卫生部规划教材

修订说明

第一轮全国高职高专五年一贯制护理学专业卫生部规划教材是由全国护理学教材评审委员会和卫生部教材办公室2004年规划并组织编写的，在我国高职高专五年一贯制护理学专业教育的起步阶段起到了非常积极的作用，很好地促进了该层次护理学专业教育和教材建设的发展和规范化。

全国高等医药教材建设研究会、全国卫生职业教育护理学专业教材评审委员会在对我国高职高专护理学专业教育现状（专业种类、课程设置、教学要求）和第一轮教材使用意见调查的基础上，按照《教育部关于加强高职高专教育人才培养工作的意见》等相关文件的精神，组织了第二轮教材的修订工作。

本轮修订的基本原则为：①体现“三基五性”的教材编写基本原则：基本理论和基本知识以“必须、够用”为度，可适当扩展，强调基本技能的培养。在保证教材思想性和科学性的基础上，特别强调教材的适用性与先进性。同时，教材融传授知识、培养能力、提高素质为一体，重视培养学生的创新能力、获取信息的能力、终身学习的能力，突出教材的启发性。②符合和满足高职高专教育的培养目标和技能要求：本套教材以高职高专护理学专业培养目标为导向，以护士执业技能的培养为根本，力求达到学生通过学习本套教材具有基础理论知识适度、技术应用能力强、知识面较宽、综合素质良好等特点。③注意与本科教育和中等职业教育的区别。④注意体现护理学专业的特色：本套教材的编写体现对“人”的整体护理观，使用护理程序的工作方法，并加强对学生人文素质的培养。⑤注意修订与新编的区别：本轮修订是在上版教材的基础上进行的修改、完善，力求做到去粗存精，更新知识，保证教材的生命力和教学活动的良好延续。⑥注意全套教材的整体优化：本套教材注重不同教材内容的联系与衔接，避免遗漏和不必要的重复。⑦注意在达到整体要求的基础上凸显课程个性：全套教材有明确的整体要求。如每本教材均有实践指导、教学大纲、中英文名词对照索引、参考文献；每章设置学习目标、思考题、知识链接等内容，以帮助读者更好地使用本套教材。在此基础上，强调凸显各教材的特色，如技能型课程突出技能培训，人文课程增加知识拓展，专业课程增加案例导入或分析等。⑧注意包容性：本套教材供全国不同地区、不同层次的学校使用，因此教材的内容选择力求兼顾全国多数使用者的需求。

全套教材共29种，配套教材15种，配套光盘12种，于2011年9月前由人民卫生出版社出版，供全国高职高专五年一贯制护理学专业师生使用，也可供其他学制使用。

第二轮教材目录

序号	教材名称	配套教材	配套光盘	主编	指导评委
1	人体结构学	√	√	杨壮来　牟兆新	赵汉英
2	病理学与病理生理学	√	√	陈命家	姜渭强
3	生物化学			赵汉芬	黄　刚
4	生理学			潘丽萍	陈命家
5	病原生物与免疫学	√		许正敏	金中杰
6	护理药理学	√	√	徐　红	姚　宏
7	护理学导论	√	√	王瑞敏	杨　红
8	基础护理技术	√	√	李晓松	刘登蕉
9	健康评估	√		薛宏伟	李晓松
10	护理伦理学			曹志平	秦敬民
11	护理心理学		√	蒋继国	李乐之
12	护理管理与科研基础	√		殷　翠	姜丽萍
13	营养与膳食			林　杰	路喜存
14	人际沟通			王　斌	李　莘
15	护理礼仪		√	刘桂瑛	程瑞峰
16	内科护理学	√	√	马秀芬　张　展	云　琳
17	外科护理学	√	√	党世民	熊云新
18	妇产科护理学	√	√	程瑞峰	夏海鸥
19	儿科护理学	√		黄力毅　张玉兰	梅国建
20	社区护理学			周亚林	高三度
21	中医护理学	√		陈文松	杨　军
22	老年护理学	√		罗悦性	尚少梅
23	康复护理学			潘　敏	尚少梅
24	精神科护理学		√	周意丹	李乐之
25	眼耳鼻咽喉口腔科护理学			李　敏	姜丽萍
26	急危重症护理学	√		谭　进	党世民
27	社会学基础			关振华	路喜存
28	护理美学基础		√	朱　红	高贤波
29	卫生法律法规			李建光	王　瑾

第一届全国卫生职业教育护理学专业教材

评审委员会名单

顾　　问：郭燕红　卫生部医政司
　　　　　李秀华　中华护理学会
　　　　　尤黎明　中山大学护理学院
　　　　　姜安丽　第二军医大学
　　　　　涂明华　九江学院
主任委员：熊云新　柳州医学高等专科学校
副主任委员：金中杰　甘肃省卫生厅
　　　　　夏海鸥　复旦大学护理学院
委　　员：（按姓名汉语拼音首字母排序）
　　　　　陈命家　安徽医学高等专科学校
　　　　　程瑞峰　江西护理职业技术学院
　　　　　党世民　西安交通大学附设卫生学校
　　　　　高三度　无锡卫生高等职业技术学校
　　　　　高贤波　哈尔滨市卫生学校
　　　　　黄　刚　甘肃省卫生学校
　　　　　姜丽萍　温州医学院护理学院
　　　　　姜渭强　苏州卫生职业技术学院
　　　　　李春艳　北京朝阳医院
　　　　　李乐之　中南大学湘雅二医院
　　　　　李晓松　黑龙江护理高等专科学校
　　　　　李　莘　广东省卫生职业教育协会
　　　　　刘登蕉　福建卫生职业技术学院
　　　　　路喜存　承德护理职业学院
　　　　　梅国建　平顶山学院
　　　　　秦敬民　山东医学高等专科学校

第2版前言

《健康评估》在全国高等医药教材建设研究会和卫生职业教育护理学专业教材评审委员会指导下，进一步修订完成。本教材编写过程中秉承了“三基”（基本理论、基本知识和基本技能）和“五性”（思想性、科学性、先进性、启发性、适用性）的基本原则，力求体现高职高专五年一贯制护理学教育的特色，强化“整体护理”观念，基本理论与基本知识以“必须、够用”为度。旨在突出学生的职业技能培养，与执业考试内容紧密接轨。

《健康评估》是护理基础课与临床护理学科的桥梁课，是护理专业的核心课程之一。本教材共八章，主要内容有常见症状评估、健康史评估、身体评估、心理与社会评估、实验室检查、心电图检查、影像检查及健康评估记录。

本教材编写特点：①每节前设有学习目标（包括知识目标和技能目标），便于学生对理论知识的掌握及技能的培养；②根据内容需要，设置知识链接，以拓展知识；③每节后均有病例分析形式的思考题，以突出教材的启发性，培养学生终生学习的能力；④书末增加了中英文对照索引和参考文献；⑤简化或删除了与其他学科重复的内容，如护理诊断、护理病历书写；⑥健康史评估增加了以功能性健康形态为框架的系统回顾，突出整体护理观念；身体评估按临床评估顺序进行了较大修改，更具科学性和适用性；实验室检查删除了部分意义不大的内容，增加了胰腺酶学检查和肿瘤标志物检查，并突出各项检查标本采集方法及注意事项；心电图检查简化了心电图产生原理及心电图导联的内容，增加了心电图分析步骤与应用；影像检查侧重阐述检查前的护理准备，增加介入放射学和放射核素等检查；⑦同步出版了与之配套的《健康评估实践指导及习题集》，以便教师参考及学生复习、自学之用。

本教材在编写过程中得到了全国卫生职业教育护理学专业教材评审委员会、卫生部教材办公室，以及大庆医学高等专科学校、南方医科大学护理学院的支持和帮助，同时得到护理学专家李晓松教授的悉心指导，在此一并表示衷心的感谢！

由于编者能力有限，时间仓促，在编写过程中如有不当之处，恳请专家和读者批评指正。

薛宏伟

2011年6月

第1版前言

为贯彻落实中共中央、国务院《关于深化教育改革全面推进素质教育的决定》精神，实施教育部关于高职高专教学改革和教材建设的意见，在卫生部教材办公室的组织下，我们编写了全国高等职业技术教育护理学专业五年一贯制《健康评估》规划教材。本教材的编写目的在于力求达到适合护理专业特点和教学要求，成为与专业培养相一致的理想教材。本教材在编写过程中，坚持以素质教育为基础，以能力为本位的职教观念；坚持以培养技术应用型人才为根本任务；遵循必需、够用的基本准则。内容简明易懂、繁简得当、难易适度、系统完整，充分体现了护理专业的特色，具有实用性、先进性、广泛性。

本教材分系统理论、实验指导及教学大纲三部分，系统理论内容包括健康评估方法、常见症状评估、身体评估、心理及社会评估、心电图检查、影像学检查、常用实验室检查和护理病历书写等九章。编者按照护理专业培养目标和教学大纲的要求，参阅了大量的有关教材和专著，结合多年的教学和临床经验，侧重于护理需要的基本理论、基本知识和基本技能的阐述，对有关新进展、新知识、新技术作了适当介绍，在教材的直观性、启迪性方面也进行了有益的探索，突出了以下几方面的特点：身体评估内容按视诊、触诊、叩诊、听诊、嗅诊以及神经系统检查等进行编排，站在护理的角度，强化护理评估；根据高护专业的特点心电图检查增加了临床上常用的心电监护等有关知识；影像学检查侧重介绍了检查前的护理准备；实验室检查突出了常用实验检查的标本采集法。

本教材主要供全国高等职业技术教育护理学专业五年一贯制的学生使用，也适用于护理专科层次教学和临床护理工作者参考。

本教材在编写过程中得到了河南省洛阳市卫生学校和各参编单位领导的大力支持，在此深表感谢。

由于我们水平有限，经验不足，且时间仓促，本教材的疏漏和不足之处，恳请使用本教材的广大师生和读者斧正。

王克惠

2004年3月

目 录

绪　论

健康评估(health assessment)是研究护理对象的主观和客观资料,以确定其护理需要的基本理论、基本技能和临床思维方法的学科,是护理基础课程与临床护理学科的桥梁课,也是学习临床护理课程的基础,是护理专业的核心课程之一。

随着健康观念的转变,人们对卫生保健服务的需求不断提高,为护理对象提供高质量的护理服务,实施以患者为中心,以护理程序为基础的整体护理已成为当今的护理理念。护理程序是由评估、诊断、计划、实施和评价组成的循序渐进、不断循环的动态过程,其中健康评估是进行系统地、连续地收集护理对象的健康资料并对资料进行分析判断的过程,是护理程序的首要环节。它既是执行护理程序的基础,又贯穿于整个护理过程中,全面、完整、正确的评估是确保高质量护理的先决条件。

一、健康评估的目的与任务

健康评估的目的是通过了解个体的健康状况和生命过程中的经历,包括健康、疾病和康复;寻找促进健康和增进最佳身体功能的有利因素;识别护理需要、护理诊断,作为选择护理干预方案的基础;进而评价治疗和护理效果。

健康评估的主要任务是以临床基础知识、护理基本理论、护理程序的基本概念为基础,掌握以护理对象为中心的健康评估的原理和方法,为确定护理目标、制定护理措施打下坚实基础。

近年来,以生物学、化学、物理学、数学和基础医学理论与技术迅速发展为基础,健康评估进入了一个飞跃发展的阶段,评估内容广泛,新的方法不断涌现。评估的方法正在向非侵入性、微量化、自动化和快速化的方向发展,但健康史评估和身体评估仍为最基本的评估方法。

二、健康评估的内容及方法

健康评估的内容包括常见症状评估、健康史评估、身体评估、心理与社会评估、实验室检查、心电图检查、影像学检查及健康评估记录等。

(一) 常见症状评估

护理对象主观感受到的不适或某些客观病态改变称为症状,如疼痛、眩晕、呼吸困难等。症状是护理对象最重要的主观资料,是健康史的重要组成部分,通过对护理对象所出现的症状的评估,作出正确的护理诊断,为制定护理措施打下基础。症状的评估主要是通过交谈的方式获得。本教材选择临床各学科中带有普遍性的 13 个症状,对其病因和发病机制、临床表现、护理评估要点、相关护理诊断等分别作了简明的阐述。

（二）健康史评估

健康史评估即病史采集，即以交谈的方式向护理对象或知情人了解病情和健康状态的一种评估方法。健康史内容包括一般资料、主诉、现病史、既往健康史、用药史、成长发展史、家族健康史及系统回顾。通过详细、系统的询问，了解护理对象的发病情况、可能的原因与诱因、主要的痛苦、持续时间及诊治经过等。交谈是健康评估的第一步，是收集健康资料最常用的方法，其结果是形成护理诊断。而护理诊断是健康评估的重要组成部分，对护理诊断的深入理解，有助于护士从本专业的角度进行临床思维和判断，真正使健康评估的理论和技巧、技能服务于护理。交谈所得到的资料经过分析和系统整理，按一定的格式记录下来就是病史，病史是最基本、最重要诊断资料。

（三）身体评估

身体评估是评估者运用自己的感官或借助于简单的工具（如听诊器、血压计、体温表等），按照视诊、触诊、叩诊、听诊、嗅诊等方法，对护理对象进行细致观察和系统检查，以认识正常机体应有的特征、发现异常体征的一种评估方法。身体评估可获得护理对象的客观资料，是获取护理诊断依据最重要的手段，且具有很强的技巧性。在学习过程中，学生既要熟悉相关理论知识，又要掌握操作技巧，力求获取护理对象准确的客观资料。虽然一些新的检查技术不断应用于临床，但身体评估是护士必须熟练掌握的基本技能。通过详细的健康史采集和准确的身体评估，常可得出许多疾病的诊断，如心绞痛、消化性溃疡等。

（四）心理及社会评估

从心理、社会的角度阐述如何对护理对象进行评估。由于心理、社会资料主观因素较多，在收集、分析、判断资料时较困难，其结果不可简单地用正常或异常来划分。

（五）实验室检查

实验室检查是综合运用各种实验方法和技术对护理对象的血液、体液、分泌物、排泄物进行检测，以获取反映机体功能状态、病理变化、病因等客观资料。实验室检查是客观资料的重要组成部分，可协助指导护士观察和判断病情，作出恰当的护理诊断。

（六）心电图检查

把护理对象的心电活动用心电图机描记下来的曲线即心电图，是诊断心血管系统疾病的重要方法，也是临床上监测危重患者、观察和判断病情的常用手段。心电图检查结果是健康评估重要的客观资料之一，但心电图诊断富有经验性，必须结合临床诊断。对有心电图异常尚不能做满意解释时，可进行动态观察，或结合其他资料综合分析。

（七）影像检查

影像检查包括X线检查、超声检查及其他检查三部分内容。影像学检查是对身体评估或其他检查的验证或补充，其正常图像及异常图像变化以及影像学检查前的护理，也是健康评估重要资料之一。普通的X线技术已普遍应用于临床，如X线胸部摄片检查对呼吸系统疾病的诊断有重要意义，超声心动图对诊断瓣膜疾病、判断心功能有重要价值，而实时B型超声显像对肝、胆、脾、肾等检查准确性更高。先进的医学影像技术亦逐渐在基层医院广泛应用，如计算机体层成像（CT）、数字减影血管造影（DSA）、介入放射学、三维超声成像技术、内镜超声技术等。

（八）护理病历书写

健康评估记录是护士对护理对象病情观察和实施护理方案的原始文字记载，是对护理对象的健康状况、护理诊断、预期目标、护理措施及其效果评价等护理活动的系统记录。是临床护理工作的重要组成部分。

三、健康评估的学习方法及要求

健康评估是从医学基础课程过渡到临床护理课程的一门重要桥梁课程，其学习方法和要求与医学基础课程有很大的不同，除课堂讲授、多媒体示教外，最大的变化是由教室和实验室学习转为面向人体的学习，学生既要在示教室观看录像，进行各种技能操作训练，还要进入医院进行临床实践。要完成学习任务，应达到下列基本要求。

1. 体现以患者为中心的护理理念，明确学习目的，端正学习态度，关心、爱护、体贴患者，建立良好的护患关系。

2. 具有科学、严谨的学习态度，树立求实创新的学习精神，并具有辨证思维的能力。

3. 掌握常见症状的临床表现，分析、判断其病因，熟悉相关护理诊断/问题。

4. 能独立通过交谈收集健康资料，并能够理解主诉、症状、体征之间的内在联系和临床意义。

5. 能够独立进行身体评估，动作规范，结果准确。

6. 掌握常用实验检查的标本采集注意事项，并能熟练采集标本，熟悉检查结果，会分析其临床意义。

7. 熟练掌握心电图检查的操作方法，初步掌握正常心电图和常见异常心电图的分析及其改变的意义。

8. 能够熟练完成影像检查前的准备工作，掌握影像检查的临床应用，熟悉其基本病变的影像表现。

9. 能够根据交谈、身体评估和实验室及其他检查等收集的资料提出初步的护理诊断，会书写完整的健康评估记录。

10. 能够把健康评估的基础理论、基本技能及临床思维方法熟练地用于整体护理程序中。

（薛宏伟）

第一章　常见症状评估

症状(symptom)是指患者主观感受到的不适或某些客观病态改变;体征(sign)是患者体表或内部结构发生异常时,可以客观检查得到的改变。广义的症状也包括体征,如发热、黄疸、昏迷、呼吸困难等。临床上症状多种多样,同一疾病可有不同的症状,而不同疾病又可表现有某些相同症状。症状是健康史的重要组成部分,是反映病情的重要指标之一,也是提出护理诊断的重要线索和依据,故对症状的评估是健康评估的第一步,同时症状评估也为身体评估和其他评估提供线索、指引重点。

常见症状评估主要是对常见症状的临床表现(症状的特点、伴随症状和患者的身心反应)进行评估,并初步分析、判断可能病因和预测相关护理诊断,为进一步全面健康评估奠定基础。

第一节　发　　热

学习目标

1. 掌握　发热的概念,发热的程度、热型。
2. 熟悉　发热的常见病因及相关护理诊断/问题。
3. 了解　发热的发病机制、病程及临床过程。
4. 学会　对发热进行护理评估。
5. 熟练掌握　发热的评估要点。

各种原因致体温调节中枢功能紊乱,使机体产热增多,散热减少,体温升高超过正常范围,称为发热(fever)。

正常人在下丘脑体温调节中枢的调控下,体内产热和散热过程保持动态平衡,体温相对恒定,一般为 36～37℃。正常体温因个体及测量部位不同而略有差异,也因昼夜节律、年龄、性别、运动、药物、情绪等内外环境的影响而稍有波动。

【病因和发病机制】

(一) 病因

有感染性发热和非感染性发热两大类,以前者多见。

1. 感染性发热　各种病原体包括细菌、病毒、真菌、支原体、螺旋体、寄生虫等引起的感染，均可导致发热，其中以细菌感染最为常见。

2. 非感染性发热　非病原体物质引起的发热均属非感染性发热，包括①无菌性坏死物质吸收，如急性心肌梗死、恶性肿瘤等；②抗原-抗体反应，如风湿热；③内分泌与代谢性疾病，如甲状腺功能亢进症；④皮肤散热障碍，如广泛性皮炎；⑤体温调节中枢功能障碍，如中暑、颅脑外伤等；⑥自主神经功能紊乱及不明原因发热，如夏季发热、感染后发热、女性月经期发热等。

(二) 发病机制

体温调节中枢受到刺激或直接损伤致体温调节异常，引起发热。分为致热原性发热和非致热原性发热两种：

1. 致热原性发热　致热原分为外源性致热原和内源性致热原。外源性致热原包括微生物病原体及其代谢产物、细菌内毒素、抗原抗体复合物、某些类固醇物质等，其分子量较大，不能通过血脑屏障直接影响体温调节中枢，但它们均可激活白细胞，使之形成并释放内源性致热原，如白介素、肿瘤坏死因子、干扰素等。内源性致热原分子量较小，可通过血脑屏障直接作用于体温调节中枢，使体温调定点上移，从而导致发热。

2. 非致热原性发热　体温调节中枢直接损伤或自主神经功能紊乱，影响正常体温调节过程，使产热大于散热从而导致发热。

【临床表现】

(一) 临床特点

1. 发热的程度　以口腔温度为标准，按发热的高低可分为：低热(37.3～38℃)、中等度热(38.1～39℃)、高热(39.1～41℃)、超高热(41℃以上)。

知识链接

体温测量方法

测体温前，先将体温表水银柱甩到35℃以下，再用酒精棉球消毒体温表。**腋下测温法**：先擦去腋窝的汗液，将有水银柱的一端置于腋窝深处，屈臂将之夹紧，10分钟后取出，正常值为36~37℃。直肠测温法：先将肛表圆端涂油类润滑，再慢慢插入肛门3~5cm，并用手扶住肛表上端，3分钟取出，正常值为36.5~37.7℃。**口腔测温法**：应在进食、喝水或吸烟后半小时进行。将表斜放于舌下，让患者紧闭口唇，牙齿不要咬合，3分钟后取出，正常值为36.3~37.2℃。腋下测温法简便、安全，现多采用此法。

2. 热型　发热时在体温单上绘制的体温曲线的形态(形状)称为热型。常见热型及特点见《基础护理技术》。稽留热常见于肺炎球菌肺炎、斑疹伤寒及伤寒；弛张热常见于败血症、风湿热、重症肺结核及化脓性炎症；间歇热常见于疟疾、急性肾盂肾炎等；波状热常见于布氏杆菌病；回归热常见于霍奇金病；不规则热常见于结核病、风湿热、支气管肺炎、渗出性胸膜炎等。由于抗生素、解热药、糖皮质激素的应用或个体反应性不同，可使某些疾病的特征性热型变得不典型，应予以注意。

3. 发热的病程(热程)　发热在两周以内，称为急性发热，多见于各种急性感染，尤其是急性传染病。体温在38℃以上持续两周或更长称长期中、高热，主要与感染、恶性肿瘤、风湿性疾病和变态反应性疾病有关。低热持续1个月以上，称长期低热，主要见于慢性感染，如结核病等，也可见于妊娠期低热等功能性发热。

4. 发热的季节 由急性传染病引起的发热常有明显的季节性，如流行性感冒、流行性脑脊髓膜炎、麻疹、水痘、百日咳等多见于冬春季；流行性乙型脑炎、细菌性痢疾、伤寒、霍乱、疟疾、钩端螺旋体病等多见于夏秋季。

（二）临床过程

发热的临床经过一般分为3个阶段：

1. 体温上升期 体温上升分骤升和缓升两种方式，骤升指数小时内体温升至39℃或以上，常见于疟疾、急性肾盂肾炎、败血症、流行性感冒、输液反应等；缓升指体温于数日内逐渐上升达高峰，见于伤寒、结核病等。

2. 高热期 高热持续时间因病因而异，如疟疾可持续数小时，而肺炎球菌肺炎可持续数天，伤寒则可持续数周。

3. 体温下降期 有骤降和渐降两种方式。体温骤降指体温数小时降至正常，常见于疟疾、急性肾盂肾炎等。渐降指体温数日内逐渐降至正常，见于伤寒、风湿热等。

（三）伴随症状

1. 发热伴寒战 常见于肺炎球菌肺炎、败血症、急性胆囊炎、急性肾盂肾炎、疟疾、流行性脑脊髓膜炎、急性溶血、输液反应等。

2. 发热伴头痛 常见于中枢神经系统感染。

3. 发热伴关节肿痛 常见于风湿热、败血症等；伴皮疹，常见于麻疹、猩红热、水痘、药物热等。

4. 发热伴皮肤黏膜出血 常见于白血病、流行性出血热等。

5. 发热伴昏迷 先发热后昏迷常见于流行性乙型脑炎、中暑等；先昏迷后发热见于脑出血、巴比妥类药物中毒等。

（四）身心反应

1. 体温上升期 表现为皮肤苍白无汗、畏寒或寒战、全身不适、乏力、肌肉酸痛。

2. 高热期 表现为皮肤潮红、灼热、呼吸深快、脉搏加速、开始出汗并逐渐增多。高热可致烦躁不安、谵语、昏迷等意识障碍；小儿易发生惊厥、胃肠功能紊乱；高热、出汗、失水使口腔黏膜干燥、局部抵抗力下降，易发生感染，如口唇疱疹、舌炎、牙龈炎等。

3. 体温下降期 表现为出汗多、皮肤潮湿，老年体弱者或原有心血管疾病者可因大量出汗和饮水不足而发生脱水、休克。持久发热，机体消耗增加，如摄入不足，可致营养失调。急性发热患者常有紧张不安，长期低热患者常有焦虑、沮丧等心理反应。

【护理评估要点】

1. 临床特点及临床过程 了解起病时间、季节，起病缓急、发热程度、体温波动情况及其持续时间，并定时测量体温、绘制体温曲线进行观察，以评估发热的程度、热型、热程和临床过程特点。

2. 伴随症状 了解和观察有无畏寒、寒战、大汗或盗汗；有无意识障碍及其程度；并应进行多系统询问，了解有无某系统的症状等。

3. 可能病因 询问患者有无各种感染、接触高温环境、服用某种药物等病史；有无诱因。结合发热的程度、热型、热程、季节、临床过程、伴随症状等，分析是感染性发热还是非感染性发热，并进一步评估可能病因。

4. 身心反应 体温上升期伴寒战常提示体温骤升，病情较严重，应及时作出判断以采取相应的护理措施。高热期，应动态观察生命体征和意识状态，评估高热对机体的影响及其程度；小儿高热应加强观察和护理，预防惊厥发生；评估有无口腔黏膜炎症。体温下降期，尤其是用解热药或年老体弱者应加强观察，及时发现其脱水、休克的表现。长期发热者应评估其营养状态（见第三章"身体评估"）。此外，还应评估患者有无紧张、焦虑、沮丧等心理反应。

【相关护理诊断/问题】

1. 体温过高　与病原体感染、体温调节中枢功能障碍等有关。

2. 体液不足　与出汗过多和（或）液体入量不足有关。

3. 营养失调：低于机体需要量　与长期发热致代谢率增高和营养物质摄入不足有关。

4. 潜在并发症：意识障碍、惊厥。

（李学松）

思考题

患者，女，15岁，3天前受凉后出现寒战、高热，体温骤升至39.5℃，持续不退，波动于39～40℃之间，自服感冒胶囊等药物治疗，效果不明显。1天前出现胸痛、咳嗽，咳黄色脓痰。试分析：

1. 该患者的典型症状是什么？该患者的评估要点有哪些？
2. 该患者的相关护理诊断有哪些？

第二节　疼　　痛

学习目标

1. 掌握　疼痛的临床特点。
2. 熟悉　疼痛的常见病因及相关护理诊断/问题。
3. 了解　疼痛的发病机制。
4. 学会　对疼痛进行护理评估。
5. 熟练掌握　疼痛的评估要点。

疼痛（pain）是机体由于受到伤害性刺激而产生的痛觉反应。常伴有不愉快的情绪反应，强烈、持久的疼痛可致生理功能紊乱，甚至导致休克。

【病因和发病机制】

（一）发病机制

痛觉感受器为位于皮肤和其他组织内的游离神经末梢。各种物理、化学刺激作用于机体达到一定程度时，受损部位的组织释放出乙酰胆碱、5-羟色胺、组胺、缓激肽及酸性代谢产物等致痛物质，痛觉感受器受到致痛物质的刺激后发出冲动，冲动经脊神经后根沿脊髓丘脑侧束进入内囊，上传至大脑皮质痛觉感觉区，引起痛觉。某一脏器病变时还可引起相应体表区域的痛感，称为放射痛或牵涉痛。

（二）临床常见疼痛的病因

1. 头痛　头痛（headache）是指额、顶、颞及枕部的疼痛。常见病因有：

(1)颅内病变:可见于①感染:脑膜炎、脑炎、脑脓肿等;②脑血管病变:蛛网膜下腔出血、脑出血、高血压脑病等;③颅内占位性病变:脑肿瘤、颅内白血病浸润等;④颅脑外伤:脑震荡、脑挫伤、颅内血肿、脑外伤后遗症等;⑤其他:头痛性癫痫等。

(2)颅外病变:常见有①颅骨疾病;②颈椎病及其他颈部疾病;③神经痛:三叉神经、枕神经痛;④眼、耳、鼻、齿疾病引起的牵涉性头痛。

(3)全身性疾病:如流感、原发性高血压、酒精中毒、一氧化碳中毒、贫血、尿毒症、中暑等。

(4)其他:如偏头痛、紧张性头痛、癔症性头痛等。

2. 胸痛 胸痛(chest pain)主要由胸部疾病引起。常见病因有:

(1)胸壁及胸廓疾病:皮下蜂窝织炎、带状疱疹、肋间神经炎、肋软骨炎、肋骨骨折等。

(2)呼吸系统疾病:胸膜炎、自发性气胸、肺炎、支气管肺癌等。

(3)心血管系统疾病:心绞痛、急性心肌梗死、心肌炎、急性心包炎、肺梗死、心脏神经症等。

(4)纵隔疾病:反流性食管炎、食管癌、纵隔炎、纵隔脓肿、纵隔肿瘤等。

(5)其他:膈下脓肿等。

3. 腹痛 腹痛(abdominal pain)多由腹部脏器病变引起,亦可由腹腔外疾病及全身性疾病引起。临床上一般将腹痛按起病缓急与病程长短分为急性腹痛与慢性腹痛。

(1)急性腹痛:常见原因①胃肠道穿孔:如胃十二指肠溃疡穿孔;②腹腔脏器急性炎症:如急性胃炎、急性肠炎、急性胰腺炎、急性胆囊炎、急性腹膜炎等;③腹内空腔脏器梗阻或扩张:如肠梗阻、胆道蛔虫症、胆道或泌尿系结石梗阻等;④腹内脏器扭转或破裂:如肠扭转、卵巢囊肿蒂扭转、肝或脾破裂;⑤腹腔内血管阻塞:如缺血性肠病;⑥腹壁疾病:如腹壁挫伤、脓肿等;⑦胸部疾病引起的腹部牵涉痛:如肺梗死、心绞痛、心肌梗死等;⑧全身性疾病:如腹型过敏性紫癜等。

(2)慢性腹痛:常见原因①腹腔脏器慢性炎症:如反流性食管炎、慢性胃炎、慢性胆囊炎、慢性胰腺炎、溃疡性结肠炎、结核性腹膜炎等;②胃、十二指肠溃疡;③腹内脏器被膜张力增加:如肝炎、肝淤血、肝脓肿、肝癌等;④腹内肿瘤压迫或浸润;⑤胃肠神经功能紊乱:如胃神经症、肠易激综合征等;⑥中毒与代谢障碍:如铅中毒、尿毒症等。

【临床表现】

(一)临床特点

不同病因所致的疼痛,其起病缓急、疼痛部位、性质、程度、持续时间等亦不相同。常见疼痛的临床特点如下:

1. 起病情况 急骤起病剧烈头痛,提示颅内血管性疾病;慢性进行性加重头痛应注意颅内占位性病变;慢性头痛,长期反复发作常见于偏头痛、紧张性头痛。急骤发生的剧烈胸痛、呼吸困难常见于自发性气胸。

2. 疼痛部位 偏头痛多在一侧;全身性或颅内感染性疾病所致的头痛多为整个头部胀痛。心绞痛和心肌梗死疼痛多位于胸骨后、心前区或剑突下,疼痛常放射至左肩、左臂内侧,典型者达无名指和小指;自发性气胸、胸膜炎多位于患侧腋下部。中上腹疼痛多为胃、十二指肠病变,急性胰腺炎等;右上腹疼痛见于胆囊炎、胆结石、肝脓肿等;右下腹疼痛多见于急性阑尾炎。

3. 疼痛性质 高血压性、血管性或发热性疾病的头痛多呈搏动性,紧张性头痛多为重压感、紧缩感或钳夹样痛；食管炎为烧灼样痛；心绞痛呈压榨样痛伴窒息感，心肌梗死疼痛更为剧烈伴濒死感；周期性、节律性上腹部隐痛多见于胃、十二指肠溃疡；阵发性剧烈腹部绞痛见于胆石症或泌尿系结石；剑突下钻顶样疼痛见于胆道蛔虫。

4. 持续或发作时间　颅内肿瘤所致头痛多为持续性；偏头痛多为发作性，持续数小时至数天。心绞痛持续时间短，而心肌梗死疼痛时间长且不易缓解。餐后痛常见于胃部肿瘤或消化不良，发作性、节律性饥饿痛见于消化性溃疡。

5. 诱发、加重或缓解因素　血管性或颅内压增高所致头痛可因咳嗽、打喷嚏、转头动作等加重；紧张性头痛可因活动或按摩颈部肌肉而缓解。劳累、体力活动、精神紧张可诱发心绞痛，休息、含服硝酸甘油可使之缓解，而对心肌梗死则无效。胸壁、胸膜疾病，深呼吸和咳嗽或过度用力时胸痛加剧；反流性食管炎的胸骨后灼痛，饱餐后出现，抑酸剂可使其减轻；胆道、胰腺疾病所致疼痛多因进食诱发或加重，伴放射痛；腹部暴力损伤所致疼痛可能有肝、脾破裂。

（二）伴随症状

1. 头痛伴发热　提示感染性疾病，如病毒性脑炎、结核性脑膜炎或全身感染性疾病等。

2. 头痛伴视力障碍　常见于青光眼或脑肿瘤。

3. 急性头痛伴言语不清、一侧肢体无力　提示脑血管病变。

4. 头痛伴神经功能紊乱症状　可能是神经功能性头痛。

5. 胸痛伴吞咽困难或咽下痛　提示食管疾病。

6. 胸痛伴呼吸困难　见于肺炎球菌肺炎、自发性气胸、渗出性胸膜炎和肺栓塞。

7. 胸痛伴苍白、大汗、血压下降或休克　多见于心肌梗死、主动脉瘤破裂、大块肺梗死等。

8. 腹痛伴呕吐、腹泻　提示胃肠疾患。

9. 腹痛伴里急后重　提示直肠病变。

10. 腹痛伴发热　提示感染性病变，见于急性胆囊炎、肝脓肿等。

11. 腹痛伴黄疸　提示与肝胆胰疾病有关。

12. 腹痛伴血尿　提示泌尿系疾病。

（三）身心反应

个体对疼痛的反应受其年龄、意志力、疼痛经历以及社会文化背景的影响。较小的儿童因不能准确表达常表现为哭闹不安。老年人对疼痛刺激不敏感，反应迟缓，易掩盖病情的严重性。疼痛时因交感神经兴奋性增高，患者常有面色苍白、出汗、紧张不安等表现。剧烈疼痛者多伴有生理、心理和行为反应，如痛苦呻吟、大汗、血压升高，呼吸和心率增快、睡眠障碍、恐惧、焦虑、抑郁等，常影响日常工作、生活。剧烈持久的胸痛常有面色苍白、大汗、血压下降甚至出现休克的表现，患者常有恐惧感和濒死感。

【护理评估要点】

1. 临床特点　有无与疼痛相关的疾病史，注意年龄特点、疼痛部位、起病急缓、诱因、发生与持续的时间、性质、程度，有无牵涉痛及其部位，加重与缓解的因素等。

2. 伴随症状　是否伴有发热、视物不清、肢体麻木无力、吞咽困难、咳嗽、咳痰、呼吸困难、呕吐、腹泻、黄疸、血尿等，是否伴有面色苍白、大汗、血压下降和休克的表现。

3. 可能病因　根据疼痛的特点和伴随症状评估可能病因。

4. 身心反应　因患者对疼痛的耐受性不同，在评估疼痛程度时应注意观察患者的面部表情、面色以及生命体征的变化。持久剧烈的疼痛伴生命体征改变者，说明病情严重，应密切观察、紧急处理。同时应注意评估患者有无紧张、恐惧等心理反应及其程度。

【相关护理诊断/问题】

1. 急性/慢性疼痛 与各种有害刺激作用于机体引起的不适有关。

2. 睡眠形态紊乱 与疼痛有关。

3. 恐惧/焦虑 与剧烈疼痛有关或疼痛迁延不愈有关。

4. 潜在并发症：昏迷、休克。

（李学松）

思考题

患者，男，72岁，2小时前突然出现头痛，呈持续性剧烈胀痛，伴呕吐、言语不清、右侧肢体麻木无力，无发热、抽搐及意识丧失。试分析：

1. 该患者的临床特点是什么？
2. 该患者的护理评估要点有哪些？

第三节 水 肿

学习目标

1. 掌握 水肿的概念及临床表现。
2. 熟悉 水肿的常见病因及相关护理诊断/问题。
3. 了解 了解水肿的发病机制。
4. 学会 水肿的护理评估方法。
5. 熟练掌握 水肿的护理评估要点。

人体组织间隙液体积聚过多使组织肿胀称为水肿（edema）。液体在全身各处（主要是皮下）组织间隙内弥漫性分布称为全身性水肿；液体在身体某一局部组织间隙内积聚称为局部性水肿。体腔内液体积聚过多称为积液，如胸腔积液（胸水）、腹腔积液（腹水）等。一般情况下，水肿这一术语不包括内脏器官局部的水肿，如脑水肿、肺水肿等。

【病因和发病机制】

正常情况下，人体组织间液体经过机体内外以及血管内外两个层面的交换而达到动态平衡并维持恒定，组织液产生过多或回吸收减少产生水肿。水肿产生的主要原因有：

1. 体内水、钠潴留 如继发性醛固酮增多症、心力衰竭等。

2. 毛细血管内静水压增高 如右心衰竭、肿瘤压迫等。

3. 血浆胶体渗透压降低 如血清白蛋白减少，见于肾病综合征、肝硬化失代偿期等。

4. 毛细血管通透性增加 如各种炎症，急性肾炎等。

5. 淋巴液回流受阻　如丝虫病、血栓性静脉炎等。

【临床表现】

(一) 临床特点

根据水肿的分布不同，将其分为全身性水肿和局部性水肿。

1. 全身性水肿　易出现于皮下组织较疏松的部位（如眼睑、阴囊）和身体最低的部位。皮肤可因水肿而紧张发亮，指压可出现凹陷，称为凹陷性水肿。临床上在水肿出现之前，组织间隙内液体量已增加数升之多，体重增加约为正常的10%以上。

(1)心源性水肿：主要见于右心功能不全。水肿常首先出现于人体下垂部位，最初出现于踝部、双下肢，尤其是长时间站立后；卧位患者首先出现腰骶部、阴囊、阴唇水肿，而后逐渐向上蔓延至全身。心源性水肿常伴有颈静脉怒张、肝脏肿大等，严重时还可出现腹水、胸水。

(2)肾源性水肿：见于各型肾炎和肾病综合征。其特点为水肿首先发生于组织最疏松的部位，如眼睑、面部，晨起时明显，而后自上而下发展至全身。常伴有尿液异常、高血压、肾功能损害等表现，严重时亦可出现腹水、胸水。心源性水肿与肾源性水肿的鉴别见表1-1。

表1-1　心源性水肿与肾源性水肿的鉴别

鉴别点	心源性水肿	肾源性水肿
病因	右心功能不全	肾炎、肾病综合征等
开始部位	从足踝、下肢到全身	从眼睑、颜面到全身
发展速度	缓慢	迅速
水肿性质	比较坚实，移动性小	软，移动性大
伴随症状	肝脏肿大、心脏增大、心脏杂音等	高血压、蛋白尿、血尿等

(3)肝源性水肿：肝硬化失代偿期的水肿以腹水为突出表现，亦可出现下肢水肿，而后逐渐向上蔓延，一般头、面部及上肢无水肿，但严重时也可发展为全身水肿。

(4)营养不良性水肿：多见于慢性消耗性疾病、长期营养缺乏等致低白蛋白血症。其特点为在水肿发生前先有消瘦、体重减轻，而后出现水肿，即所谓的“先瘦后胖”现象。水肿多从组织疏松处开始，以低垂部位显著，站立位时水肿从下肢开始，严重时亦可发展为全身水肿。

(5)其他原因所致水肿：①药物性水肿，多发生于应用糖皮质激素、雌激素、雄激素及胰岛素等药物后；②经前期紧张综合征，在月经前7～14天出现眼睑、踝部等处水肿，月经后水肿逐渐消退；③特发性水肿，原因未明，可能与内分泌失调有关。主要见于育龄妇女，表现为周期性发作的水肿，主要在身体下垂部位，水肿下午出现，晨起消退；④黏液性水肿，为非凹陷性水肿，以颜面及下肢胫前水肿明显。多见于甲状腺功能减退。

2. 局部性水肿　常由于局部静脉或淋巴液回流受阻、毛细血管通透性增加所致。如丝虫病、血栓性静脉炎、蜂窝织炎及过敏所致的血管神经性水肿等。

(二) 伴随症状

1. 水肿伴心慌、胸闷、心脏杂音及颈静脉怒张　提示心源性水肿。

2. 水肿伴肝脾肿大、肝掌、蜘蛛痣、黄疸　提示肝源性水肿。

3. 水肿伴高血压、蛋白尿、血尿和管型尿　提示肾源性水肿。

4. 水肿伴消瘦、其他营养不良表现　提示营养不良性水肿。

（三）身心反应

水肿易造成代谢及营养障碍，使水肿部位皮肤变薄，易受损伤发生破溃，且伤口不易愈合；损伤后局部的液体渗出及水肿部位皮肤抵抗力低下等，易在破溃基础上发生感染。心脏前负荷增加严重时可导致心力衰竭的发生，患者出现胸闷、气短、呼吸困难，并影响日常活动，严重者患者不能平卧、睡眠，生活不能自理，致患者痛苦、烦躁不安、焦虑等。

【护理评估要点】

1. 水肿的特点 询问水肿出现时间、部位、急缓、程度及进展情况，水肿与活动及体位的关系，全身性或局限性，是否呈凹陷性等；观察生命体征、体重、腹围；记录液体的出入量等。

2. 伴随症状 有无心脏、肾脏、肝脏等疾病的症状。

3. 可能病因 有无心脏病、肾脏病、肝脏病、慢性消耗性疾病等病史；有无食物或药物过敏史、激素治疗史等；有无感染、劳累、大出血、钠盐摄入过多、情绪激动等诱因。

4. 身心反应 评估患者皮肤改变，有无皮肤破溃、感染等，注意观察患者的生命体征和意识状态。了解和观察其是否有胸闷、气短、呼吸困难等心功能不全表现，是否有紧张、表情痛苦、焦虑等情绪改变。有无睡眠障碍等。

【相关护理诊断/问题】

1. 体液过多 与右心衰竭有关；与肾脏疾病所致水、钠潴留有关；与肝脏病变所致低白蛋白血症有关。

2. 有皮肤完整性受损的危险 与水肿所致组织、细胞营养不良有关。

3. 活动无耐力 与胸水、腹水所致呼吸困难有关。

4. 睡眠形态紊乱：睡眠剥夺 与腹水、胸水所致呼吸困难有关。

（李学松）

思考题

患者，女，56 岁，既往有慢性支气管炎病史，因反复出现双下肢水肿 3 年入院。3 年来患者反复出现双下肢凹陷性水肿，初时以踝部明显，逐渐出现下肢胫前部水肿，午后较重，伴心慌、气喘。试分析：

1. 该患者的突出症状是什么？可能是哪种原因？
2. 该患者的护理诊断有哪些？

第四节 呼吸困难

学习目标

1. 掌握 呼吸困难的临床表现。
2. 熟悉 呼吸困难的常见病因及相关护理诊断/问题。
3. 了解 呼吸困难的发病机制。
4. 学会 呼吸困难的护理评估方法。
5. 熟练掌握 呼吸困难的护理评估要点。

呼吸困难(dyspnea)是指患者主观上感觉空气不足、呼吸费力,客观上有呼吸运动用力,表现为呼吸频率、节律和(或)深度的改变,严重者出现发绀、鼻翼扇动、端坐呼吸,辅助呼吸肌也参与呼吸活动。

【病因和发病机制】

(一) 呼吸系统疾病

由于呼吸系统疾病引起肺通气、换气功能障碍,导致缺氧和(或)二氧化碳潴留所致。常见病因有:

1. 呼吸道疾病　如支气管哮喘,阻塞性肺气肿,喉、气管、支气管的炎症、水肿、肿瘤或异物等。

2. 肺部疾病　如肺炎、肺结核、肺不张、肺癌、肺脓肿等。

3. 胸廓、胸膜疾病　如严重胸廓畸形、肋骨骨折、气胸、大量胸腔积液等。

4. 神经肌肉疾病　如急性脊髓炎、重症肌无力、吉兰-巴雷综合征等。

5. 膈肌活动受限　如膈肌麻痹、腹腔巨大肿瘤、大量腹水等。

(二) 循环系统疾病

主要由于左心衰竭和(或)右心衰竭所致。

1. 左心衰竭　主要由于肺淤血和肺泡弹性降低所致。肺淤血使气体弥散功能降低,肺泡弹性减退使肺活量减少,肺泡张力增高,通过迷走神经反射性兴奋呼吸中枢。常见于高血压性心脏病、冠心病、心肌病、风湿性心脏病等。

2. 右心衰竭　主要由于体循环淤血所致。体循环淤血、缺氧、酸性代谢产物增多,刺激呼吸中枢;淤血性肝肿大、胸水、腹水,使呼吸运动受限。最常见于慢性肺源性心脏病。

(三) 中毒

常因血液中酸性代谢产物或其他毒性代谢产物增多刺激呼吸中枢引起呼吸困难。常见于糖尿病酮症酸中毒、吗啡等药物中毒、有机磷杀虫剂中毒、急慢性肾功能衰竭等。

(四) 血液疾病

因红细胞携氧减少、血氧含量降低,反射性刺激呼吸中枢所致。常见于重度贫血、高铁血红蛋白血症等。

(五) 神经、精神性疾病

常因颅内高压或局部供血减少抑制呼吸中枢所致,常见于颅脑外伤、脑出血、脑梗死、脑炎、脑膜炎、脑肿瘤等。亦可由精神或心理因素所致,如癔症等。

【临床表现】

(一) 临床特点

1. 肺源性呼吸困难

(1)吸气性呼吸困难:特点是吸气显著困难,时间明显延长,严重者出现“三凹征”,即吸气时胸骨上窝、锁骨上窝和肋间隙明显凹陷。常见于大气道梗阻,如喉部水肿、气管异物等。

(2)呼气性呼吸困难:特点是呼气特别困难,呼气缓慢、时间延长,常伴哮鸣音。常见于细支气管痉挛、狭窄,如支气管哮喘,喘息性支气管炎等。

(3)混合性呼吸困难:特点是吸气和呼气均感费力,呼吸浅快,常伴有呼吸音减弱和病理性呼吸音,常见于肺部严重病变,如胸腔积液、气胸等。

2. 心源性呼吸困难　左心衰竭所致呼吸困难较为严重。呼吸困难常为左心衰竭最早出现的症状。

(1)劳力性呼吸困难:其特点为活动时出现或加重,休息时减轻或缓解。

(2)夜间阵发性呼吸困难:随着左心功能不全的加重,呼吸困难常于夜间发生,患者常于熟睡中突然憋气而惊醒,轻者胸闷、气促、咳嗽,坐起后渐缓解;重者高度气喘、面色青紫、大汗,咳粉红色泡沫痰,呼吸有哮鸣音,两肺底有湿啰音,心率增快,有奔马律,称"心源性哮喘"。

(3)端坐呼吸:严重心功能不全时,患者不能平卧,被迫采取端坐位以减轻呼吸困难。

3. 中毒性呼吸困难 酸中毒时呼吸深长而规则,可伴鼾声,称为酸中毒大呼吸(Kussmaul 呼吸)。药物或化学毒物中毒,呼吸中枢受抑制,表现为呼吸浅慢或节律改变。

4. 血源性呼吸困难 表现为呼吸浅快。

5. 神经、精神性呼吸困难 重度颅脑疾病,呼吸深而慢、常伴有呼吸节律的改变。精神性呼吸困难,呼吸浅快,伴有叹息样呼吸或手足抽搐。

(二)伴随症状

1. 呼吸困难伴发热 最常见于呼吸道感染性疾病。

2. 呼吸困难伴胸痛 常见于肺炎球菌肺炎、胸膜炎、自发性气胸、急性心肌梗死等。

3. 呼吸困难伴咳嗽、咳脓痰 常见于慢性支气管炎和阻塞性肺气肿并发感染、肺脓肿、支气管扩张等。

4. 呼吸困难伴大量浆液泡沫痰或粉红色泡沫痰 见于急性左心衰竭。

(三)身心反应

呼吸困难严重时不仅影响患者生活自理能力,而且影响休息和睡眠。因严重缺氧患者常有紧张、恐惧和濒死感,可出现不同程度的意识障碍,甚至发生昏迷。

【护理评估要点】

1. 临床特点 了解呼吸困难的有关病史,有无诱因,起病缓急,是突发性还是渐进性;呼吸困难与活动、体位、昼夜的关系;注意观察呼吸频率、深度及节律的变化。观察呼吸困难的特点:是吸气性、呼气性还是混合性呼吸困难。

2. 伴随症状 了解和观察患者是否伴有发热、胸痛、咯血、咳嗽、咳痰及痰的颜色和性状等。

3. 可能病因 根据呼吸困难的类型和有关伴随症状,评估其可能病因。

4. 身心反应 评估患者睡眠形态,询问其入睡方式和观察患者睡眠的时间、质量,是否需要辅助睡眠的措施,有无睡眠障碍。注意观察患者的生命体征和意识状态。了解和观察其有无不安、紧张、表情痛苦,甚至恐惧和濒死的感受及表现。

【相关护理诊断/问题】

1. 气体交换受损 与上呼吸道梗阻有关;与心、肺功能不全有关。

2. 活动无耐力 与呼吸困难、缺氧有关。

3. 睡眠形态紊乱 与呼吸困难影响睡眠有关。

4. 恐惧 与严重呼吸困难、缺氧和(或)担心疾病的预后有关。

(李学松)

思考题

患者，男，62岁，有高血压病史20年。3天前夜间睡眠中突然憋醒，出现胸闷、气促、咳嗽，坐起后渐缓解；1天前睡眠中再次憋醒，高度气喘，面色青紫，大汗，咳粉红色泡沫痰。试分析：

1. 该患者的护理评估要点有哪些？

2. 该患者的护理诊断是什么？

第五节　咳嗽与咳痰

学习目标

1. 掌握　咳嗽与咳痰的概念及临床表现。
2. 熟悉　咳嗽与咳痰的常见病因及相关护理诊断/问题。
3. 了解　咳嗽与咳痰的发病机制。
4. 学会　咳嗽与咳痰的护理评估方法。
5. 熟练掌握　咳嗽与咳痰的护理评估要点。

咳嗽(cough)是呼吸道受到刺激时产生的一种保护性反射动作，通过咳嗽能有效地清除呼吸道内的分泌物和进入气道内的异物，但长期、频繁、剧烈的咳嗽，可影响工作和休息，造成身心不适，甚至引起严重并发症，则属病理现象。咳痰(expectoration)是通过咳嗽动作将呼吸道内过多分泌物排出体外的现象。咳嗽与咳痰是呼吸系统疾病最常见的症状。

【病因和发病机制】

(一) 病因

1. 呼吸系统疾病　各种病原体引起的呼吸系统感染，如急、慢性支气管炎，肺炎，肺脓肿，肺结核等；其他如肿瘤、出血、变态反应或受理化因素刺激等亦可引起。

2. 胸膜疾病　如胸膜炎、自发或外伤性气胸、胸膜间皮瘤等。

3. 循环系统疾病　如风湿性心脏病二尖瓣狭窄或其他原因所致的肺淤血、肺水肿，或静脉栓子脱落引起的肺梗死等。

4. 中枢神经系统疾病　如脑炎、脑血管疾病等影响大脑皮质及延髓咳嗽中枢可出现咳嗽。生理情况下人可随意咳嗽或抑制咳嗽。

(二) 发病机制

咳嗽是由延髓咳嗽中枢受刺激所引起。刺激主要来自呼吸道黏膜、肺泡与胸膜，经迷走神经、舌咽神经、三叉神经的感觉神经纤维传导至延髓咳嗽中枢，再通过喉下神经、膈神经和脊神经分别传到咽肌、声门、膈肌和其他呼吸肌，引起咳嗽动作。

正常支气管黏膜腺体和杯状细胞只分泌少量黏液，使呼吸道保持湿润。呼吸道受到生物性、物理性或化学性等刺激时，局部充血、水肿，腺体黏液、浆液分泌增多与组织破坏产物等一起混合成痰。

【临床表现】

（一）临床特点

1. 咳嗽的性质 咳嗽无痰或痰量甚少，称干性咳嗽，咳嗽短促、断续、音调较高，常见于急性咽喉炎、急性支气管炎初期、胸膜炎、肺结核、肺癌、支气管异物等。咳嗽伴有痰液称湿性咳嗽，多为连续性，常见于慢性支气管炎、支气管扩张、肺脓肿、肺炎和空洞性肺结核等。

2. 咳嗽的时间和规律 突然发作性咳嗽，常见于吸入刺激性气体或异物、百日咳、支气管哮喘等；长期慢性咳嗽常见于慢性支气管炎、支气管扩张、肺结核等；支气管扩张、肺脓肿所致咳嗽于清晨或夜间变换体位时常加剧。左心衰竭、肺结核患者常在夜间咳嗽明显。

3. 咳嗽的音色 咳嗽声音嘶哑多为声带炎症、喉返神经麻痹等；金属音调咳嗽常见于纵隔肿瘤、主动脉瘤、肺癌等压迫气管；阵发性连续剧咳伴高调吸气回声（鸡鸣样咳嗽），见于百日咳、会厌和喉部疾患、气管受压等。

4. 痰的性状、气味和量 白色黏液样痰常见于支气管炎、支气管哮喘等；黄色脓性痰见于呼吸系统化脓性感染，伴恶臭提示厌氧菌感染；血性痰见于支气管扩张、肺结核、肺癌等；铁锈色或褐色痰常见于肺炎球菌性肺炎和肺梗死；痰量少者仅数毫升，多者可达数百毫升。痰液静置后有分层现象（上层为泡沫，中层为黏液、下层为坏死组织），常见于支气管扩张、肺脓肿、支气管胸膜瘘等；大量粉红色泡沫痰见于急性肺水肿。

（二）伴随症状

1. 咳嗽伴发热 见于呼吸道感染如肺炎、肺结核等。

2. 咳嗽伴胸痛 提示病变累及胸膜，如肺炎、胸膜炎、肺癌、自发性气胸等。

3. 咳嗽伴呼吸困难、发绀 常见于支气管哮喘、慢性阻塞性肺气肿、慢性心功能不全和急性肺水肿等。

4. 咳嗽伴大量脓痰 常见于支气管扩张、肺脓肿等。

（三）身心反应

长期、频繁、剧烈的咳嗽不仅引起胸痛、呼吸肌疲劳，影响休息、睡眠，还可使患者不敢或无力进行有效咳嗽和咳痰；痰液潴留又可诱发和加重感染、阻塞呼吸道、影响肺通气和换气功能，出现呼吸困难、发绀，甚至引起窒息。剧烈咳嗽尚可致自发性气胸、咯血并使之加重。患者常有焦虑不安、紧张等心理反应。

【护理评估要点】

1. 临床特点 了解咳嗽的性质、时间和规律、音色；有无咳痰，痰的性质、痰液量和气味；收集痰液观察，静置后是否分层并注意排痰与体位有无关系。是否为有效咳嗽，喉头有无痰鸣。动态观察和记录痰液量的变化，病情加重，痰液量增加，反之痰液量则减少。

2. 伴随症状 了解是否伴有发热、咯血、胸痛、呼吸困难、心慌、发绀等。

3. 可能病因 了解有关病史，结合咳嗽、咳痰的特点及伴随症状评估可能病因。

4. 身心反应 注意患者的精神状态，有无头痛、疲乏无力、食欲不振、注意力不集中、情绪不稳定及睡眠障碍。有无焦虑、紧张、抑郁及其程度。注意了解和观察患者有无排痰不畅或无力排痰（尤其是老年体弱者）。痰液量骤减伴体温升高，常提示排痰不畅，应警惕窒息的发生。

【相关护理诊断/问题】

1. 清理呼吸道无效 与痰液黏稠、咳嗽无力等有关。

2. 睡眠形态紊乱 与夜间频繁咳嗽有关。

3. 有窒息的危险 与呼吸道分泌物阻塞大气道有关。

4. 潜在并发症：自发性气胸。

（李学松）

思考题

患者，男，72岁，咳嗽、咳痰30余年，呈持续性咳嗽，阵发性加重，咳白色或黄色黏痰，秋冬季明显，常于清晨及夜间变换体位时加剧。试分析：

1. 该患者的护理评估要点有哪些？
2. 该患者的护理诊断是什么？

第六节 咯 血

学习目标

1. 掌握 咯血的概念及临床表现。
2. 熟悉 咯血的常见病因及相关护理诊断/问题。
3. 了解 咯血的发病机制。
4. 学会 咯血的护理评估方法。
5. 熟练掌握 咯血的护理评估方法，咯血与呕血的鉴别要点。

咯血（hemoptysis）是指喉及喉以下呼吸道或肺组织出血，随咳嗽经口腔咯出。咯血应与上消化道出血引起的呕血相鉴别。

【病因和发病机制】

（一）呼吸系统疾病

1. 支气管疾病 如支气管扩张、支气管内膜结核、支气管肺癌等。由于炎症或肿瘤损伤支气管黏膜或病灶处毛细血管，使其通透性增高或血管破裂所致。

2. 肺部疾病 如肺结核、肺炎、肺脓肿等。肺结核是最常见的病因，结核病变使毛细血管通透性增高，血液渗出，表现为痰中带血丝、血点或小血块；如病变侵及小血管使之破裂，可引起中等量咯血；如空洞壁上肺动脉分支形成的小动脉瘤破裂，则引起大咯血。

（二）心血管疾病

如二尖瓣狭窄、肺动脉高压、高血压性心脏病等。由于肺淤血致肺泡壁或支气管内膜毛细血管破裂引起，常为少量咯血或痰带血丝。由黏膜下层支气管静脉曲张破裂引起者，常致大咯血；急性左心衰竭致急性肺水肿时，咯大量浆液性粉红色泡沫样痰。

（三）其他疾病

血液病如血小板减少性紫癜、白血病；某些急性传染病如钩端螺旋体病肺出血型、流行性出血热等；风湿性疾病如系统性红斑狼疮、结节性动脉炎等均可以引起咯血。

【临床表现】

（一）临床特点

1. 咯血量 每日咯血量在100ml以内为小量咯血，常表现为痰中带血或血痰；每日咯血量100～500ml为中等量咯血；每日咯血达500ml以上或一次咯血量达100～500ml以上为大量咯血，大量咯血易出现窒息及出血性休克，主要见于空洞型肺结核、支气管扩张、慢性肺脓肿等。

2. 咯血颜色 咯血颜色和性状因不同病可不同，鲜红色痰常见于肺结核、支气管扩张、肺脓肿、支气管结核、出血性疾病等；铁锈色痰主要见于肺炎球菌肺炎；砖红色胶冻样痰主要见于肺炎克雷伯杆菌肺炎；二尖瓣狭窄肺淤血咯血多为暗红色痰；急性左心衰竭肺水肿咯粉红色泡沫样痰。

3. 发病年龄 青壮年咯血多见于肺结核、支气管扩张、风湿性心脏病二尖瓣狭窄等。中老年患者出现咯血要高度警惕支气管肺癌。

（二）伴随症状

1. 咯血伴胸痛 见于肺癌、肺梗死等。

2. 咯血伴发热 常见于肺炎、肺脓肿等感染性疾病；伴低热、盗汗、乏力常提示肺结核。

3. 咯血伴慢性咳嗽、大量脓痰 应考虑支气管扩张。

4. 咯血伴心尖区舒张期隆隆样杂音 见于二尖瓣狭窄。

（三）身心反应

咯血无论多少，患者均有不同程度的恐惧和焦虑。大量咯血因恐惧、紧张易引起交感神经兴奋，出现心跳加快、血压升高、呼吸加快、面色潮红或苍白、出冷汗，甚至因高度恐惧、紧张而屏气、不敢咳嗽或喉部痉挛致血块堵塞呼吸道导致窒息。

【护理评估要点】

1. 确定是否存在咯血 首先应注意与呕血鉴别(表1-2)。还应注意排除鼻、咽、口腔等部位的出血。

表1-2 咯血与呕血的鉴别

鉴别点	咯血	呕血
病因	肺结核、肺癌、支气管扩张等	消化性溃疡、肝硬化、胃癌等
出血前症状	喉部痒感、咳嗽、胸闷等	上腹部不适、恶心、呕吐等
出血方式	咯出	呕出
出血颜色	鲜红色	暗红色或棕色，有时呈鲜红色
血中混有物	痰液或泡沫	胃液或食物残渣
酸碱反应	碱性	酸性
黑便	无(咽下血液时可有)	有，可持续数日
出血后痰性状	痰中带血	无痰

2. 咯血的特点 注意评估患者咯血量、观察咯血的颜色、性状及患者的年龄特点。咯血量的多少与疾病的严重程度不完全一致，少量、间断咯血可不造成严重后果，但可能是严重疾病的信号，一次大量咯血，可致出血性休克或窒息死亡。

3. 伴随症状 了解有无发热、胸痛、心慌、呼吸困难，有无低热、盗汗、乏力，有无明显消瘦，有无大量脓痰等。

4. 可能病因 了解有关病史，结合咯血的特点和伴随症状加以评估。

5. 身心反应 ①评估患者的呼吸、脉搏、血压及面色、神志的变化，了解有无紧张、焦虑、烦躁不安、恐惧等心理反应及其程度；②观察有无窒息的表现：当大量咯血的患者出现咯血突然减少或终止、情绪紧张、面色灰暗、胸闷气促、喉部痰鸣音等常为窒息先兆。如出现烦躁不安、惊恐、大汗淋漓、面色绛紫、意识丧失等，提示已发生窒息。

【相关护理诊断／问题】

1. 有窒息的危险 与大量咯血有关，与无力咳嗽致血液在气道潴留有关。

2. 体液不足 与大量咯血致有效循环血量不足有关。

3. 恐惧/焦虑 与突然大咯血或咯血不止有关。

（李学松）

思考题

患者，男，65岁，有长期吸烟史，1个月前出现咳嗽、咳痰，痰带血丝，近2天来咳嗽加剧，出现咯血，呈大口鲜血，有时出现血块，无发热、呕吐等。试分析：

1. 该患者的护理评估要点有哪些？
2. 该患者的护理诊断是什么？

第七节 发 绀

学习目标

1. 掌握 发绀的概念及临床表现。
2. 熟悉 熟悉发绀的常见病因及相关护理诊断/问题。
3. 了解 发绀的发病机制。
4. 学会 发绀的护理评估方法。
5. 熟练掌握 发绀的护理评估要点。中心性发绀与周围性发绀的鉴别。

发绀（cyanosis）又称紫绀，是指血液中还原血红蛋白增多或血液中含有异常血红蛋白衍生物，致皮肤、黏膜呈青紫色的现象。发绀在皮肤较薄、色素较少和毛细血管丰富的部位，如口唇、舌、鼻尖、甲床、颊黏膜等处较为明显。

【病因和发病机制】

（一）血中还原血红蛋白增多

血液中血红蛋白氧合不全，当毛细血管内血液的还原血红蛋白绝对量超过50g/L时，即可出现发绀。

1. 中心性发绀 由于心、肺疾病导致血氧饱和度降低，使血液中还原血红蛋白增多所致。其病因包括①心性发绀：见于心力衰竭、发绀性先天性心脏病如法洛四联症、艾森曼格综合征等。由于心与大血管间存在异常通道，部分静脉血未通过肺氧合作用混入体循环动脉血中;②肺性发绀:常见于各呼吸道阻塞、肺气肿、肺水肿、肺纤维化、胸腔积液、气胸等。由于呼吸系统疾病致肺通气、换气功能或肺弥散功能障碍,肺氧合作用不足,血氧饱和度降低所致。

2. 周围性发绀 由于周围循环障碍或周围血管收缩导致组织缺氧所致。包括①淤血性发绀:由于体循环静脉淤血、血流缓慢,氧在周围组织被过多摄取,致还原血红蛋白增多,见于右心功能不全、缩窄性心包炎等;②缺血性:因周围组织灌注不足,缺血、缺氧所致,见于严重休克、失水等。

3. 混合性发绀 中心性发绀与周围性发绀并存,较常见于左心、右心或全心功能不全。

(二)异常血红蛋白血症

由于血液中含有高铁血红蛋白、硫化血红蛋白等异常血红蛋白,使部分血红蛋白丧失携氧能力。当血液中高铁血红蛋白达30g/L或硫化血红蛋白达5g/L可出现发绀。

1. 高铁血红蛋白血症 见于伯氨喹、亚硝酸盐、磺胺类、硝基苯、苯胺等药物或化学物质中毒。大量食入含有亚硝酸盐的变质蔬菜引起者称为"肠源性青紫病"。由于血红蛋白分子中的二价铁被三价铁取代形成高铁血红蛋白而失去与氧结合的能力所致。

2. 硫化血红蛋白血症 凡能引起高铁血红蛋白血症的药物和物质在患者伴有便秘或服用硫化物时,在肠内形成大量硫化氢,作用于血红蛋白,产生硫化血红蛋白。

【临床表现】

(一)临床特点

1. 中心性发绀 为全身性,青紫色除见于四肢末端、颜面、躯干皮肤外,也见于舌、口腔黏膜。发绀部位皮肤温暖,局部加温或按摩发绀不消失。

2. 周围性发绀 常出现于四肢末梢和下垂部位。发绀部位皮肤发凉,经按摩或加温后发绀可消失。

3. 高铁血红蛋白血症 起病急骤,病情严重,氧疗无效,抽出的静脉血呈深棕色,暴露于空气中不能转变为鲜红色,静脉注射亚甲蓝、硫代硫酸钠或大量维生素C后可使发绀消失。

4. 硫化血红蛋白血症 硫化血红蛋白一旦形成始终存在于体内,直至红细胞破坏为止。发绀持续时间可达数月或更长。

发绀的程度与体表毛细血管的状态、皮肤厚薄、色素沉着、红细胞含量等有关。血管扩张、皮肤较薄、色素较少,发绀容易显露,有色素沉着时可致误诊。严重贫血时,发绀可不明显。休克时,血管收缩,发绀较轻,易被忽视。

知识链接

亚硝酸盐中毒

亚硝酸盐与食盐相似,日常生活中常误将工业用亚硝酸钠作为食盐食用而引起中毒,亚硝酸盐为强氧化剂,进入人体后能使血液中的低铁血红蛋白氧化成高铁血红蛋白,因而失去携氧能力引起组织缺氧。常表现为全身皮肤及黏膜呈现不同程度青紫色。患者可出现头痛、头晕、胸闷、心悸、呕吐、腹痛等,严重者出现烦躁不安、意识丧失甚至死亡。

(二)伴随症状

1. 发绀伴呼吸困难 常见于严重心、肺疾病及呼吸道阻塞等。

2. 发绀明显而不伴呼吸困难 提示异常血红蛋白血症。

3. 发绀伴杵状指　见于发绀型先天性心脏病和某些慢性肺部疾病。

4. 发绀伴意识障碍　见于急性中毒、休克、呼吸衰竭、严重心功能不全等。

（三）身心反应

由于血红蛋白携氧能力下降，导致机体缺氧而使患者活动耐力下降，并出现各系统缺氧的症状。中枢神经系统对缺氧的反应最敏感，急性缺氧患者往往先有兴奋、欣快感、判断力下降，继而有运动不协调、头痛、无力等；慢性缺氧患者则有易疲劳、嗜睡、注意力不集中、精神抑郁等表现。严重缺氧可致烦躁不安、惊厥、昏迷甚至死亡。

【护理评估要点】

1. 临床特点　观察发绀是全身性还是局部性，检查发绀部位皮肤的温度及按摩、加温后发绀是否消失；评估发绀的程度时应注意贫血等影响因素。了解发绀持续时间、血液的颜色、经治疗处理后的反应等。

2. 伴随症状　了解是否伴有呼吸困难、杵状指、意识障碍等。

3. 可能病因　了解有关药物、食物接触史，结合发绀的特点、起病缓急、病程长短、伴随症状等进行评估。

4. 身心反应　注意评估缺氧所致的各系统特别是中枢神经系统的表现及其程度，有无兴奋、欣快，有无头痛、乏力、烦躁、惊厥，有无精神异常及意识障碍等。

【相关护理诊断/问题】

1. 活动无耐力　与机体缺氧有关。

2. 低效性呼吸形态　与肺通气、换气、弥散功能障碍有关。

3. 气体交换受损　与左心功能不全、肺淤血、肺水肿等有关。

4. 焦虑/恐惧　与呼吸费力有关。

（李学松）

思考题

患者，女，8岁，幼时即发现口唇、四肢末端发绀，哭泣、活动时明显，常伴胸闷、喘憋、头晕等，1年来，上述症状加重。

1. 该患者可能是哪种类型发绀？
2. 该患者的相关护理诊断有哪些？

第八节　心　　悸

学习目标

1. 掌握　心悸的概念及临床表现。
2. 熟悉　心悸的常见病因及相关护理诊断/问题。
3. 了解　心悸的发病机制。
4. 学会　心悸的护理评估方法。
5. 熟练掌握　心悸的护理评估要点。

心悸(palpitation)是患者自觉对心脏搏动的一种不适感觉。心率的改变或心律失常均可引起心悸。部分患者在心率和心律正常的情况下也可出现心悸症状。

【病因和发病机制】

(一) 常见病因

1. 心脏搏动增强 生理性见于①情绪激动、精神紧张或剧烈活动等;②饮酒、浓茶、咖啡等兴奋性饮料;③服用阿托品、肾上腺素、麻黄碱、甲状腺素片、咖啡因等药物。病理性见于①心脏疾病,如高血压性心脏病、风湿性心脏病、先天性心脏病等;②其他疾病,如甲状腺功能亢进症、贫血、发热、低血糖、嗜铬细胞瘤等。

2. 心律失常 各种原因引起的心律失常,如心动过速、心动过缓、心律不齐等均可以引起心悸。

3. 心脏神经症 由自主神经功能紊乱引起,多见于青年女性。患者无器质性心脏病,精神因素常为其发病的诱因。

(二) 发生机制

心悸的发生机制迄今尚未完全清楚,多数认为与心率以及心脏搏出量的改变有关,同时心悸的发生也与心律失常的发生、持续时间的长短以及患者的适应性、敏感性有着密切的关系,如突发的心律失常(阵发性心动过速等),心悸常较为明显;而持续性心律失常(如心房颤动)患者可因长期适应而无明显的心悸。另外,心悸的发生常与精神因素及注意力有关,易在紧张、焦虑及注意力集中时出现。

【临床表现】

(一) 临床特点

患者自觉心跳或心慌,亦有部分患者有心脏停跳感或心前区振动感,且常于紧张、焦虑及注意力集中时发生。心悸与心脏病并无对等关系,即心悸不一定有心脏病,而心脏病患者也不一定发生心悸。生理性心悸一般持续时间较短,不影响正常活动。病理性心悸持续时间较长且反复发作,心悸所致不适可影响患者的学习、工作、休息睡眠以及日常生活。身体评估时部分患者可查到原发疾病的体征,或有心跳节律或频率的改变,亦有部分患者无阳性体征。

(二) 伴随症状

1. 心悸伴呼吸困难 见于各种病因引起的心脏瓣膜病变(如二尖瓣及主动脉瓣关闭不全)、严重心律失常所致的心力衰竭等。

2. 心悸伴心前区疼痛 常见于冠心病、心肌炎、心包炎及心脏神经症等。

3. 心悸伴晕厥或抽搐 多见于高度房室传导阻滞、阵发性心动过速等严重心律失常。

4. 心悸伴乏力、多汗、尿频等自主神经功能紊乱症状 提示为心脏神经症。

5. 心悸伴消瘦、多汗、手颤 常见于甲状腺功能亢进症。

6. 心悸伴贫血 见于各种原因引起的血液系统疾病,如缺铁性贫血、白血病等。

(三) 身心反应

心悸发生时,患者心跳及脉搏可增快或减慢,亦可出现心律不齐以及血压的改变;对于初发患者突感心悸时,可产生紧张、恐惧情绪,使交感神经兴奋而进一步加重症状;心脏神经症所致者心理反应更大。

【护理评估要点】

1. 临床特点 询问患者有无与心悸发作相关的疾病,如心脏病、贫血、神经症等病史,其诊断、治疗经过；有无嗜浓茶、咖啡情况；心悸发作的频率、持续时间、性质、程度；观察是持续性的还是发作性的。

2. 伴随症状　有无呼吸困难、心前区疼痛、头晕或晕厥、消瘦、多汗以及头痛、头昏、失眠、乏力等自主神经功能紊乱症状。

3. 可能病因　了解相关病史以及心悸的特点和伴随症状，判定可能的病因。

4. 身心反应　密切观察患者心悸发作时的脉搏、血压及呼吸；了解患者心悸发生时有无紧张、恐惧等心理变化，进一步评估心悸对心脏功能以及日常生活自理能力的影响。

【相关护理诊断/问题】

1. 活动无耐力　与心悸发作时的不适或心排血量的减少有关。

2. 恐惧　与心悸发作时所致不适及担心预后有关。

（李学松）

思考题

患者，女，28岁，6个月来出现阵发性心慌，伴乏力、多汗、失眠、食欲不振，无发热、胸闷及胸痛等。反复到医院行心肺等检查未见异常。试分析：

1. 该患者的症状特点是什么？
2. 该患者的护理评估要点有哪些？

第九节　恶心与呕吐

学习目标

1. 掌握　恶心与呕吐的概念及临床表现。
2. 熟悉　熟悉恶心与呕吐的常见病因和相关护理诊断/问题。
3. 了解　恶心与呕吐的发病机制。
4. 学会　恶心与呕吐的护理评估方法。
5. 熟练掌握　恶心与呕吐的护理评估要点。

恶心与呕吐(nausea and vomiting)是一组常见的临床症状。恶心是一种特殊的上腹部不适、紧迫欲吐的感觉，常为呕吐的先兆；呕吐是胃或部分肠腔内容物经食管、口腔排出体外的病理生理反射。

【病因和发病机制】

（一）中枢性呕吐

中枢性呕吐(central vomiting)系指来自中枢神经系统或化学感受器的冲动，刺激呕吐中枢所致。

1. 中枢神经系统病变　包括①中枢神经系统感染：如脑炎、脑膜炎；②脑血管病：如脑出血、脑栓塞、高血压脑病、偏头痛；③颅脑外伤：如脑挫裂伤、颅内血肿；④颅内占位性病变。

2. 全身性因素 包括妊娠、尿毒症、糖尿病酮症酸中毒、低钠血症、低钾血症等。

3. 药物性因素 如应用洋地黄、抗生素、抗肿瘤药物等。

4. 中毒性因素 如一氧化碳、有机磷农药、鼠药等中毒。

5. 精神性因素 如胃肠神经症、神经性畏食等。

（二）反射性呕吐

反射性呕吐（reflex vomiting）系指由来自内脏末梢神经的冲动，经自主神经传入纤维刺激呕吐中枢引起的呕吐。

1. 消化系统疾病 包括①口咽部刺激：如剧咳、鼻咽部炎症等；②胃肠疾病：如急慢性胃炎、消化性溃疡、幽门梗阻、肠梗阻、急性阑尾炎等；③肝、胆、胰疾病：急性肝炎、肝硬化、急性胆囊炎、急性胰腺炎等；④腹膜及肠系膜疾病：如急性腹膜炎。

2. 前庭功能障碍 见于内耳迷路病变、梅尼埃病（Meniere 病）、晕动病等。

知识链接

晕 动 病

晕动病又称运动病，是晕车、晕船、晕机等的总称。它是指乘坐交通工具时，人体内耳前庭平衡感受器受到过度运动刺激，前庭器官产生过量生物电，影响神经中枢而出现的出冷汗、恶心、呕吐、头晕等症状群。

内耳前庭器是人体平衡感受器官，它包括半规管和前庭的椭圆囊和球囊。半规管感受角加（减）速度运动刺激，而椭圆囊、球囊的囊斑感受水平或垂直的直线加（减）速度的变化。当我们乘坐的交通工具旋转、转弯或直线加（减）速时，这些刺激使前庭椭圆囊和球囊的囊斑毛细胞产生形变放电，向中枢传递并感知。每个人对这些刺激的强度和时间的耐受性有一个限度，这个限度就是致晕阈值，如果刺激超过了这个限度就要出现运动病症状。

3. 其他系统疾病 包括青光眼、屈光不正、尿路结石、急性肾盂肾炎、急性盆腔炎、急性心肌梗死、心力衰竭等。

【临床表现】

恶心多伴有面色苍白、出汗、流涎、血压降低及心动过缓等迷走神经兴奋症状，常为呕吐的前驱表现；但也可仅有恶心而无呕吐，或仅有呕吐而无恶心。

（一）呕吐的特点

1. 呕吐的性质 反射性呕吐常有恶心先兆，且胃排空后仍干呕不止。中枢性呕吐多无恶心先兆，呕吐剧烈呈喷射状，吐后不感轻松，可伴剧烈头痛和不同程度的意识障碍。

2. 呕吐的时间 由前庭功能障碍引起的呕吐多发生在头部位置改变时，常有恶心先兆，并伴有眩晕、眼球震颤等；由精神性因素引起的呕吐，常在进食过程中或餐后即刻发生，恶心很轻或缺如；妊娠呕吐多发生在晨起；幽门梗阻呕吐常发生在夜间。

3. 呕吐物的量、性状和气味 由消化道梗阻引起的呕吐，呕吐物的性状与梗阻部位有关，低位肠梗阻的呕吐物常有粪臭味；十二指肠乳头以下梗阻的呕吐物常含较多胆汁。幽门梗阻的呕吐物多为宿食，有酸臭味；霍乱的呕吐物为米泔样；有机磷农药中毒呕吐物有大蒜味。

（二）伴随症状

1. 呕吐伴腹泻 多见于急性胃肠炎或细菌性食物中毒、霍乱、副霍乱和各种原因的急性中毒。

2. 呕吐伴右上腹痛及发热、寒战或者黄疸　常见于胆囊炎或胆石症。

3. 呕吐伴头痛及喷射性呕吐　常见于颅内压增高或青光眼。

4. 呕吐伴眩晕、眼球震颤　常见于前庭器官疾病。

（三）身心反应

剧烈频繁的呕吐可导致脱水、代谢性碱中毒、低氯血症、低钾血症等水、电解质及酸碱平衡紊乱和营养障碍；婴幼儿、老人、病情危重和意识障碍者，呕吐时易发生误吸而致肺部感染或窒息。

【护理评估要点】

1. 呕吐的特点　包括呕吐发生与持续的时间、频率，与体位、进食、药物、运动、情绪的关系，以及呕吐物的量、性状及气味等。

2. 伴随的症状　了解有无伴有发热、腹泻、腹痛、头痛、意识障碍；有无眩晕、耳鸣、眼球震颤等。

3. 可能的病因　了解有无与恶心、呕吐相关的疾病史或诱发因素，结合呕吐的特点和伴随症状判断呕吐是中枢性还是反射性，了解已做的X线钡餐、胃镜、血糖、血尿素氮、血清电解质、血常规等检查及其结果，进一步明确病因。

4. 身心反应　主要包括有无进食、进液及体重变化，对长期、频繁呕吐者评估有无水、电解质及酸碱平衡紊乱；对于儿童、老人、病情危重和意识障碍者，还应对那些可能导致误吸的危险因素如体位进行评估，密切观察面色、有无呛咳及呼吸道通畅情况。

【相关护理诊断/问题】

1. 体液不足/有体液不足的危险　与呕吐所致体液丢失及摄入量不足有关。

2. 营养失调：低于机体需要量　与长期频繁呕吐和食物摄入量不足有关。

3. 潜在并发症：窒息、肺部感染。

（张立力）

思考题

患者，女，56岁，晨起突感眩晕、无恶心先兆开始呕吐，呕吐剧烈呈喷射状，并伴剧烈头痛。请明确该患者呕吐的类型？你如何进行评估？

第十节　呕血与便血

学习目标

1. 掌握　呕血与便血的概念及临床表现。
2. 熟悉　熟悉呕血与便血的常见病因和相关护理诊断/问题。
3. 了解　呕血与便血的发病机制。
4. 学会　呕血与便血的护理评估方法。
5. 熟练掌握　呕血与便血的护理评估要点。

一、呕 血

呕血(hematemesis)指因上消化道疾病(屈氏韧带以上的消化器官,包括食管、胃、十二指肠、肝、胆和胰)或全身性疾病导致急性上消化道出血,血液经口腔呕出的现象。黑便则指上消化道出血时部分血液因血红蛋白在肠道内与硫化物结合成硫化亚铁,色黑而称之。由于黑便附有黏液而发亮,类似柏油,又称柏油便(tarry stool)。呕血与黑便是上消化道出血的常见症状,一般呕血均伴有黑便。

【病因与发病机制】

1. 消化系统疾病

(1)食管疾病:食管炎、食管癌、食管异物、食管贲门黏膜撕裂、食管裂孔疝等。

(2)胃及十二指肠疾病:最常见为消化性溃疡,其次为服用非甾体类抗炎药和应激所致的急性胃黏膜病变及慢性胃炎。炎症病变刺激肥大细胞释放组胺等血管活性物质,以致有充血水肿、糜烂、出血甚至出现溃疡,当溃疡活动期侵蚀较大血管时,可引起大量出血。胃癌由于癌组织缺血性坏死、糜烂或溃疡侵蚀血管等也可引起出血。

(3)肝胆疾病:肝硬化门脉高压时,食管下端胃底静脉曲张破裂可引起出血;肝癌、肝动脉瘤破裂、胆囊或胆道结石、胆道寄生虫、胆囊癌、胆管癌等常因感染糜烂或血管破裂而引起出血,大量血液流入十二指肠,造成呕血或黑便。

(4)胰腺疾病:急性胰腺炎合并脓肿或囊肿、胰腺癌破裂等。

2. 血液疾病 血小板减少性紫癜、白血病、再生障碍性贫血、血友病、弥散性血管内凝血常因血小板数量少、质量差而导致出血。

3. 其他 流行性出血热、钩端螺旋体病、败血症、尿毒症等。

上述病因中以消化性溃疡引起者最为常见,其次是食管或胃底静脉曲张破裂,再次为急性胃黏膜病变。

【临床表现】

呕血前多有上腹部不适及恶心,随之呕出血性胃内容物。一般呕血均伴有黑便,而黑便不一定有呕血。通常幽门以上部位出血以呕血为主并伴有黑便;幽门以下部位出血多以黑便为主。

(一)呕血与黑便的颜色

呕血的颜色取决于出血量及血液在胃内停留的时间。出血量大或在胃内停留时间短,呕吐物呈鲜红色或混有血块,或为暗红色;出血量少或在胃内停留时间长,血红蛋白经胃酸作用变性,呕吐物可呈咖啡样。黑便的颜色与性状取决于出血量及肠蠕动的快慢。出血量大或肠蠕动快时,血液在肠道内停留时间短,形成紫红色稀便;反之,血液在肠道内停留时间长,形成较稠厚的黑便。

(二)出血量

呕血和黑便可致失血性周围循环衰竭,其程度与出血量有关。粪便隐血试验阳性出血量在5~10ml;黑便提示出血量在50~70ml以上,呕血提示胃内积血量达250~300ml。由于呕血与黑便常混有呕吐物与粪便,失血量难以估计,临床上常根据全身反应估计出血量(表1-3)。血液学改变早期不明显,随组织液回渗或输液等致血液稀释,血红蛋白和红细胞可降低,出现乏力、头晕、面色苍白、活动后心悸气促等贫血的表现。长期反复黑便也可引起贫血。大量呕血者常有恐惧感，长期黑便者多有焦虑感。

表 1-3　出血程度

出血程度	出血量（ml） 占全身出血量（%）	症状	血压	脉搏	尿量
轻度	＜500 （10～15）	皮肤苍白、头昏、发冷	正常	＜100	减少
中度	（800～1000） （16～30）	眩晕、口干、烦躁不安、出冷汗	下降	100～110	明显减少
重度	＞1500 （＞30）	四肢厥冷、意识模糊、呼吸深快	显著下降	＞120	少尿或尿闭

（三）伴随症状

1. 呕血伴上腹部周期性与节律性疼痛　多考虑消化性溃疡；中老年人伴有慢性上腹痛并有厌食、消瘦，应警惕胃癌。

2. 呕血伴肝脾肿大　提示肝硬化、肝癌。

3. 呕血伴黄疸、寒战并有右上腹绞痛　可能由肝胆疾病所引起。

（四）身心反应

呕血患者身心反应视出血量不同而异。初期可出现头晕、口渴、冷汗，随出血量加重可出现烦躁不安，脉搏细速、血压下降、呼吸急促等周围循环衰竭表现。严重者伴有紧张、恐惧、或悲观、沮丧等心理反应。

【护理评估要点】

1. 确定是否为呕血　注意排除鼻咽部出血、咯血及因进食大量动物血、铁剂等所致的呕吐物呈咖啡色或黑便。

2. 出血量的判断　根据呕血和（或）便血发生和持续的时间、次数、量、颜色及性状外，还须结合失血的全身表现进行综合判断。另外伴随体位改变（如由卧位变为坐、立位时）出现头晕、黑矇、心悸、口渴、冷汗提示血容量不足，出血量在 1000ml 左右。

3. 可能的病因　有无与呕血、黑便相关的疾病史或饮食不当、饮酒、服用肾上腺糖皮质激素、吲哚美辛（消炎痛）、水杨酸类药物等诱发因素。

4. 出血是否停止　如全身症状渐趋好转，血压、脉搏稳定，粪便隐血试验转阴，表示已无活动性出血。如有下列迹象，应认为有继续出血或再出血：①反复呕血，或黑粪次数增多，粪质稀薄，甚至呕血转为鲜红色、黑粪呈暗红色，伴有肠鸣音亢进；②周围循环衰竭的表现经补液输血而血容量未见明显改善，或虽有好转而又恶化。经快速补液输血，中心静脉压稍有稳定又再下降；③红细胞计数、血红蛋白测定与血细胞比容继续下降，网织红细胞计数持续增高；④补液与尿量足够的情况下，血尿素氮持续或再次增高。

5. 身心反应　注意评估失血的表现，有无乏力、头晕、面色苍白、活动后心悸气促等改变；观察有无紧张、焦虑、恐惧等心理反应和程度变化。

【相关护理诊断/问题】

1. 组织灌注无效（外周）　与上消化道出血所致血容量不足有关。

2. 活动无耐力　与呕血与黑便所致贫血有关。

3. 恐惧　与大量呕血与黑便有关。

4. 潜在并发症:休克。

二、便　血

便血(hematochezia)是指消化道出血,血液自肛门排出。少量出血不造成粪便颜色改变,须经隐血试验才能确定者,称为隐血便(stool with occult blood)。

【病因和发病机制】

1. 上消化道疾病 见呕血与黑便内容。视出血量与出血速度不同,可为便血,亦可形成黑便。

2. 下消化道疾病

(1)小肠疾病:急性出血性坏死性肠炎、肠结核、肠伤寒、小肠肿瘤等。

(2)结肠疾病:急性细菌性痢疾、阿米巴痢疾、溃疡性结肠炎、结肠癌、结肠息肉、血吸虫病等。

(3)直肠肛管疾病:直肠息肉、直肠癌、痔、肛裂、肛瘘、肛管损伤等。

3. 全身性疾病 白血病、血小板减少性紫癜、血友病、肝脏疾病、流行性出血热、败血症等。

【临床表现】

(一)便血的特点

便血的颜色和性状,因病因、出血部位、出血量、出血速度、及在肠道停留时间的长短而异。急性出血坏死性肠炎可排出洗肉水样血性便,有特殊腥臭味;急性细菌性痢疾为黏液血便或脓血便;上消化道或小肠出血,血液可与粪便混合或全为血液;直肠、肛门或肛管出血,血色鲜红附于粪便表面,或为便后有鲜血滴出;出血量多、速度快或在肠道停留时间短者呈鲜红色便;在肠道内停留时间长则为暗红色。

(二)伴随症状

1. 便血伴中腹部疼痛 多见于小肠疾病。

2. 便血伴里急后重 提示肛门、直肠疾病等,见于细菌性痢疾、直肠炎及直肠癌。

3. 便血伴发热 常见于感染性或传染性疾病等。

4. 便血伴腹部肿块 常见于肠道肿瘤、肠结核及克罗恩病等。

5. 便血伴皮肤黏膜出血 可能为血液系统疾病。

(三)身心反应

短时间大量便血,可致急性失血性贫血及周围循环衰竭;长期慢性便血可出现乏力、头晕、活动后心悸气促等贫血症状;大量或长期便血不能确诊,常有焦虑、恐惧等心理反应。

【护理评估要点】

1. 确定是否为便血 排除①因食用过多肉类、动物肝脏、动物血所致黑便,此类黑便隐血试验阳性,但素食后即转为阴性;②服用铋剂、炭粉或中药液所致黑便,此类黑便一般外观灰黑色无光泽,隐血试验阴性。

2. 评估出血量 便血的次数、量、颜色及其变化可作为估计失血量的参考。因受粪便量的影响,还应结合全身症状才能准确估计。

3. 可能的病因 有无与便血相关的疾病史或某些可致黑便的食物、药物摄入史。

4. 身心反应 评估便血所致的全身反应和程度,以及有无慢性失血性贫血的表现。了解诊断结果与治疗对患者产生的心理反应。

【相关护理诊断/问题】

1. 活动无耐力 与便血所致贫血有关。

2. 焦虑 与长期便血病因不明有关。

3. 有皮肤完整性受损的危险 与排泄物刺激肛周皮肤有关。

(张立力)

思考题

男性,45岁,反复黑便三周,呕血一天。三周前,自觉上腹部不适,偶有嗳气,反酸,口服西咪替丁有好转,但发现大便色黑,1～2次/天,仍成形,未予注意,一天前,进食辣椒及烤馒头后,觉上腹不适,伴恶心,并有便意如厕,排出柏油便约600ml,并呕鲜血约500ml,当即晕倒,被急送来医院,查Hb 48g/L。

1. 导致该患者上述症状出现的原因是什么?
2. 你如何评估该患者的出血量?

第十一节 腹泻与便秘

学习目标

1. 掌握 腹泻与便秘的概念及临床表现。
2. 熟悉 熟悉腹泻与便秘的常见病因和相关护理诊断/问题。
3. 了解 腹泻与便秘的发病机制。
4. 学会 腹泻与便秘的护理评估方法。
5. 熟练掌握 腹泻与便秘的护理评估要点。

一、腹 泻

腹泻(diarrhea)是指排便次数增多,粪质稀薄,或带有黏液、脓血和未消化的食物。腹泻可分为急性与慢性两种,病程在2个月以内者为急性腹泻。病程超过2个月者为慢性腹泻。

【病因和发病机制】

(一) 病因

1. 急性腹泻

(1)肠道疾病:包括由病毒、细菌、真菌、原虫、蠕虫等感染引起的肠炎及急性出血坏死性肠炎、克罗恩病、溃疡性结肠炎急性发作等。

(2)急性中毒:进食毒蕈、河豚、鱼胆及砷、磷、铅、汞等化学物质所致的腹泻。

(3)全身性感染:败血症、伤寒或副伤寒等。

(4)其他:过敏性紫癜、变态反应性肠炎等。

2. 慢性腹泻

(1)消化系统疾病:慢性萎缩性胃炎、胃大部切除后胃酸缺乏、肝硬化、慢性胆囊炎与胆石症、慢性胰腺炎、胰腺癌、肠结核、慢性细菌性痢疾、血吸虫病、钩虫病、结肠恶性肿瘤、克罗恩病、溃疡性结肠炎、吸收不良综合征、肠易激综合征、神经功能性腹泻等。

知识链接

肠易激综合征

肠易激综合征是一种常见的消化系统疾病,发病女性高于男性,包括便秘型和腹泻型肠易激综合征两种类型。便秘型肠易激综合征主要表现为大便干燥,想便时,迟迟解不下,腹部肿胀疼痛、肠道痉挛。腹泻型肠易激综合征则表现为大便稀,一天排便三次以上,有时自己控制不了。其发病与遗传、感染、饮食、神经和内分泌等因素相关。

(2)全身性疾病:甲状腺功能亢进、肾上腺皮质功能减退、尿毒症。

(3)药物副作用:服用利血平、甲状腺素、洋地黄类药物、某些抗肿瘤药物和抗生素等药物。

(二)发病机制

当某些原因引起胃肠分泌增加、吸收障碍、异常渗出或肠蠕动过快时,即可导致腹泻。腹泻发生机制相当复杂,多非单一因素所致,从病理生理角度可归纳为下列几个方面:

1. 分泌性腹泻 因胃肠黏膜分泌过多液体而引起。常见于霍乱、沙门菌属感染,当细菌毒素刺激肠黏膜细胞内的腺苷环化酶,促使细胞内环磷酸腺苷(cAMP)含量增加,引起大量水与电解质分泌至肠腔,导致腹泻。某些胃肠道内分泌肿瘤,如胃泌素瘤所致的腹泻也属分泌性腹泻。

2. 渗透性腹泻 因肠腔内容物渗透压增高,阻碍肠内水与电解质吸收而引起,如口服硫酸镁、甘露醇等所致的腹泻。

3. 渗出性腹泻 因肠黏膜炎症、溃疡或浸润性病变,使病变处血管通透性增高致血浆、黏液、脓血渗出而引起。见于各种肠道炎症性疾病。

4. 肠蠕动增强性腹泻 为肠蠕动过快,肠内食糜停留时间过短,未被充分吸收所致的腹泻。见于肠炎、胃肠功能紊乱、甲状腺功能亢进等。

5. 吸收不良性腹泻 由于肠黏膜面积减少或吸收障碍引起,见于小肠大部切除、吸收不良综合征等。

【临床表现】

(一)腹泻的特点

1. 起病、病程与排便次数 急性腹泻起病急,病程短,每日排便次数可达10次以上,粪便量多而稀薄;慢性腹泻起病缓慢,病程较长,多每日排便数次。

2. 粪便的量及性状 分泌性腹泻多为水样便,排便量每日大于1000ml,粪便无脓血及黏液;渗出性腹泻粪便量少于分泌性腹泻,可有脓血或黏液;渗透性腹泻粪便常含不消化食物、泡沫,有恶臭;肠蠕动增强性腹泻粪便较稀,无脓血及黏液;吸收不良性腹泻粪便含大量脂肪及泡沫,量多而臭。

3. 与腹痛关系 急性腹泻常有腹痛,以感染性腹泻常见;小肠疾病所致者腹痛多位于脐周,便后腹痛缓解不明显;结肠疾病所致者腹痛多位于下腹部,便后常可缓解,病变累及直肠者可有里急后重。

（二）伴随症状

1. 腹泻伴恶心呕吐　常见于急性胃肠炎，食物或药物中毒。

2. 腹泻伴发热　见于急性细菌性痢疾，急性肠炎、伤寒、副伤寒、肠结核、结肠等。

3. 腹泻伴里急后重　见于急性痢疾、直肠癌。

4. 腹泻伴消瘦　见于胃肠道恶性肿瘤、吸收不良综合征。

5. 腹泻伴腹部包块　见于肠肿瘤、结核等。

6. 腹泻伴关节痛　见于非特异性溃疡性结肠炎（ulcerative colitis，UC）、系统性红斑狼疮等。

（三）身心反应

急性严重腹泻可因短时间丢失大量水分及电解质而引起脱水、电解质紊乱及代谢性酸中毒；长期慢性腹泻可致营养不良、维生素缺乏、体重下降，甚至发生营养不良性水肿；排便频繁可因粪便刺激肛周皮肤引起肛周皮肤糜烂、破损；严重腹泻还可干扰患者的休息与睡眠，患者常有抑郁、沮丧等心理反应。

【护理评估要点】

1. 腹泻的特点　评估腹泻次数、粪便量、颜色、性状和气味，有无使腹泻加重或缓解的因素，如进食、油腻食物、受凉等。

2. 伴随的症状　询问有无发热、腹痛、里急后重、消瘦等症状。

3. 可能的病因　询问有无与腹泻相关的疾病史、用药史、不洁饮食或精神紧张、焦虑等相关因素，结合粪便检查及其他结果进一步明确可能的病因。

4. 身心反应　主要评估有无脱水、消瘦、肛周皮肤糜烂、破损等营养状况的改变；有无紧张、恐惧、抑郁、沮丧等心理反应。

【相关护理诊断/问题】

1. 体液不足/有体液不足的危险　与急性腹泻所致体液丢失过多有关。

2. 营养失调：低于机体需要量　与长期慢性腹泻有关。

3. 有皮肤完整性受损的危险　与排便次数增多及排泄物对肛周皮肤的刺激有关。

二、便　　秘

便秘（constipation）是指排便次数减少，一般每周少于3次，排便困难，粪便干结。

【病因与发病机制】

正常排便需具备以下条件：①有足够引起正常肠蠕动的内容物，即足够的食物量、食物中含有适量的纤维素和水分；②肠道内肌肉张力正常及蠕动功能正常；③有正常的排便反射；④参与排便的肌肉功能正常。其中任何一项条件不能满足，即可发生便秘。按病因不同可将便秘分为功能性便秘和器质性便秘两类：

1. 功能性便秘　是指非全身疾病或肠道疾病所引起的原发性持续性便秘，又称为习惯性便秘或单纯性便秘，主要是由于肠功能紊乱所引起的。常见原因如下：

(1)进食量少或食物缺乏纤维素，对结肠运动的刺激减少。

(2)因生活无规律、工作时间变化、环境变化或精神紧张等忽视或抑制便意。

(3)年老体弱或活动过少致结肠运动功能减退。

(4)腹肌及盆肌张力不足致排便动力不足，如多次妊娠。

(5)肠易激综合征致肠道运动功能紊乱。

(6)结肠冗长,粪团内水分被过多吸收。

(7)长期滥用泻药造成对药物的依赖,应用镇静止痛药、麻醉剂、抗抑郁药、抗胆碱能药、钙通道阻滞剂、神经阻滞剂等使肠肌松弛引起便秘。

2. 器质性便秘 是指由于腹腔内、大肠、肛门内等脏器发生器质性病变,或如消化道疾病、内分泌代谢疾病、药物及化学物质中毒、神经系统疾病等,直接或间接阻碍和影响粪便的正常通过和排出而发生的便秘。常见病因如下:

(1)结肠良性或恶性肿瘤、各种原因所致的肠梗阻、肠粘连、克罗恩病等致结肠梗阻或痉挛。

(2)腹腔或盆腔内肿瘤压迫,如子宫肌瘤。

(3)直肠或肛门病变致排便疼痛而惧怕排便,或引起肛门括约肌痉挛导致便秘,如肛裂、肛瘘、痔疮或肛周脓肿。

(4)全身性疾病致肠肌松弛,排便无力,如甲状腺功能低下、糖尿病、尿毒症等。此外,铅中毒引起肠肌痉挛,也可造成便秘。

【临床表现】

(一)排便特点

自然排便次数减少,粪便量少,粪便干硬,难以排出,或粪便并不干硬也难以排出。

(二)不同类型便秘特点

1. 功能性便秘 多为慢性便秘,常无特殊表现。部分患者有口苦、食欲减退、腹胀、下腹不适、或有头昏、头痛、疲乏等神经症状,一般不重。

2. 器质性便秘 常为急性便秘,可有原发病表现。患者多有腹痛、腹胀、恶心呕吐,多见于各种原因所致的肠梗阻。

(三)伴随症状

1. 便秘伴有大便表面带鲜血者和肛周疼痛 多考虑痔疮、肛裂等。

2. 便秘伴急性腹痛,腹胀,呕吐或腹部肿块 须考虑肠梗阻的可能。

3. 便秘伴腹痛,有时和腹泻交替出现 应多考虑为慢性结肠炎、结肠过敏、肠结核、结肠恶变等。

4. 便秘伴消瘦、贫血,粪便扁小呈带状,表面带血丝或鲜血便 应考虑结肠恶变或直肠恶变等。

(四)身心反应

粪块长时间停留在肠道内可引起腹胀及下腹部疼痛;在直肠停留过久,可有下坠感和排便不尽感;便秘严重者因肠道毒素吸收可引起头昏、食欲不振等;如粪便过于坚硬,排便时可致肛门疼痛或肛裂,久之易致痔疮;用力排便因加重心肌缺血,可导致冠心病患者猝死;亦可因使血压升高,致使高血压患者发生脑出血;长期便秘者可出现排便紧张和焦虑。

【护理评估要点】

1. 有无便秘 通过评估患者排便次数、性状、量以及费力程度,并与既往排便情况相比较,确认患者是否便秘。

2. 伴随的症状 评估有无腹胀、腹痛、腹部包块、腹泻与腹痛交替现象、便血、肛周疼痛、粪条变细、消瘦、贫血等症状。

3. 可能的病因和类型 了解患者饮食、饮水和排便习惯。询问便秘起病的缓急、病程长短、有无进食量过少、食物缺乏纤维素、活动量少、精神紧张、环境改变、长期服用泻药等诱发因素。有无原发疾病及相应表现，结合辅助检查结果，初步分析是功能性还是器质性便秘。

4. 身心反应　评估有无痔疮、肛裂和出血。评估便秘对心、脑血管疾病的影响；了解患者有无食物不振、疲乏无力、消瘦和贫血的表现，以及有无紧张、焦虑和抑郁的心理反应等。

【相关护理诊断/问题】

1. 便秘　与饮食中纤维素量过少有关；与运动量过少有关；与排便环境改变有关；与长期卧床有关；与精神紧张有关等。

2. 疼痛　与粪便过于干硬、排便困难有关。

3. 组织完整性受损　与便秘所致肛周组织损伤有关。

4. 知识缺乏：缺乏预防便秘的知识。

（张立力）

思考题

患者，女性，40 岁，因“反复腹痛、腹泻 38 年”入院。患者 2 岁时口唇周围、手和足的掌面出现黑斑，逐渐增多。之后不久无诱因反复出现腹部阵发性绞痛，脐周为主，有时伴有腹胀和停止排气排便，肛门排气后好转。腹泻 2～5 次/天，稀糊样，间断有黏液和少量暗红色血便。不伴里急后重、发热、腹块、恶心、呕吐等；患者自诉 25 岁时黑色素沉着最为明显，此后逐渐减轻，色斑变淡。5 年前胃镜和结肠镜检提示胃及结肠多发息肉，内镜下切除息肉数十枚，但症状未见好转而入院继续治疗。

1. 导致该患者频繁腹泻的原因是什么？属于何种类型腹泻？
2. 该患者身心反应有哪些？

第十二节　黄　　疸

学习目标

1. 掌握　黄疸的三种类型及临床表现。
2. 熟悉　熟悉黄疸的常见病因和相关护理诊断/问题。
3. 了解　黄疸的发病机制。
4. 学会　黄疸的护理评估方法。
5. 熟练掌握　黄疸的护理评估要点。

黄疸(jaundice)是指由于血清中胆红素浓度增高(超过 34.2μmol/L)，致皮肤、黏膜和巩膜黄染。当血清胆红素升高至 17.1～34.2μmol/L，临床不易察觉，称隐性黄疸。

【病因与发生机制】

胆红素主要来源于血红蛋白。循环血液中衰老的红细胞经单核-吞噬细胞系统破坏和分解，产生游离胆红素或非结合胆红素。非结合胆红素与血清蛋白结合而被输送，因其不溶于水，不能从肾小球滤出，故尿液中不出现非结合胆红素。当非结合胆红素经血液循环至肝脏时，被肝细胞摄取，经葡萄糖醛酸转移酶的作用，与葡萄糖醛酸结合，形成结合胆红素。结合胆红素为水溶性，可通过肾小球滤过从尿中排出。结合胆红素随胆汁排入肠道，经肠内细菌的脱氢作用还原为尿胆原。大部分尿胆原在肠道内进一步氧化为尿胆素从粪便中排出，称粪胆素。小部分尿胆原在肠内被重吸收，经门静脉回到肝脏，其中大部分再转变为结合胆红素，又随胆汁排入肠道，形成“胆红素的肠肝循环”。被吸收回肝的小部分尿胆原经体循环由肾脏排出体外(图 1-1)。

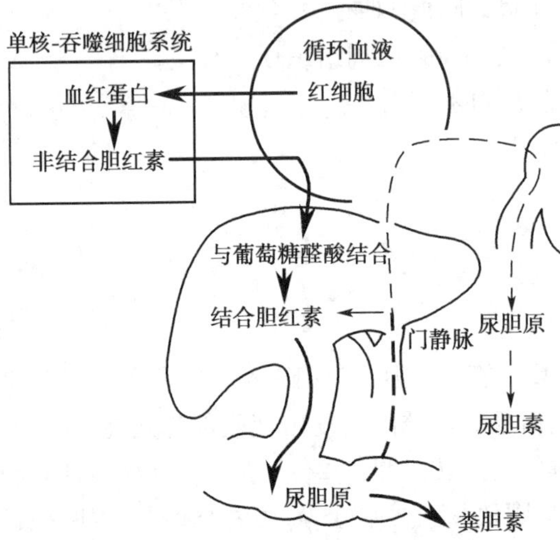

图 1-1 胆红素正常代谢示意图

正常情况下，胆红素进入与离开血液循环保持动态平衡，故血中胆红素的浓度保持相对恒定。凡胆红素生成过多，肝细胞对胆红素的摄取、结合、排泄障碍，肝内或肝外胆道阻塞等，均可致血清总胆红素浓度增高而发生黄疸。临床上根据黄疸的发生机制将其分为以下 3 种类型。

1. 溶血性黄疸 溶血性黄疸(hematogenous jaundice)是指由于红细胞破坏过多，形成大量的非结合胆红素，超过肝细胞摄取、结合和排泌能力；加之大量红细胞破坏所致的贫血、缺氧和红细胞破坏产物的毒性作用，降低了肝细胞对胆红素的代谢能力，使得非结合胆红素在血中滞留，出现黄疸(图 1-2)。

溶血性黄疸常见于：①先天性溶血性贫血：如遗传性球形红细胞增多症、珠蛋白生成障碍性贫血等；②获得性免疫性溶血性贫血：如自身免疫性溶血性贫血、新生儿溶血、不同血型输血后溶血等。

2. 肝细胞性黄疸 肝细胞性黄疸(hepatocellular jaundice)是指由于肝细胞损伤使其对胆红素的摄取、结合及排泌能力降低，导致血中非结合胆红素增加。而未受损的肝细胞仍能够将非结合胆红素转化为结合胆红素，但因肝细胞肿胀、坏死及小胆管内胆栓形成等原因，使部分结合胆红素不能顺利经胆道排出而反流入血，导致血中结合胆红素也增加，从而引起黄疸(图 1-3)。

肝细胞性黄疸常见于病毒性肝炎、中毒性肝炎、肝硬化、钩端螺旋体病等各种引起肝细胞广泛损害的疾病。

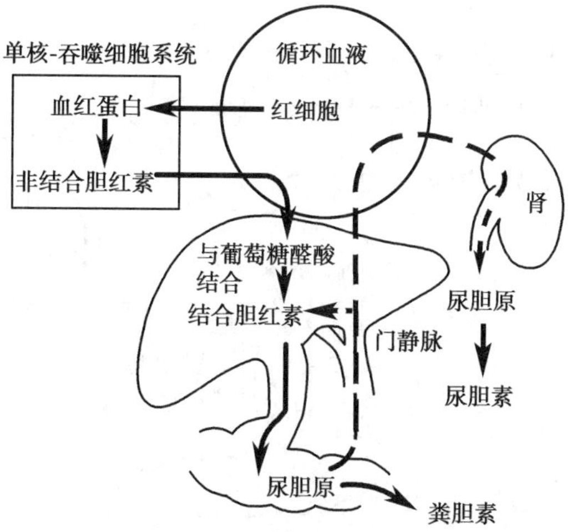

图 1-2　溶血性黄疸发生机制示意图

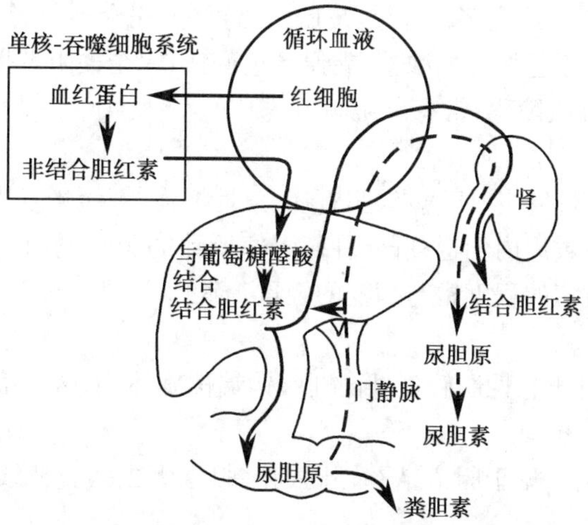

图 1-3　肝细胞性黄疸发生机制示意图

3. 胆汁淤积性黄疸　胆汁淤积性黄疸(cholestatic jaundice)是指由于各种原因引起胆道阻塞,使阻塞上方胆管内压力增高、胆管扩张,最终导致小胆管与毛细胆管破裂,胆汁中的胆红素反流入血,使血中结合胆红素升高。也可因肝内原因使胆汁生成和(或)胆汁内成分排出障碍引起黄疸(图 1-4)。

胆汁淤滞可分为肝内性和肝外性,前者见于肝内泥沙样结石、毛细胆管型病毒性肝炎、原发性胆汁性肝硬化等;后者多由胆总管结石、狭窄、炎性水肿、肿瘤及蛔虫阻塞引起。

【临床表现】

(一)临床特点

1. 溶血性黄疸　一般黄疸较轻,皮肤呈浅柠檬黄色,不伴皮肤瘙痒,粪便颜色加深。急性溶血时可有高热、寒战、头痛及腰背痛,并有明显贫血和血红蛋白尿,重者可发生急性肾衰竭。慢性溶血以贫血、黄疸和脾大为主要表现。

2. 肝细胞性黄疸　皮肤、黏膜呈浅黄至深金黄色,可有皮肤瘙痒,常伴乏力、食欲减退、肝区不适或疼痛等症状,重者可有出血倾向。

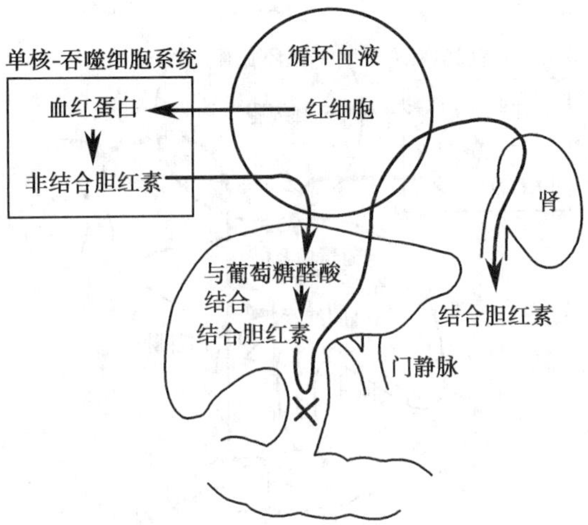

图 1-4 胆汁淤积性黄疸发生机制示意图

3. 胆汁淤积性黄疸 黄疸多较严重，皮肤呈暗黄色，完全梗阻者可为黄绿或绿褐色，伴皮肤瘙痒及心动过缓。尿色加深如浓茶，粪便颜色变浅，完全梗阻者呈白陶土色。因胆汁淤滞致脂溶性维生素 K 吸收障碍，常有出血倾向。

(二) 发生和发展

急性起病常见于急性肝炎、胆囊炎、胆石症、急性溶血等；缓慢发生多见于肝硬化、肝癌。急性肝细胞性黄疸多在数周内消退；肝外肿瘤阻塞所致的胆汁淤积性黄疸常进行性加深且可迁延数月或数年。黄疸的程度常与病变的轻重一致。

(三) 伴随症状

1. 黄疸伴发热 见于急性胆管炎、肝脓肿、钩端螺旋体病、败血症、病毒性肝炎、急性溶血等。

2. 黄疸伴上腹剧痛 见于胆道结石、肝脓肿、胆道蛔虫病。持续右上腹胀痛见于病毒性肝炎、肝癌等。

3. 黄疸伴消化道出血 见于肝硬化、重症肝炎、肝癌等；伴腹水常见于重症肝炎、肝癌等。

(四) 身心反应

黄疸患者常有腹胀、腹泻、便秘，皮下出血和皮肤瘙痒等严重肝细胞性黄疸表现，可出现不同程度的意识障碍甚至肝性脑病。急性溶血性黄疸可致少尿、无尿，发生急性肾功能衰竭。黄疸患者可因黄疸所致皮肤黏膜颜色异常产生身体意象改变或产生焦虑恐惧等心理反应。严重皮肤瘙痒可影响患者睡眠。

【护理评估要点】

1. 确认有无黄疸 观察皮肤、黏膜和巩膜的颜色，注意与胡萝卜素血症、阿的平等药物作用所致皮肤发黄相区别。

2. 明确黄疸的类型 观察皮肤、黏膜和巩膜的色泽以及粪便、尿液颜色、皮肤是否伴有瘙痒及其程度。黄疸伴皮肤瘙痒常提示黄疸程度较深，一般而言，黄染越深病情越重；梗阻越完全，皮肤瘙痒越严重，粪色越浅；结合实验室检查结果，区分黄疸类型（表 1-4）。

表 1-4　健康人及三种黄疸的实验室鉴别

分类	血胆红素(μmol/L)			尿液		粪便	
	总胆红素	结合型	非结合型	尿胆原	胆红素	粪胆原	颜色
健康人	3.4～17.1	1.7～10.2	0～6.8	阴性	阴性	正常	黄褐色
溶血性黄疸	增高	正常	增高	阳性	阴性	增加	深黄
肝细胞性黄疸	增高	增高	增高	阳性	阳性	下降或正常	变浅或正常
胆汁淤积性黄疸	增高	增高	正常	阴性	强阳性	下降或消失	变浅或白陶土色

3. 伴随症状　评估是否伴有发热、瘙痒、有无上腹部剧痛、腹水和肝脾肿大等。

4. 身心反应　评估患者有无消化道症状、出血症状、皮肤瘙痒及其对休息和睡眠的影响；对严重黄疸患者注意评估意识障碍和尿量的改变，警惕肝性脑病和肾功能衰竭的发生；了解患者面临各种检查有无焦虑、恐惧等心理改变。

【相关护理诊断/问题】

1. 睡眠形态紊乱　与胆汁淤积性黄疸所致皮肤瘙痒有关。

2. 体像紊乱　与黄疸所致皮肤、黏膜和巩膜发黄有关。

（张立力）

思考题

患者男性，50 岁，因间歇发作性腹痛、黄疸及发热 3 个月而入院。患者 3 个月前无明显诱因，餐后突然上腹痛，向后背、双肩部放射，较剧烈，伴发热 38℃，次日发现巩膜、皮肤黄染，于当地医院应用抗生素及利胆药物后，症状缓解。为求进一步明确诊断和治疗遂来医院。半年前因“慢性胆囊炎、胆囊结石”行胆囊切除术。无烟酒嗜好，无肝炎、结核病史。

实验室检查：WBC 5.0×10^9/L，Hb 161g/L，尿胆红素(－)，总胆红素 29.8μmol/L，结合胆红素 17.3μmol/L；B 超：肝脏大小形态正常，实质回声欠均匀，为脂肪肝之表现，胆总管内径约 1.2cm，可疑扩大，未见结石影，但未探及十二指肠后段及末端胆总管。

请问该患者为何种类型黄疸？为什么？

第十三节　意识障碍

学习目标

1. 掌握　不同程度意识障碍的临床表现。
2. 熟悉　意识障碍的常见病因和相关护理诊断/问题。
3. 了解　意识障碍的发病机制。
4. 学会　意识障碍的护理评估方法。
5. 熟练掌握　意识障碍的护理评估要点。

意识障碍(disturbance of consciousness)是指人体对周围环境及自身状态的识别和觉察能力出现障碍。严重的意识障碍表现为昏迷。

【病因与发病机制】

（一）病因

1. 感染性因素

(1)颅内感染:各种脑炎、脑膜炎、脑型疟疾等。

(2)全身严重感染:败血症、伤寒、中毒性肺炎、中毒型菌痢。

2. 非感染性因素

(1)颅脑疾病:包括①脑血管疾病:如脑出血、脑栓塞、脑血栓形成、蛛网膜下腔出血、高血压脑病等;②脑肿瘤;③脑外伤:脑挫裂伤、脑震荡、颅骨骨折等;④癫痫。

(2)内分泌与代谢障碍:甲状腺危象、甲状腺功能减退、糖尿病酮症酸中毒、低血糖昏迷、肝性脑病、肺性脑病、尿毒症等。

(3)心血管疾病:心律失常所致 Adams-Stokes 综合征、严重休克等。

(4)理化因素:安眠药、有机磷杀虫药、乙醇、一氧化碳、氰化物等中毒,触电、中暑和溺水等。

（二）发病机制

意识由意识内容和其“开关”系统组成。意识的“开关”系统包括经典的感觉传导径路(特异性上行投射系统)及脑干网状结构(非特异性上行投射系统)。意识“开关”系统激活大脑皮质并使之维持一定水平的兴奋性,机体处于觉醒状态。意识内容在觉醒状态的基础上产生,包括记忆、思维、理解、定向和情感等精神活动,以及通过视、听、语言和复杂运动等与外界保持密切联系的能力。清醒的意识活动有赖于大脑皮质和皮质下网状结构功能的完整性,任何原因导致大脑皮质弥漫性损害或脑干网状结构损害,均可发生意识障碍。

【临床表现】

（一）临床特点

不同程度的意识障碍有各自不同的临床特点,表现为:

1. 嗜睡 嗜睡(somnolence)是最轻的意识障碍。患者处于持续睡眠状态,可被唤醒,醒后能正确回答问题和做出各种反应,当刺激停止后很快又入睡。

2. 意识模糊 意识模糊(confusion)是深于嗜睡的一种意识障碍。患者能保持简单的精神活动,但对时间、地点、人物的定向能力发生障碍。

3. 昏睡 昏睡(stupor)是指接近人事不省的意识状态。患者处于熟睡状态,不易唤醒,虽经压迫眶上神经、摇动身体等强烈刺激可被唤醒,但很快又入睡。醒时答话含糊或答非所问。

4. 昏迷 昏迷(coma)是最严重的意识障碍,按程度不同又可分为:

(1)轻度昏迷:意识大部分丧失,无自主运动,对声、光刺激无反应,对疼痛刺激尚可出现痛苦表情或肢体退缩等防御反应。角膜反射、瞳孔对光反射、眼球运动和吞咽反射可存在。

(2)中度昏迷:对周围事物及各种刺激均无反应,对剧烈刺激可有防御反应。角膜反射减弱、瞳孔对光反射迟钝、无眼球运动。

(3)深度昏迷:意识完全丧失,全身肌肉松弛,对各种刺激全无反应,深、浅反射均消失。

5. 谵妄　谵妄(delirium)是一种以兴奋性增高为主的高级神经中枢急性功能失调状态。表现为意识模糊、定向力丧失、幻觉、错觉、躁动不安、言语杂乱等。见于急性感染高热期、某些药物中毒、代谢障碍、循环障碍或中枢神经系统疾患等。部分患者可康复,部分可发展至昏迷。

(二)伴随症状

1. 先发热后意识障碍　可见于重症感染性疾病。

2. 先意识障碍后发热　见于脑出血、蛛网膜下腔出血、巴比妥类药物中毒等。

3. 意识障碍伴呼吸缓慢　多考虑是呼吸中枢受抑制的表现,可见于吗啡、巴比妥类、有机磷杀虫药等中毒,银环蛇咬伤等。

4. 意识障碍伴瞳孔散大　见于颠茄类、酒精、氰化物等中毒以及癫痫、低血糖状态等。

5. 意识障碍伴瞳孔缩小　见于吗啡类、巴比妥类、有机磷杀虫药等中毒。

6. 意识障碍伴心动过缓　见于颅内压增高、房室传导阻滞以及吗啡类、毒草等中毒。

7. 意识障碍伴血压增高　见于高血压脑病、脑血管意外等。

8. 意识障碍伴血压降低　见于各种原因的休克。

9. 意识障碍伴脑膜刺激征　见于脑膜炎、蛛网膜下腔出血等。

(三)身心反应

意识障碍者感知能力、对环境的识别能力以及生活自理能力均发生了改变。尤其是昏迷者的咳嗽、吞咽等各种反射减弱或消失,无自主运动,患者不能控制排便、排尿以及留置导尿等多种因素,患者除生命体征常有改变外,可出现营养不良、肺部或泌尿系统感染、大小便失禁、口腔炎、结膜炎、角膜炎、角膜溃疡、压疮等,久卧者还可发生关节僵硬、肢体挛缩畸形等。

【护理评估要点】

1. 确认有无意识障碍及程度　可通过与患者交谈,了解其思维、反应、情感活动、定向力和进行痛觉检查、角膜反射、瞳孔对光反射检查等,判断意识障碍及程度。也可按格拉斯哥昏迷评分表(Glasgow coma scale,GCS)对意识障碍的程度进行测评。评分项目包括睁眼反应、运动反应和语言反应。分测3个项目并予以计分,再将各项目分值相加求其总分,即可得到意识障碍程度的客观评分,见表1-5。GCS总分为3～15分,14～15分为正常,8～13分示意识障碍,≤7分为浅昏迷,<3分为深昏迷。评估中应注意运动反应的刺激部位应以上肢为主,以最佳反应记分。通过GCS动态评分可有助于评估颅脑外伤患者的意识障碍演变的进程。GCS动态评分是将每日GCS 3项记录值分别绘制成横向的3条曲线,曲线下降示意识障碍程度加重,病情趋于恶化;反之,曲线上升示意识状态障碍程度减轻,病情趋于好转。

2. 可能的病因　有无与意识障碍相关的疾病史或诱发因素。

3. 伴随的症状　评估是否伴有发热、头痛、瞳孔的大小、呕吐和肢体瘫痪等。

4. 身心反应　评估有无口腔炎、角膜炎、结膜炎、角膜溃疡、压疮等营养障碍改变;有无肌肉萎缩、关节僵硬、肢体畸形所致运动障碍;有无亲属无能力照顾患者等社会关系改变。

表 1-5 Glasgow 昏迷评分表

评分项目	反应	得分
睁眼反应	正常睁眼	4
	呼叫后睁眼	3
	疼痛刺激后睁眼	2
	任何刺激无睁眼反应	1
运动反应	可按指令动作	6
	对疼痛刺激能定位	5
	对疼痛刺激有肢体退缩反应	4
	疼痛刺激时肢体过屈(去皮质强直)	3
	疼痛刺激时肢体过伸(去大脑强直)	2
	对疼痛刺激无反应	1
语言反应	能准确回答时间、地点、人物等定向问题	5
	能说话,但不能准确回答时间、地点、人物等定向问题	4
	用字不当,但字意可辨	3
	言语模糊不清,字意难辨	2
	任何刺激无语言反应	1

【相关护理诊断/问题】

1. 急性意识障碍 与脑出血有关;与肝性脑病有关等。

2. 清理呼吸道无效 与意识障碍所致咳嗽、吞咽减弱或消失有关。

3. 有外伤的危险 与意识障碍所致躁动不安有关。

4. 有误吸的危险 与意识障碍致咳嗽反射减弱或消失有关。

5. 营养失调:低于机体需要量 与意识障碍不能正常进食有关。

6. 有皮肤完整性受损的危险 与意识障碍所致自主运动消失有关;与意识障碍所致排便、排尿失禁有关。

7. 有感染的危险 与意识障碍所致咳嗽、吞咽反射减弱或消失有关;与侵入性导尿装置有关。

8. 照顾者角色紧张 与长期昏迷所致照顾者角色不当有关。

(张立力)

思考题

患者,男,25 岁,突发意识障碍 3 小时来院急诊。患者于今早 6 时被人发现精神异常,认人、时间、空间错乱,答非所问,行为不受控制,无呕吐。查体,生命体征无异常,对答不切题,体查尚合作,面红,结膜充血,闻酒味,四肢抖动,其他无异常。追问无家族病史,昨晚曾有喝酒,量少。请判断该患者意识障碍的程度,并指出该症状常见的护理诊断/问题。

第十四节　惊　　厥

学习目标

1. 掌握　惊厥的概念及临床表现。
2. 熟悉　惊厥的常见病因和相关护理诊断/问题。
3. 了解　惊厥的发病机制。
4. 学会　惊厥的护理评估方法。
5. 熟练掌握　惊厥的护理评估要点。

惊厥(convulsion)是指全身骨骼肌表现为强直性或阵挛性抽搐。惊厥与癫痫大发作概念相同，而癫痫小发作则不属于惊厥。

知识链接

癫痫大发作和小发作的区别

①癫痫患者的意识：大发作以意识丧失和全身抽搐为特征；小发作以意识障碍为主；②癫痫的发作时间：大发作分为三个期，整个过程持续5~10分钟；小发作持续5~30秒；③癫痫发作症状：大发作的患者先有感觉、运动、精神症状，然后意识突然丧失，全身肌肉呈持续性收缩，伴有自主神经症状、呼吸暂停、瞳孔散大、光反射消失等，当发作进入恢复期后，会出现大小便失禁、口吐白沫等；小发作是在意识丧失之后患者突然停止当时的活动，呼之不应，两眼瞪视。与大发作一样小发作的患者在清醒后对发作全无记忆，而且都有自主神经症状。

【病因与发生机制】

目前发生机制尚未完全明了，可能系大脑运动神经元异常放电所致。常见的病因有：

1. 脑部疾病

(1)感染：如脑炎、脑膜炎、脑脓肿。

(2)外伤：产伤、颅脑外伤。

(3)肿瘤：原发性脑肿瘤、脑转移瘤。

(4)血管疾病：脑出血、蛛网膜下腔出血、脑栓塞、脑血栓形成、脑缺氧等。

(5)寄生虫病：脑型疟疾、脑囊虫病等。

(6)其他：先天性脑发育障碍、胆红素脑病等。

2. 全身性疾病

(1)感染：急性胃肠炎、中毒性菌痢、败血症、破伤风、狂犬病。

(2)心血管疾病：Adams-Stokes综合征、高血压脑病等。

(3)中毒：①内源性：如尿毒症、肝性脑病；②外源性：如乙醇、苯、铅、砷、汞、阿托品、樟脑、有机磷杀虫药等中毒。

(4)代谢障碍：如低血糖状态、低钙血症、低镁血症、子痫等。

(5)风湿病:系统性红斑狼疮、脑血管炎等。

(6)其他:突然停用安眠药、抗癫痫药以及热射病、溺水、触电等。

3. 神经症 如癔症性抽搐和惊厥。

【临床表现】

(一)临床特点

以全身性骨骼肌痉挛为主要表现,典型者为癫痫大发作,表现为意识突然丧失、全身肌肉强直、呼吸暂停,继而四肢阵挛性抽搐、呼吸不规则、两便失禁、发绀,发作半分钟自行停止,也可反复发作甚至呈持续状态。发作时可有瞳孔散大、对光反射迟钝或消失、病理反射阳性等。发作停止后不久意识恢复,醒后有头痛、全身乏力、肌肉酸痛等症状。

(二)伴随症状

1. 惊厥伴发热 多见于感染性疾病。

2. 惊厥伴高血压 见于高血压脑病、子痫、肾功能不全。

3. 惊厥伴脑膜刺激征 多见于颅内感染、蛛网膜下腔出血。

4. 惊厥伴意识障碍 多为器质性病变。

(三)身心反应

惊厥可致跌伤、舌咬伤、两便失禁和肌肉酸痛;短期频繁发作可致高热;伴意识障碍者可因呼吸道分泌物、呕吐物吸入或舌后坠堵塞呼吸道引起窒息。严重惊厥由于骨骼肌强烈收缩,机体氧耗量显著增加,加之惊厥所致呼吸改变可引起缺氧;惊厥发作后患者可因发作失态而致困窘。

【护理评估要点】

1. 临床特点 评估发作频率、持续和间隔的时间。观察发作时意识状态,有无跌伤、舌咬伤等发作意外。

2. 可能的病因 评估有无与惊厥相关的疾病病史或精神刺激、高热等诱发因素。

3. 伴随的症状 观察有无血压增高、脑膜刺激征、剧烈头痛等提示危重急症的伴随症状和体征。

4. 身心反应 评估有无窒息、意外损伤、两便失禁和焦虑、困窘、家庭照顾困难等心理和社会反应等。

【相关护理诊断/问题】

1. 有受伤的危险 与惊厥发作所致的不受控制的强直性肌肉收缩和意识丧失有关。

2. 有窒息的危险 与惊厥伴意识障碍所致呼吸道分泌物误吸有关;与惊厥发作所致舌后坠堵塞呼吸道有关。

3. 完全性尿失禁和/或排便失禁 与惊厥发作所致短暂意识丧失有关。

4. 恐惧 与不可预知的惊厥发作及发作后困窘有关。

5. 照顾者角色紧张 与照顾接受者的健康不稳定性及照顾情景的不可预测性等有关。

(张立力)

思考题

某患者，15岁，因一次惊吓开始出现心慌、心烦、气促等先兆，随后突然跌倒，眼睛翻白，牙关紧闭，颈部后仰，四肢强直，阵挛性抽搐，小便失禁，发作持续3～5分钟后自行缓解，发作后感到头痛、头晕，全身疼痛无力，发作时间无规律，发作频繁时每日2～3次，为进一步治疗而入院。请回答该患者上述表现提示发生哪种异常症状？如何对其进行护理评估？

第二章　健康史评估

第一节　健康史的内容

学习目标

1. 掌握　健康史的概念和健康史内容组成。
2. 熟悉　主诉、现病史、功能性健康形态内容和描述。
3. 了解　健康史的其他内容。

健康史(health history)是关于患者目前、过去健康状况及生活方式的主观资料。健康史提供的信息有助于护士确认那些不能满足患者个人需要而有待护理介入帮助解决的健康问题。与医疗病史不同的是,健康史的重点应集中在疾病症状或病理改变对患者日常活动的影响,以及心理社会反应方面。健康史内容包括以下八个方面。

一、一般资料

一般资料(general data)包括患者的姓名、性别、年龄、职业、民族、籍贯、婚姻状况、文化程度、宗教信仰、家庭地址及电话号码、资料来源的可靠性及收集资料的时间。性别、年龄、职业、民族、籍贯、婚姻状况等可为某些疾病提供有用的信息,职业、文化程度、宗教信仰等有助于了解患者对健康的态度及价值观,这些资料均可作为进一步收集资料的依据。

二、主　诉

主诉(chief complain)为患者感觉最主要、最明显的症状或体征及其性质和持续时间,是患者此次求医的主要原因。主诉应高度概括,如“低热、咳嗽3年,咯血3天”,记录主诉应尽可能使用患者自己的语言,而不是诊断用语如患“糖尿病1年”应记述为“多食、多饮、多尿1年”。

三、现病史

现病史(history of present illness)是围绕主诉详细描述患者自患病以来疾病的发生、发展和诊疗、护理的全过程,是病史的主体部分。其内容如下:

1. 发病情况　发病的时间,起病缓急,有无前驱症状或诱因。

2. 主要症状 症状的询问有以下特点：①部位；②性质；③起病情况；④持续时间和发作频率；⑤严重程度；⑥有无使其加重或减轻的因素。了解这些特点对于明确病变系统或者器官很有帮助。如上腹痛多为胃、十二指肠或胰腺疾病；右下腹急性疼痛则为阑尾炎症；若在全腹痛提示病变广泛或腹膜受到牵连。以消化性溃疡为例，其主要症状的特点为上腹部疼痛，可持续数日或数周，在几年之中可以表现为时而发作时而缓解，有秋末春初加重的特点。

3. 伴随症状 指与主要症状同时或随后出现的其他症状，应问清其与主要症状之间的关系及其后来的演变。

4. 诊疗和护理经过 包括发病后曾于何时，在何处接受过哪些检查，或药物、饮食、精神、心理等治疗、护理及其结果。

5. 疾病对患者生活的影响 疾病尤其是慢性病患者，可通过询问患者如下问题获取这方面的资料："您所说的不适是否影响了您目前的工作？哪些事您过去能做而现在不能做了？您的家庭生活怎样？您的社会活动情况如何？作为家长、丈夫或妻子，您的角色有何改变？"等。

四、既往健康史

既往健康史(past health history)是有关患者过去健康及患病的经历，其目的是了解患者过去主要的健康问题、求治经验及对自身健康的态度。包括以下几个方面：

1. 与现病史有关的儿童或成人期所患疾病。
2. 预防接种史，包括预防接种类型及接种时间。
3. 有无外伤、手术史。
4. 有无过敏史、包括食物、药物、环境因素中已知过敏物质，机体特殊反应及脱敏方法。
5. 居住或地区的主要传染病或地方病病史。

6. 冶游史 详细询问患者有无不洁性接触史及曾否患过性病。

7. 既往住院病史 包括住院原因、住院时间、治疗及护理情况等。

五、目前用药史

目前用药史包括药物名称、用药时间、用法与剂量以及效果与不良反应。这些情况有助于对患者进行适当的指导，以免发生用药过量以及预防发生毒性反应等；同时借此评估患者的自我照顾能力。

六、成长发展史

不同年龄阶段有着不同的成长发展任务，个体的成长发展状况亦是反映其健康状况的重要指标之一。

1. 生长发育情况 对于儿童来说，主要了解其出生时的情况及其后的生长发育情况。

2. 月经史 对于青春期后的女性应询问其月经初潮年龄、月经周期和经期的天数、经血的量和色、经期症状、有无痛经和白带及末次月经日期。对于已绝经妇女还应询问其绝经年龄。记录格式如下：

$$初潮年龄 \frac{行经期(天)}{月经周期(天)} 末次月经时间(LMP)或绝经年龄$$

3. 婚姻史 婚姻状况、结婚年龄、对方的健康状况、性生活情况，夫妻关系等。

4. 生育史 妊娠与生育次数、年龄，人工或自然流产次数，有无死产、手术史、计划生育史，男性应询问有无患过影响生育的疾病。

七、家族健康史

家族健康史（family health history）通过询问了解患者双亲与兄弟、姐妹及子女的健康与疾病情况，是否有与患者同样的疾病，以及有无血友病、遗传性球形红细胞增多症、糖尿病、高血压、心脏病、肿瘤、精神病、哮喘等具有遗传倾向的疾病史。

八、系 统 回 顾

系统回顾（review of systems）是通过询问，系统地收集有关患者过去和现在与身体常见疾病有关的健康状态，以了解患者以往已发生的健康问题及其与本次疾病之间有无因果关系。

1. 按身体-心理-社会系统回顾 询问项目及具体内容如下：

（1）一般健康状态：有无不适、疲乏无力、盗汗或发热，体重有无增加或减轻，睡眠情况如何等。

（2）皮肤：有无皮肤颜色、温度或湿度的改变，有无皮疹、皮肤破溃、水肿、出血等。

（3）眼睛：有无眼结膜充血、发红，有无畏光、流泪、分泌物增多、疼痛或痒，有无白内障、青光眼，是否配戴眼镜等。

（4）耳：有无眩晕、耳痛、耳内流脓、耳鸣、听力减退或耳聋，是否使用助听器。

（5）鼻：有无嗅觉改变，有无鼻塞、流涕、出血或鼻过敏。

（6）口腔：有无口腔黏膜干燥、溃疡、牙龈肿胀、溢脓或出血，有无龋齿、义齿，有无味觉改变等。

（7）乳房：乳房及乳头外形，有无疼痛、异常分泌物、肿块及患者自我检查的情况。

（8）呼吸系统：有无咳嗽、咳痰、咯血、喘息、胸痛或呼吸困难等症状。有无可能引起喘鸣的因素，包括食物、药物等过敏原。既往有无呼吸系统疾病等。

（9）循环系统：有无心悸、心前区疼痛、呼吸困难、昏厥及水肿。既往有无高血压、风湿热等心血管疾病病史。

（10）消化系统：有无恶心、呕吐、吞咽困难、腹痛、腹胀、腹泻、便秘、黄疸、注意上述症状发生的缓急及其演变，与食物种类、性质的关系及有无精神因素的影响。

（11）泌尿系统：有无尿频、尿急、尿痛、排尿困难、尿潴留、尿失禁、腹痛或水肿。既往有无糖尿病、高血压等病史，有无长期使用对肾脏有损害作用的药物史如镇痛药、氨基糖苷类抗生素等。

（12）血液系统：有无头晕、耳鸣、乏力、记忆力下降、瘀点、瘀斑、黄疸及肝、脾、淋巴结肿大，有无输血或输液反应史。

（13）内分泌及代谢系统：有无畏寒、怕热、多汗、乏力、食欲异常、口渴多饮、多尿、肥胖或消瘦，有无性格改变以及智力、体格、性器官发育的异常，有无甲状腺肿大等。既往有无精神创伤、过度紧张、产后大出血史，有无肿瘤及自身免疫疾病病史。

（14）神经系统：有无头痛、晕厥、记忆力减退、抽搐、瘫痪，有无视力、睡眠、意识、感觉及运动障碍。

（15）骨骼、肌肉系统：有无肌肉疼痛、痉挛、萎缩、瘫痪，有无关节肿痛、畸形、运动障碍，有无骨折、外伤、关节脱位等。

(16)心理-社会系统：包括患者主要经历、家庭环境、教育经历、职业、经济状况、婚姻、社交活动、人际关系、自我认同、对健康和疾病的认识和有否宗教信仰等。

2. 以功能性健康形态为框架的系统回顾 十一项功能性健康形态是戈登(Majory Gordon)于1982年提出的以收集个体资料、判断健康问题、确立护理诊断的分类系统。由于其涵盖个体的生理、心理、社会文化等多方面，同时在每个形态下面包括相应的护理诊断，方便护士的使用而在国外乃至台湾等地广为应用。采用十一项功能性健康形态(11 functional health patterns)作为收集健康史框架，以确定各系统或各功能形态有否发生改变或存在改变的危险，这些改变与本次疾病之间的关系等，从而对个体的健康问题做出判断。询问项目及具体内容如下：

(1)健康感知-健康管理形态(health perception-health management pattern)：描述个体对家庭健康认识以及对健康的管理状况。自觉目前健康状况如何；为维护或促进健康采用的方式及其对健康的影响；有无烟、酒嗜好，每日摄入量，有无药物成瘾或药物依赖、剂量及持续时间；是否经常做乳房的自我检查；平日能否服从医护人员的健康指导。对慢性病者应进一步询问其对自己所患疾病是否了解、有无需咨询的问题等。

(2)营养-代谢形态(nutritional and metabolic pattern)：描述机体营养、代谢功能包括水平衡，组织完整性和体温调节。食欲及日常食物和水分摄入的种类、性质、量，有无饮食限制；有无咀嚼或吞咽困难及其原因；近期体重变化及其原因；有无皮肤黏膜、头发和牙齿的异常改变。

(3)排泄形态(elimination pattern)：描述排便和排尿情况。每日排便与排尿的次数、量、颜色、性状，有无异常改变及其诱发或影响因素，是否应用药物。

(4)活动-运动形态(activity-exercise pattern)：描述日常活动(自我照顾和休闲活动)以及进行这些活动所需要的人力。进食及饮水、沐浴、穿衣及洗漱、如厕、床上活动、转位、走动、上下楼梯、购物、烹饪、理家等生活自理能力及其功能水平，有否借助手杖、拐杖、轮椅、义肢等辅助用具，活动与运动的形式以及活动耐力。

(5)睡眠-休息形态(sleep-rest pattern)：描述个体睡眠、休息和放松状况。日常睡眠与休息情况，休息后精力是否充沛，有无睡眠异常及其原因或影响因素，是否借助药物或其他方式辅助入睡。

(6)认知-感知形态(cognitive-perceptual pattern)：感知是人通过身体感官接收判断信息的能力；认知是运用和获得知识的思维过程。评估患者有无听觉、视觉、味觉、嗅觉、记忆力、注意力、语言能力和定向力的改变，视、听觉是否借助辅助用具；有无疼痛及其部位、性质、程度、持续时间；学习方式及学习中有何困难等。

(7)自我感知-自我概念形态(self-perception self-concept pattern)：描述人如何看待自己。自我感觉良好抑或不良；有无焦虑、抑郁、恐惧及其原因。

(8)角色-关系形态(role-relationship pattern)：描述个体对角色的认识以及在扮演角色行为中的感觉。职业、社会交往情况；角色适应及有无角色适应不良；独居抑或与家人同住；家庭结构与功能，有无处理家庭问题方面的困难，家庭对患者患病或住院持何看法；是否参加社会团体；与朋友关系是否密切，是否经常感到孤独；工作是否顺利；经济收入能否满足个人生活所需。

(9)性-生殖形态(sexuality-reproductive pattern)：描述关于性别确认、性角色行为、生理心理功能、社会和文化对性行为的影响。性别认同和性别角色、性生活满意程度、有无改变或障碍;女性月经史、生育史等。

(10)应对-应激耐受形态(coping-stress tolerance pattern):描述个体在过往或目前经历的应激和对应激的反应状态。是否经常感到紧张,用什么方法解决(药物、酗酒或其他);近期生活中有无重大改变或危机,当生活中出现重大问题时如何处理,能否成功,此时对其帮助最大者是谁等。

(11)价值-信念形态(value-belief pattern):一个人的信仰、信念和价值观是生存的主要力量,通过宗教、对事物的态度和活动表现出来,同时影响一个人的处世态度和行为生活方式。

(张立力)

思考题

患者,女,32岁,以"发现右乳房无痛性包块6个月"入院。请你以功能性健康形态为框架对该患者进行健康史采集。

第二节 健康史评估方法

学习目标

1. 掌握 交谈的方法与技巧。
2. 熟悉 交谈的注意事项。
3. 了解 交谈的目的。
4. 学会 应用交谈进行准确和完整的健康史评估。

健康史采集是健康评估的第一阶段,它是通过交谈(interview)所获得的关于患者生理、心理、精神情绪、社会文化等方面的健康状况的一种主观感觉。交谈不是人们之间简单的文字信息或非文字信息的传递,也不是通过询问一连串问题用以填写护理病历的过程,而是发生在评估者与被评估者之间复杂的、目标明确的、正式的和结构式的交谈过程。成功的交谈是确保健康史资料完整性和准确性的关键。

一、交谈的目的

交谈是采集健康史的最重要手段。其目的在于:①在身体评估前获得完整的有关被评估者健康史的基本资料;②评估者可从交谈中获取许多有助于确立护理诊断的重要依据;③可为进一步身体评估提供线索。如被评估者诉说头痛、流涕、咳嗽、咳痰,身体评估时就要重点检查鼻、咽及肺部。

二、交谈的方法与技巧

1. 交谈方法

(1)交谈开始前,评估者应先向评估对象作自我介绍,说明交谈的目的是采集有关其健康的信息以便提供全面的护理，解释除收集有关其身体、心理的健康资料外，还需要获得有关其个人和社会背景的资料，以使护理个体化。应向评估对象做出健康史内容保密的承诺。上述举措对顺利进行交谈十分重要。

(2)整个交谈中，评估者应对评估对象的回答显示出感兴趣和关心的态度，对被评估者的陈述表示理解、认可和同情。注意非语言的沟通，如始终保持与被评估者的目光接触，必要的手势和良好的体态语言等。触摸是重要的交流手段，可传递“我关心您、支持您、照顾您”的信息，有利交谈双方间建立良好的关系，但要注意文化的差异。

(3)交谈结束，应给予被评估者暗示，或进行总结性的归纳，提出主要问题及问题解决的办法。

2. 交谈技巧

(1)交谈一般从主诉开始，有目的、有序地进行：与评估对象初次见面，有关健康史的询问首先应从评估对象感受最深、最容易引起其共鸣的提问开始，如“您感到哪儿不舒服？”“病了多长时间了？”然后耐心听被评估者的叙述。

(2)提问应采取开放性问题和闭合性问题相结合的方式进行：开放性问题的优点是易于回答，可获得有关症状发生、发展、演变及评估对象对其的反应，同时可了解对疾病的态度和信仰方面的有价值的信息。其缺点为评估对象的回答可能与评估目的无关，占用时间长，急症情况下不宜使用。闭合性问题适用于获取有关年龄、婚姻和某些不得不回答的问题。如“您是否吸烟？”“您有否接触毒品？”等。闭合性问题花费时间少，对现存问题的资料非常有效，但连续使用会使人感到压抑。

(3)可用直接提问来证实或确认评估对象所述：如“请告诉我，过去您有过便秘、腹泻等排便方面的问题吗？”。但直接提问中应避免套问或诱问，如“您的粪便发黑吗？”您是否下午发热？”而应用“您的粪便是什么颜色？”“您一般在什么时候发热？”以免评估对象随声附和，使材料失真。同时也应避免使用有特殊含义的医学术语，如“里急后重”等，以免评估对象曲解其意，影响健康史的可靠性。

(4)及时核实资料的准确：为确保所获资料的准确和全面，在交谈中必须对含糊不清、存有疑问或矛盾的内容进行核实。常用的核实方法有①澄清：要求被评估者对模棱两可或模糊不清的内容做进一步的解释和说明，如“您说您感到压抑，请具体说一下是怎样的情况”；②复述：以不同的表达方式重复被评估者所说的内容，如“您说的是三天前开始不爱吃东西，特别是油腻的食物，曾吐过一次，而且感觉全身无力，一天前发现尿色变深，是这样吗？”；③反问：以询问的口气重复被评估者所说的话，但不可加入自己的观点，并鼓励被评估者提供更多的信息，如“您说您夜里睡眠不好？”；④质疑：用于被评估者所说的与你所观察到或其前后所说的内容不一致时，如“您说您对自己的病没有任何顾虑，可您整天不吃不喝的，能告诉我这是为什么吗？”。

(5)使用适当的停顿和必要的提示作为过渡：在转换询问内容时，注意给评估对象充分的时间进行考虑和回答。在评估对象回答不确切时，要耐心启发，如“请再想一想，能不能再确切些”等。当评估对象不能很好表达时，可提供有多项备选答案的问题，如“您的疼痛是钝痛、锐痛、烧灼痛或别的什么？”，协助其提供完整和准确的资料。

三、交谈的注意事项

1. 与被评估者的关系　应该建立一种平等、宽松和友好的合作关系。

2. 环境 保证交谈环境安静、舒适和私密性，避免受打扰。光线、温度应适宜。

3. 文化 不同文化背景的人在人际交流的方式及对疾病的反应方面存在着文化差异，这种差异是显而易见的。但在实际生活中，人们对待文化差异的态度却经常是非理性。人们总是沉浸在某种文化中，习惯于根据自己的信仰和价值观来评价他人的信仰和价值观。这种以自我文化为中心的情况，如果发生在交谈中将妨碍交谈的效果。交谈时说话双方身体的距离和对疾病的反应是文化差异中与交谈特别相关的两个方面，评估者必须理解其文化的信仰和价值观，熟悉自己与其文化间的差异。身体的距离一般情况下能看清对方的表情，说话不费力而且清楚，感觉不到对方呼吸或说话时的空气为宜。评估者和被评估者之间的文化差异一般不会影响健康史的采集。

4. 年龄的差异 不同年龄阶段的被评估者，由于其所处的生理及心理发展阶段不同，参与交谈的能力亦不同。对于成年人来说，交谈的主要对象可以是其本人。而对于儿童或婴幼儿来说，信息的主要提供者可能是其父母或家庭其他成员。评估者可通过观察或与家长交谈获取信息，同时注意让已具备交谈能力的儿童本人参与交谈。如果是老年人，则可能存在听力、视力、记忆力等功能的减退，交谈时应注意减慢、提高音量，以及采取面对面交流的方式使其能看清你的表情及口型，说话清楚、简单，问题应限于确实需要的方面。

5. 健康状况 病情许可时，应尽可能以被评估者为直接交谈的对象。病情危重时，在作扼要的询问和重点检查后，应立即实施抢救，详细健康史稍后补充或从其亲属处获得。

【附】 健康史采集举例(以功能性健康形态系统回顾为例)

科别：呼吸内科　　　　床号：32　　　　住院号：4938254

一般资料

姓名：刘坤　性别：男/√女　年龄：31 岁　民族：汉族　籍贯：广东梅州

职业：会计　婚姻状况：未婚/√已婚/离异/再婚/丧偶

文化程度：文盲/小学/初中/高中/中专/√大专/大学及以上

工作单位：广州市知行律师事务所

邮政编码：510047　电话：020-82687763

家庭住址：广州市海珠区北苑 18 号　　联系人电话：13076812335

联系人单位：广州市知行律师事务所　　联系人姓名：李峰

医疗费用负担形式：公费/医疗保险/√自费/其他______

入院时间：2011 年 01 月 13 日早 9 点

入院方式：√步行/扶行/背入/轮椅/平车/担架/其他______

记录日期：2011 年 01 月 13 日　　入院类型：√门诊/急诊/转入/转出

入院介绍：√住院须知/√作息制度/√探陪制度/饮食/其他____

陈述者：患者本人　　可靠程度：√可靠/基本可靠/不可靠

入院医疗诊断：大叶性肺炎　　主管医师：王晓青　　主管护士：肖丽

主诉：发热、咳嗽、胸痛 3 天

现病史：3 天前，患者因淋雨受凉后出现寒战、发热，自测体温 39.2℃，并伴有剧烈咳嗽、咯少量白痰、右胸呈持续性钝痛。自服抗病毒感冒冲剂及头孢菌素胶囊，上述症状未见缓解。今晨自觉胸痛加剧并咯铁锈色痰少许，急来本院就诊。经胸透检查诊断为“大叶性肺炎”收入院。

目前用药史：√无/有

药物名称	剂量与用法	末次用药时间	疗效	不良反应

既往健康史

既往健康状况：√良好/一般/较差

患病史：√无/有______

住院史：无　　手术史：无

外伤史：无　　过敏史：无

成长发展史

月经史：

初潮 13 岁 $\frac{6}{30}$ 2010.9.20

结婚年龄：28 岁　　夫妻关系：和睦

生育史：妊娠 1 次　顺产 1 胎　流产 0 胎　早产 0 胎　死产 0 胎

家族健康史

父：健在/√患病高血压/已故（死因）______

母：健在/√患病糖尿病/已故（死因）______

兄弟姐妹：有 1 姐，健康。　　子女及其他：有 1 子，健康。

系统回顾

1. 健康感知-健康管理形态

自觉健康状况：良好/一般/√较差

吸烟：√无/有　约___年，平均___支/日。　　戒烟：未/已　约___年

嗜酒：√无/有　约___年，平均___两/日。　　戒酒：未/已　约___年

药物依赖/药瘾/吸毒：√无/有　名称___，约___年，___量/日。

戒毒：未/已　约___年

遵从医护人员计划/健康指导：√完全遵从/部分遵从/不遵从　原因______

对所患疾病的认识：完全知道/√部分知道/不知道

环境中危险因素：无/√有　丈夫吸烟

寻求促进健康的行为：无/√有　劝丈夫戒烟

2. 营养-代谢形态

基本饮食：普食（___餐/日）/软食（___餐/日）/√半流质（ 3 餐/日）/流质（___餐/日）禁食/忌食（　）/偏食（　）/治疗饮食（　）

食欲：正常/亢进（___天）/√减退（ 3 天）

进食方式：√正常/鼻饲/空肠造瘘/全静脉营养/其他______

近6个月体重变化:√无/有 (体重增加约____kg/月,原因____________________;体重减轻约____kg/月,原因____________________。)

饮水:正常/√多饮(3000ml/d,原因发热及出汗过多)/限饮水(____ml/d)

咀嚼困难:√无/有(原因____________________,持续____月)

吞咽困难:√无/有(原因____________________,持续____月)

3. 排泄形态

排便: 1 次/日　　颜色 黄色　　性状 成形软便

便秘:√无/有(____次/____日)腹泻:√无/有(约____次/日)

失禁:√无/有(约____次/日)造瘘:√无/有(类型____)自理情况 √能/否

应用泻药:√无/有(药物名称____________用法和用量____________)

排尿:6~7次/日　　颜色: 淡黄　　性状: 清亮　　量: 2500 ml/d

排尿异常:尿失禁(____级)/尿潴留/排尿困难/尿路刺激征/留置尿管/膀胱造瘘

引流:√无/有(类型:__________　性状:______　量:________ml)

4. 活动-运动形态

生活自理能力:(在空格中填上相应数字,0=能够独立完成;1=需借助辅助工具才能完成;2=需有他人帮助才能完成;3=需有他人帮助并借助辅助工具才能完成;4=自己不能完成,完全依赖他人帮助。)

进食/饮水 0 ,沐浴 0 ,穿衣/洗漱 0 ,如厕 0 ,床上活动 0 ,转位 0 ,行走 0 ,上下楼梯 0 ,购物 0 ,理家 3 ,烹饪 4 。

辅助用具:√无/有(手杖/拐杖/轮椅/助行器/义肢/其他)

活动耐力:正常/√容易疲劳(程度描述 卧床休息)

呼吸困难:√无/有

咳嗽:无/√有　　咳痰:无/√易咳出/不易咳出/吸痰

吸氧:√无/有(类型及氧浓度____________________)

5. 睡眠-休息形态

睡眠:正常/入睡困难/多梦/早醒/√失眠

午睡:无/√有(约 1 小时)

睡眠/休息后精力充沛:是/√否(原因 与肺疾病引起的剧烈咳嗽有关)

辅助睡眠:无/√药物/其他____________________

6. 认知-感知形态

听力:√正常/耳鸣/幻听/减退(左耳/右耳)/耳聋(左耳/右耳);

使用助听器:无√/有　　视力:√正常/近视/远视/失明(左眼/右眼);

眼镜:无√/有;色觉:正常√/色弱/色盲

味觉:√正常/减退/缺失/其他____________________

疼痛:无/√有(部位、性质、程度、持续时间 右胸部、持续剧烈钝痛)

眩晕:√无/有(原因____________________

定向力:√正常/障碍

记忆力:√良好/减退(短时记忆/长时记忆)/丧失

注意力:√正常/注意力分散

语言能力:√正常/失语/构音困难

最有效的学习方法：看书/√听课/√示范/其他____；学习困难：√无/有

7. 自我感知-自我概念形态

自我感觉：√良好/不良

情绪状态：快乐/√紧张/√焦虑/抑郁/恐惧/愤怒/悲哀/绝望

个性心理特征：理智型/√情绪型/意志型/内向型/√外向型/√独立型/依赖型

8. 角色-关系形态

就业情况：工作性质　脑力劳动　　家庭关系：√和谐/紧张

家庭结构：　核心家庭　　家庭功能：　正常

社会交往：√正常/较少/回避

角色适应：√良好/不良(角色冲突/角色缺如/角色强化/角色消退)

家庭及个人经济情况：良好/√一般/较差

9. 性-生殖形态

月经：√正常/紊乱/痛经/绝经　　经量：√正常/过少/过多　持续时间：　30　天

生育史：孕次　1　产次　1　　性功能：√正常/障碍

10. 应付-应激耐受形态

对疾病和住院反应：否认/√适应/依赖

近1年内重要生活事件：无/√有　升职加薪

适应能力：√能独立解决问题/需要帮助/依赖他人解决

支持系统：照顾者：√胜任/勉强/不胜任

家庭应对：忽视/√能满足/过于关心

11. 价值-信念形态

宗教信仰：√无/有(佛教/基督教/天主教/其他________)

(张立力)

第三章　身体评估

第一节　身体评估的基本方法

学习目标

1. 掌握　身体评估的基本方法及其临床适用范围；叩诊音的分类和意义。
2. 熟悉　身体评估的注意事项；常见异常气味的临床意义。
3. 了解　身体评估的概念。
4. 学会　正确应用身体评估的基本方法进行身体评估。

身体评估（physical assessment）是评估者运用自己的感觉器官或借助简单的辅助工具（如体温表、听诊器、血压计、电筒、叩诊锤等），客观地了解评估对象身体状况的一组最基本的检查方法。

身体评估一般于采集护理病史后开始，其目的是进一步验证问诊中所获得的有临床意义的症状，发现被评估者存在的体征，为护理诊断寻找客观依据。

一、身体评估的注意事项

1. 检查环境安静、温暖、舒适和具有私密性，光线充足。

2. 评估者衣着整洁，举止大方，态度和蔼，关心体贴被评估者。

3. 评估前先有礼貌地向评估对象自我介绍，并说明评估的目的与要求，以取得患者的合作，同时要洗净双手。

4. 评估者站在评估对象的右侧，按照一定顺序规范、轻柔、细致地实施评估，力求评估结果准确。

5. 根据病情变化，随时复查，以发现新的体征，不断补充和修正评估结果，调整和完善护理诊断与护理措施。

二、身体评估的基本方法

身体评估的基本方法包括视诊、触诊、叩诊、听诊和嗅诊。要熟练掌握和运用这些方法并使评估结果准确可靠，必须反复练习和实践，同时还要有丰富的医学基础知识与护理专业知识。

（一）视诊

视诊(inspection)是评估者运用视觉来观察评估对象全身或局部状态有无异常的评估方法。视诊可分为一般视诊和局部视诊，一般视诊能观察被评估者全身一般状态，如年龄、性别、发育、营养、面容、表情、体位、步态等；局部视诊则是对被评估者身体某局部进行深入细致的观察，如巩膜有无黄染、皮肤有无皮疹及心尖搏动情况等。特殊部位的视诊需借助某些仪器如耳镜、喉镜、检眼镜、内镜等进行评估。

视诊最好在自然光线下进行，普通灯光下不易辨别轻度黄疸、发绀和皮疹等。侧射光线有助于观察局部搏动或肿物轮廓。

视诊方法简单，适用范围广，可提供重要的诊断资料和线索。评估者必须有丰富的医学知识和临床经验，通过深入、细致的观察，从而发现有重要意义的临床征象，否则会出现视而不见的情况。

（二）触诊

触诊(palpation)是评估者通过手的触觉来判断身体某部位有无异常的评估方法。手的不同部位对触觉的敏感度不同，其中以指腹对触觉较为敏感，掌指关节的掌面皮肤对震动较为敏感，手背皮肤对温度较为敏感，触诊时多用这些部位。触诊的适用范围很广，可遍及全身各部，尤以腹部检查最常用。

1. 触诊方法　因目的不同而施加的压力亦有轻有重，临床可分为浅部触诊法和深部触诊法。

(1)浅部触诊法：评估者将一手轻置于被评估的部位，利用掌指关节和腕关节的协同动作，轻柔地进行滑动触摸。浅部触诊适用于体表浅在的病变(如关节、软组织、浅部的动静脉、神经、阴囊、精索等)。浅部触诊一般不引起评估对象痛苦和肌肉紧张，因此更有利于评估腹部有无压痛、抵抗感、搏动、包块和某些脏器肿大等。

(2)深部触诊法：用一手或两手重叠，由浅入深，逐步施加压力，以达深部。主要用于评估腹腔内病变和脏器的情况。根据评估目的和手法的不同又可分为①深部滑行触诊法：评估时嘱评估对象张口平静呼吸，或与其谈话以转移注意力，尽量放松腹肌，评估者以并拢的二、三、四指末端逐渐触向腹腔脏器或包块，并在其上做上下左右滑动触摸。常用于腹腔深部包块和胃肠病变的检查。②双手触诊法：评估者将左手掌置于被评估脏器或包块的背后部，并将被评估部位推向右手方向，这样可起到固定作用，并可使被评估的脏器或包块更接近体表以利于右手触诊。多用于肝、脾、肾及腹腔肿物的触诊。③深压触诊法：用一个或两个并拢的手指逐渐深压腹壁被评估部位，以探测腹腔深在病变的部位或确定腹部压痛点，如阑尾压痛点、胆囊压痛点等。评估反跳痛时，在手指深压的基础上迅速将手抬起，同时询问被评估者有无疼痛加剧或观察其面部有无痛苦表情。④冲击触诊法：评估时以右手并拢的三、四个手指，取70°～90°角，放置于腹壁相应部位，作数次急速而较有力的冲击动作，冲击时会出现腹腔脏器或包块在指端浮沉的感觉。冲击触诊法一般只用于大量腹水时肝、脾或腹腔包块难以触及者。此法会使评估对象感到不适，操作时应避免用力过猛(图3-1)。

2. 注意事项

(1)触诊前应向评估对象说明评估目的和需要配合的动作。评估者手要温暖，动作轻柔，以免引起评估对象肌肉紧张而影响评估效果。

(2)评估对象通常取仰卧位，双手置于体侧，双腿稍屈，尽可能放松腹肌。

(3)触诊下腹部时,应嘱评估对象排尿,以免将充盈的膀胱误认为腹腔包块。

(4)触诊时应手脑并用,边触诊边思考,注意病变的部位、特点和毗邻关系,以明确病变性质和来源。

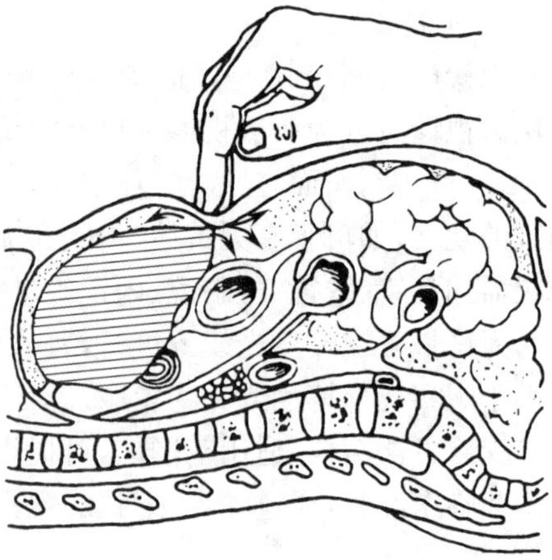

图 3-1 冲击触诊法示意图

(三) 叩诊

叩诊(percussion)是评估者用手指叩击或以手掌拍击身体表面的某一部位,使之震动产生音响,根据震动和声响的特点判断所在部位的脏器有无异常的评估方法。叩诊多用于分辨被评估部位组织或器官的位置、大小、形状及密度,如确定肺下界、心界大小,胸腹腔有无积液或积气等,在胸、腹部评估方面尤为重要。另外,用手或叩诊锤直接叩击被评估部位,了解神经反射情况和有无疼痛等也属于叩诊。

1. 叩诊方法 根据叩诊手法和目的不同,分为直接叩诊法和间接叩诊法。

(1)直接叩诊法:评估者用右手指掌面直接拍击被评估的部位,根据拍击的音响和指下的震动感来判断病变情况。此法主要适用于评估胸部和腹部面积较为广泛的病变,如大量胸水、腹水和气胸等。

(2)间接叩诊法:评估者以左手中指第二指节紧贴于叩诊部位,其他手指稍抬起,勿与体表接触;右手指自然弯曲,以中指指端叩击左手中指末端指关节处或第二节指骨的远端。叩击方向应与叩诊部位的体表垂直,叩诊时要以腕关节与掌指关节的活动为主,避免肘关节和肩关节参与运动,叩击后右手中指立即抬起。叩击力量要均匀,动作要灵活、短促、富有弹性。一个叩诊部位,每次连续叩击 2～3 下。叩诊过程中左手中指第二指节移动时应抬起离开皮肤,不可连同皮肤一起移动(图 3-2)。

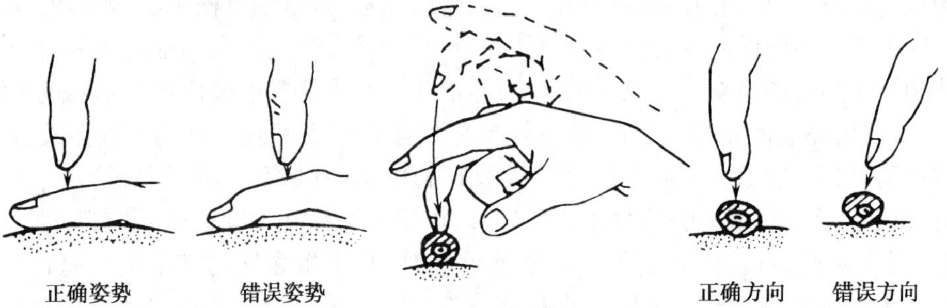

图 3-2 间接叩诊法正误图

评估者将左手手掌平置于被评估部位,右手握拳,用尺侧叩击左手手背,询问评估对象有无疼痛的评估方法也属于间接叩诊法。主要用于评估肝区或肾区有无叩击痛。

2. 叩诊音(percussion sound) 由于被叩击部位组织器官的密度、弹性、含气量以及与体表的距离不同,叩诊音的音调高低、音响强弱及振动持续时间亦不同,临床分为实音、浊音、清音、过清音和鼓音,其特点和临床意义见表 3-1。

表 3-1 各种叩诊音的特点和临床意义

叩诊音	音响强度	音调	持续时间	正常人出现部位	临床意义
实音	最弱	最高	最短	心、肝未被肺覆盖部分	大量胸腔积液、肺实变
浊音	弱	高	短	心、肝被肺覆盖部分	肺炎、肺不张等
清音	强	低	长	正常肺部	肺脏含气量和弹性正常
过清音	更强	更低	更长	不出现	肺气肿
鼓音	最强	最低	最长	胃泡区和腹部	肺内空洞、气胸、气腹

(四) 听诊

听诊(auscultation)是评估者听取评估对象身体各部分活动时发出的声音,判断其正常与否的评估方法。听诊是身体评估的重要手段,在心、肺评估中尤为重要。

1. 听诊方法 可分为直接听诊和间接听诊两种方法。

(1)直接听诊法:评估者用耳直接贴在被评估者体表进行听诊的方法。该法听得的体内声音微弱,仅用于某些特殊情况或紧急情况时。

(2)间接听诊法:为借助听诊器(图 3-3)进行听诊的方法。因听诊器对听诊部位的声音有放大作用,且能阻隔环境中的噪声,所以听诊效果好。间接听诊法主要用于心、肺、腹部、血管的听诊。

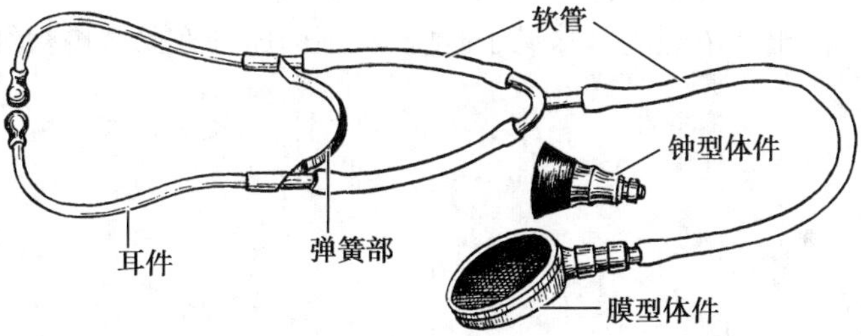

图 3-3 听诊器

知识链接

听 诊 器

听诊器是医护人员最常用的诊断用具,由耳件、体件和软管三部分组成。常用的体件有钟型和膜型两种。钟型体件适于听取低调的声音,如二尖瓣狭窄时的舒张期隆隆样杂音;膜型体件适于听取高调的声音,如主动脉瓣关闭不全的杂音及呼吸音、心音、肠鸣音等。

2. 注意事项

(1)听诊时,环境应安静、温暖和避风,评估对象尽量放松肌肉。

(2)评估对象取适当的体位。一般多采取坐位或卧位,有时需配合呼吸运动或变换体位后再进行听诊。

(3)听诊前应检查听诊器耳件弯曲方向是否正确,软、硬管腔是否通畅。使用钟型体件时,应轻触体表被评估部位;使用膜型体件时,则应紧触评估部位。

(4)听诊时注意力要集中,听诊肺部时要摒除心音的干扰,听诊心脏时也要摒除呼吸音的干扰。

(五)嗅诊

嗅诊(olfactory examination)是以嗅觉判断发自评估对象的异常气味与疾病之间关系的评估方法。这些异常气味多来自皮肤、黏膜、呼吸道、胃肠道、呕吐物、排泄物以及脓液和血液等。嗅诊时用手将评估对象散发的气味轻轻扇向自己的鼻部,然后仔细判断气味的性质和特点。常见的异常气味及其临床意义:

1. 汗液味 酸性汗味常见于风湿热和长期口服解热镇痛药物者;特殊的狐臭味见于腋臭等患者。

2. 呼吸气味 浓烈的酒味见于饮酒后或醉酒者;刺激性蒜味见于有机磷农药中毒;烂苹果味见于糖尿病酮症酸中毒;氨味见于尿毒症;肝腥味见于肝性脑病。

3. 痰液味 血腥味见于大量咯血患者;恶臭味提示厌氧菌感染,多见于支气管扩张症或肺脓肿。

4. 呕吐物 呕吐物呈酸臭味提示食物在胃内滞留时间过长,见于幽门梗阻;呕吐物呈粪臭味者见于肠梗阻。

5. 粪便味 腐败性粪臭味多因消化不良或胰腺功能不良引起;腥臭味见于细菌性痢疾。

6. 脓液味 脓液恶臭提示气性坏疽或厌氧菌感染。

7. 尿液味 尿液出现浓烈的氨味见于膀胱炎,系因尿液在膀胱内被细菌发酵所致。

(桑艳军)

思考题

患者,女性,23岁,1型糖尿病史5年,中断胰岛素治疗3日后突然昏迷,诊断为糖尿病酮症酸中毒昏迷,请问该患者呼吸的气味有何异常?

第二节 全身状态评估

学习目标

1. 掌握 全身状态评估的内容、异常表现及临床意义。
2. 了解 性别、年龄与疾病的关系。
3. 学会 应用视诊和触诊等技巧进行全身状态评估,区分正常与异常。
4. 熟练掌握 生命征、营养状态和意识状态的评估方法。

全身状态评估是对评估对象一般状况的概括性评估。评估方法以视诊为主,有时需配合触诊或借助体温表、血压计、听诊器等进行评估。评估内容包括性别、年龄、生命征、发育与体型、营养、意识状态、面容与表情、体位和步态等。

一、性 别

性别主要依据生殖器和第二性征的发育情况来判断。正常成人性征明显，性别不难判断。某些疾病可引起性征发生改变，有些疾病的发生与性别也有一定的关系。①肾上腺皮质肿瘤或长期使用肾上腺皮质激素，可使女性发生男性化；肾上腺皮质肿瘤也可使男性乳房女性化以及出现其他第二性征的改变；②染色体数目和结构异常可致两性畸形；③甲状腺疾病和系统性红斑狼疮多发生于女性，甲型血友病仅见于男性。

二、年 龄

年龄可经问诊获知或通过观察皮肤的弹性与光泽、肌肉状态、毛发的颜色与分布、面与颈部皮肤的皱纹以及牙齿的状态估计。年龄与疾病的发生和预后密切相关，如佝偻病、麻疹、百日咳等疾病多发生于儿童；结核病、风湿热多发生于青少年；动脉硬化性疾病和恶性肿瘤多发生于老年人。青年人患病后易康复，老年人康复则相对较慢。

三、生 命 征

生命征(vital sign)是评估生命活动存在与否及其质量的指标，为身体评估的重要项目之一，其内容包括体温(temperature，T)、脉搏(pulse，P)、呼吸(respiration，R)和血压(blood pressure，BP)。

体温的测量方法有腋测法、口测法和肛测法，其中以腋测法最为常用。评估脉搏主要通过触诊桡动脉搏动进行，评估者以并拢的示指、中指和环指的指腹平放于患者桡动脉搏动处，以明确脉搏的频率、节律、紧张度、强弱和波形变化。呼吸评估主要通过观察胸廓或腹部随呼吸的活动情况，以判断呼吸类型，明确其频率、深度和节律有无异常。血压的测量主要依靠血压计，测量时应注意规范操作。测得的体温、脉搏、呼吸和血压值应准确记录在体温单和护理病历上，以监测患者的病情变化。

体温、脉搏、呼吸和血压的测量方法及正常值范围详见《基础护理技术》。其临床意义分别见第一章第一节“发热”和第三章第七节“肺与胸膜评估”、第八节“心脏与血管评估”。

四、发育与体型

(一) 发育

发育(development)正常与否通常以年龄、智力和体格成长状态(包括身高、体重及第二性征)之间的关系进行综合判断。发育正常者，年龄、智力与体格的成长状态是均衡一致的。成年以前，随年龄增长体格不断生长，至青春期生长速度加快，称为青春期急激生长(adolescent spurt)。

正常发育与种族、遗传、内分泌、营养代谢、生活条件、体育锻炼等多种因素密切相关。判断成人发育正常的指标包括：头部的长度为身高的1/7～1/8；胸围为身高的1/2；两上肢展开的长度约等于身高；坐高等于下肢的长度。

临床上发育异常与内分泌的改变密切相关。机体发育成熟前，如出现腺垂体功能低下，可致体格异常矮小，而智力发育正常，称为垂体性侏儒症；发育成熟前如发生腺垂体功能亢进，可致体格异常高大，称巨人症。发育成熟前如发生甲状腺功能减退可致体格矮小和智力低下，称为呆小病。

知识链接

性激素与第二性征

性激素决定第二性征的发育，当性激素分泌受损，可导致第二性征的改变。男性患者出现阉人征，表现为上、下肢过长，骨盆宽大，无胡须，毛发稀少，皮下脂肪丰满，外生殖器发育不良，发音女声；女性患者出现乳房发育不良、闭经、体格男性化、多毛、皮下脂肪减少、发音男声。

（二）体型

体型（habitus）是身体各部发育的外观表现，包括骨骼、肌肉的生长与脂肪分布的状态等。成人的3种体型及特点见表3-2。

表3-2 成人的体型分类及特点

体型	特点
无力型（瘦长型）	体高肌瘦、颈细长、肩窄下垂、胸廓扁平，腹上角小于90°
超力型（矮胖型）	体格粗壮、颈粗短、肩宽平、胸围大，腹上角大于90°
正力型（匀称型）	身体各部分结构匀称适中，腹上角约90°。多数成人为此体型

五、营养状态

营养状态（state of nutrition）与食物的摄入、消化、吸收和代谢等因素密切相关，为评估健康和疾病严重程度的指标之一。

（一）营养状态判断

营养状态通常依据皮肤、毛发、皮下脂肪、肌肉的发育情况进行综合判断。最简便而快速的方法是查看皮下脂肪充实的程度，最适宜的部位是前臂屈侧或上臂背侧下1/3处。另外，监测一定时间内体重的变化亦可反映机体的营养状态。

成人的标准体重可按下列公式粗略计算：标准体重（kg）＝身高（cm）－105，女性再减2.5kg。一般认为体重在标准体重±10％范围以内为正常；超过标准体重的10％～20％为超重，超过20％以上为肥胖；低于标准体重的10％为消瘦，极度消瘦者称恶病质。由于体重受身高影响较大，也可通过计算体重指数（body mass index，BMI）来衡量体重是否正常，其计算方法为：BMI＝体重/身高的平方（kg/m^2）。我国成人BMI正常范围为18.5～23.9，BMI＜18.5为消瘦，≥24为超重，≥28为肥胖。

（二）营养状态分级

营养状态通常分良好、中等、不良三个等级。其特点见表3-3。

表3-3 营养状态分级

营养状态	特点
良好	黏膜红润，皮肤光泽、弹性良好，皮下脂肪丰满而有弹性，肌肉结实，指甲、毛发润泽，肋间隙及锁骨上窝深浅适中，肩胛部和股部肌肉丰满
不良	皮肤黏膜干燥，弹性降低，皮下脂肪菲薄，肌肉松弛无力，指甲粗糙无光泽，毛发稀疏，肋间隙、锁骨上窝凹陷，肩胛骨和髂骨嶙峋突出
中等	介于良好和不良之间

（三）营养状态异常

1. 营养不良 由于摄食不足或(和)消耗增多引起，临床表现为消瘦，重者可呈恶病质。其发生多见于长期或严重的疾病，如消化道疾病所致摄食障碍或消化吸收不良，神经系统、肝、肾病变引起的严重恶心和呕吐，活动性结核、恶性肿瘤、糖尿病、甲状腺功能亢进症等所致的热量、蛋白质、脂肪消耗过多等。

2. 营养过度 体内中性脂肪过多积聚，主要表现为肥胖。按病因分为外源性和内源性肥胖。

(1)外源性肥胖：主要与摄食过多、营养过剩有关，常有一定的遗传倾向，表现为全身脂肪分布均匀，儿童期生长较快，青少年期有时可见外生殖器发育迟缓，一般无神经、内分泌与代谢等系统功能或器质性异常。

(2)内源性肥胖：多由某些内分泌疾病引起，如下丘脑病变所致肥胖性生殖无能综合征(Frohlich 综合征)、肾上腺皮质功能亢进(Cushing 综合征)、甲状腺功能减退症等可引起具有一定特征的肥胖和性功能障碍。

六、意识状态

意识状态(consciousness)是人对周围环境和自身状态的认知和觉察能力，为大脑功能活动的综合表现。正常人意识清晰，反应敏锐精确，思维和情感活动正常，语言流畅、准确，表达能力良好。凡能影响大脑功能活动的疾病都可引起不同程度的意识改变，称为意识障碍。根据意识障碍的程度可将其分为嗜睡、意识模糊、谵妄、昏睡和昏迷等。意识障碍的临床表现详见第一章第十三节“意识障碍”。

意识障碍的评估多采取问诊，通过交谈了解患者的思维、反应、情感及定向力等方面的情况。必要时还需进行痛觉试验和神经反射检查，以确定意识障碍的程度。

七、面容与表情

面容(facial features)是指面部呈现的状态；表情(expression)是面部情感的表现。健康人表情自然，神态安怡。患病后可因病痛困扰而出现痛苦、焦虑或疲惫的面容与表情。某些疾病发展到一定程度时，还会出现一些特征性的面容和表情。临床上常见的典型面容如下：

1. 急性病容 表情痛苦、躁动不安、面色潮红，有时伴有鼻翼扇动、口唇疱疹等。见于急性发热性疾病如大叶性肺炎、流行性脑脊髓膜炎、疟疾等。

2. 慢性病容 面容憔悴，面色灰暗或苍白，目光黯淡。见于慢性消耗性疾病，如恶性肿瘤、肝硬化、严重结核病等。

3. 甲状腺功能亢进面容 面容惊愕，眼裂增宽，眼球凸出，瞬目减少，兴奋不安。见于甲状腺功能亢进症(图 3-4)。

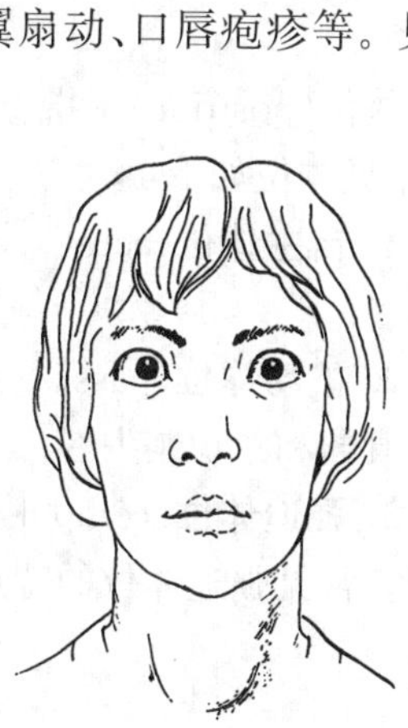

图 3-4 甲状腺功能亢进面容

4. 黏液性水肿面容 面色苍黄，颜面水肿，睑厚面宽，目光呆滞，反应迟钝，眉毛、头发稀疏。见于甲状腺功能减退症(图 3-5)。

5. 二尖瓣面容 面色晦暗，双颊紫红，口唇发绀。见于风湿性心脏病二尖瓣狭窄(图 3-6)。

6. 肢端肥大症面容 头颅增大，面部变长，下颌增大并向

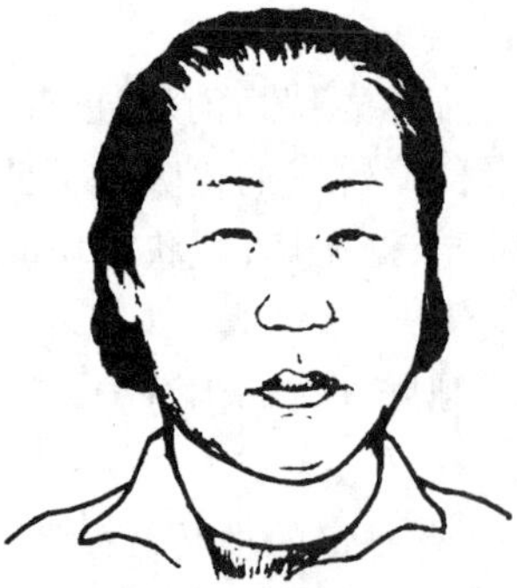

图 3-5 黏液性水肿面容

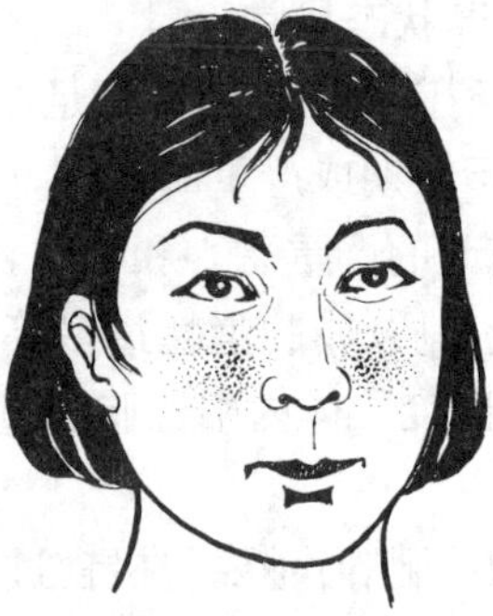

图 3-6 二尖瓣面容

前突出，眉弓及两颧隆起，唇舌肥厚，耳鼻增大。见于肢端肥大症(图 3-7)。

7. 满月面容 面圆如满月，皮肤发红，常伴痤疮及小须。见于 Cushing 综合征和长期应用糖皮质激素者(图 3-8)。

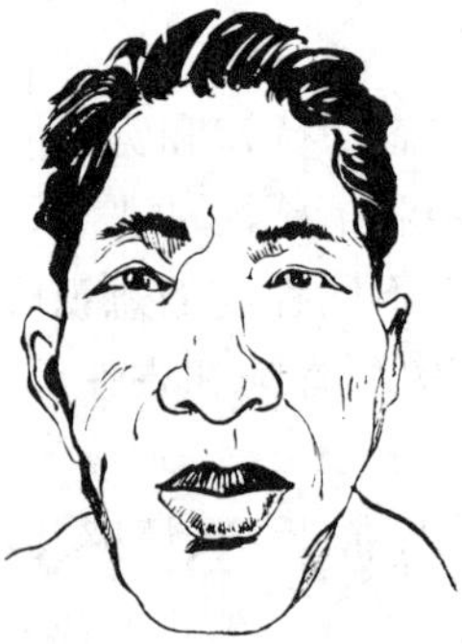

图 3-7 肢端肥大症面容

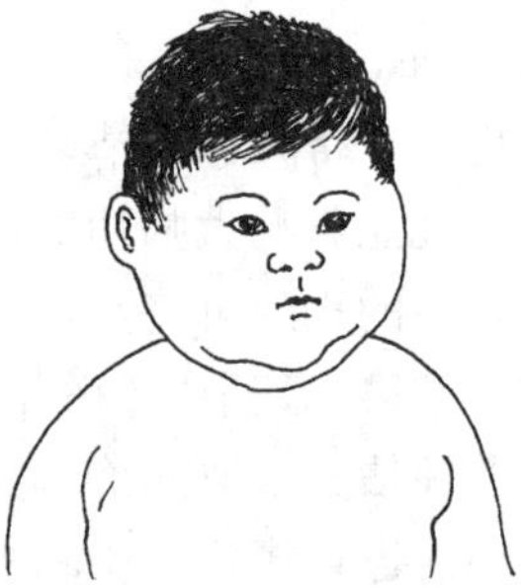

图 3-8 满月面容

8. 贫血面容 面色苍白，唇舌色淡，表情疲惫。见于各类贫血。

9. 肝病面容 面色晦暗，额部、鼻背、双颊有褐色色素沉着。见于慢性肝病。

10. 肾病面容 面色苍白，眼睑、颜面水肿，舌质色淡，舌缘有齿痕。见于慢性肾病。

八、体 位

体位(position)是指患者身体所处的状态。体位的改变对某些疾病的诊断具有一定意义，常见体位如下：

1. 自主体位(active position) 身体活动自如，不受限制。见于正常人、轻症和疾病早期患者。

2. 被动体位(passive position) 评估对象不能自己随意调整或变换身体的位置。见于极度衰弱和意识丧失者。

3. 强迫体位(compulsive position) 评估对象为减轻疾病的痛苦而被迫采取某种特殊体位。常见强迫体位的特点和临床意义见表 3-4。

表 3-4　常见强迫体位的特点和临床意义

强迫体位	特点	临床意义
强迫仰卧位	仰卧，双腿屈曲，以减轻腹部肌肉的紧张	急性腹膜炎
强迫俯卧位	俯卧位，以减轻脊背肌肉的紧张度	脊柱疾病
强迫侧卧位	采取患侧卧位，以限制患侧胸廓活动而减轻胸痛，并且有利于健侧代偿性呼吸	一侧胸膜炎和大量胸腔积液
强迫坐位	坐于床沿，两手置于膝盖或扶持床边。该体位可使膈肌下降，有助于胸廓和辅助呼吸肌运动，增加肺通气量，并可减少回心血量，减轻心脏负担	心、肺功能不全
强迫蹲位	评估对象于步行过程中，因感到呼吸困难和心悸而停止活动，采取蹲踞体位或膝胸位以缓解症状	发绀型先天性心脏病
辗转体位	评估对象辗转反侧，坐卧不安	胆石症、胆道蛔虫症、肾绞痛等
角弓反张位	颈及脊背肌肉强直，致使评估对象头向后仰，胸腹前凸，背过伸，躯干呈弓形	破伤风、小儿脑膜炎

九、步　态

步态(gait)指走动时所表现的姿态。正常人的步态因年龄、机体状态和所受训练的影响而不同。当患某些疾病时，可使步态发生改变，并且具有一定的特征性。常见的异常步态如下：

1. 蹒跚步态　走路时身体左右摇摆如鸭步。见于佝偻病、大骨节病、进行性肌营养不良或先天性双侧髋关节脱位等。

2. 酒醉步态　行走时躯干重心不稳，步态紊乱如醉酒状。见于小脑疾病、酒精或巴比妥中毒。

3. 共济失调步态　起步时一脚高抬，骤然垂落，且双目下视，两脚间距很宽，以防身体倾斜，闭目时则不能保持平衡。见于脊髓结核患者。

4. 慌张步态　起步后小步急速趋行，身体前倾，有难以止步之势。见于帕金森病(Parkinson's disease)(图 3-9)。

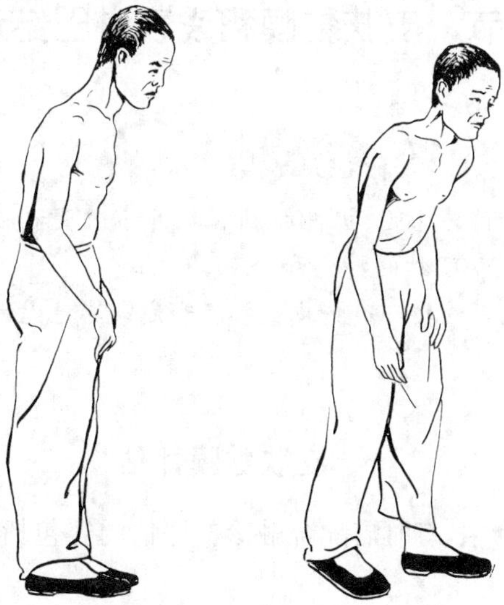

图 3-9　慌张步态

5. 跨阈步态 患足下垂，行走时必须高抬下肢才能起步。见于腓总神经麻痹(图 3-10)。

6. 剪刀步态 由于双下肢肌张力增高，移步时下肢内收过度，两腿交叉呈剪刀状。见于脑性瘫痪与截瘫患者(图 3-11)。

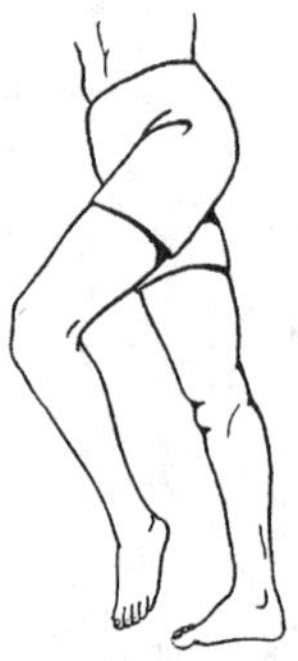

图 3-10 跨阈步态

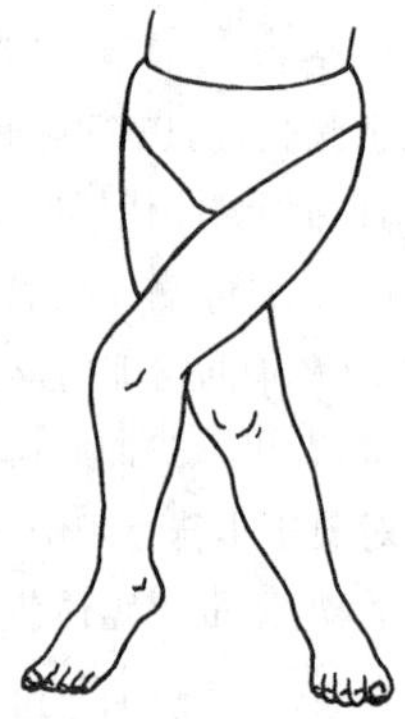

图 3-11 剪刀步态

7. 间歇性跛行 步行中因下肢突发性酸痛乏力，患者被迫停止行进，需休息片刻后才能继续走动。见于高血压、动脉硬化者。

（桑艳军）

思考题

1. 患者，女性，26 岁，因心悸、怕热和消瘦 6 个月而就诊，临床诊断为甲状腺功能亢进，请问该患者的面容有何特点？

2. 患者，男性，36 岁，既往有十二指肠溃疡病史，5 小时前饱餐后突然出现上腹部刀割样剧痛，迅速蔓延至全腹，伴恶心、呕吐，确诊为十二指肠穿孔并急性腹膜炎，请问该患者处于何种体位？

第三节 皮肤黏膜和浅表淋巴结评估

学习目标

1. 熟悉 皮肤黏膜和浅表淋巴结评估的内容、异常改变和临床意义。
2. 了解 正常人浅表淋巴结的特点和分布。
3. 学会 应用视诊和触诊技巧进行皮肤黏膜和浅表淋巴结的评估，区分正常与异常。

一、皮肤黏膜评估

皮肤黏膜评估以视诊为主，有时需配合触诊。评估内容包括颜色、湿度、弹性和有无水肿及各种类型的皮肤损害。

(一) 颜色

皮肤颜色主要与毛细血管的分布、血液的充盈度、色素的量多少及皮下脂肪的厚薄有关。正常人黏膜红润，皮肤有光泽。临床常见的皮肤黏膜颜色改变如下：

1. 苍白　皮肤黏膜苍白可由贫血、末梢毛细血管痉挛或充盈不足引起。见于寒冷、惊恐、休克、虚脱以及主动脉瓣关闭不全等。

2. 发红　由于毛细血管扩张充血、血流加速、血量增多以及红细胞数量增多所致。生理情况下见于运动、饮酒、情绪激动等；病理情况下见于发热性疾病或阿托品、一氧化碳中毒等。皮肤持久性发红，见于 Cushing 综合征及真性红细胞增多症等。

3. 发绀　皮肤黏膜呈青紫色，常出现于口唇、舌、耳垂、面颊及肢端。由血液中还原血红蛋白量增多或异常血红蛋白血症引起。见于心、肺疾病，亚硝酸盐中毒等。

4. 黄染　皮肤黏膜发黄称黄染。可因黄疸、过多食用富含胡萝卜素的食物及服用含黄色素的药物引起。

知识链接

三种皮肤黄染的鉴别

①早期或轻微的黄疸仅见于巩膜、硬腭后部及软腭黏膜，较重的黄疸才见于皮肤。黄疸所致的巩膜黄染是连续的，近角巩膜缘处黄染轻，远离角巩膜缘处黄染重；②过多食用富含胡萝卜素的食物如胡萝卜、南瓜、橘子等时，也可使皮肤黄染，黄染多出现于手掌、足底、前额及鼻部皮肤，一般不出现巩膜和口腔黏膜黄染；③长期服用米帕林(阿的平)、呋喃类等含有黄色素的药物也可引起皮肤、巩膜黄染，其特点为黄染以角巩膜缘处最明显，距离角巩膜缘越远黄染越轻。

5. 色素沉着　表皮基底层的黑色素增多，使部分或全身皮肤色泽加深，称色素沉着(pigmentation)。正常人身体的外露部分以及乳头、腋窝、关节、外生殖器及肛门周围等处色素较深。妊娠期妇女面部、额部可有棕褐色对称性色素斑，称妊娠斑。老年人面部或全身也可出现散在的色素斑，称老年斑。全身皮肤色素沉着为病理征象，常见于肾上腺皮质功能减退症(Addison 病)、肝硬化、肝癌晚期，以及使用砷剂、白消安(马利兰)等药物者。

6. 色素脱失　当体内酪氨酸酶缺乏时，酪氨酸不能转化为多巴而形成黑色素，导致皮肤丧失原有色素者称为色素脱失(depigmentation)。常见有白癜、白斑和白化症。白癜为多形性大小不等的色素脱失斑片，没有自觉症状，也不引起生理功能改变，见于白癜风。白斑多呈圆形或椭圆形，常发生于口腔黏膜和女性外阴部，可癌变。白化症为全身皮肤和毛发色素脱失，系由先天性酪氨酸酶合成障碍所致，属于遗传性疾病。

(二) 湿度

皮肤湿度与汗腺的分泌功能、气温及湿度的变化有关。在气温高、湿度大的环境中，出汗增多为正常生理性调节反应。病理情况下出汗可增多、减少或无汗。如风湿病、结核病、甲状腺功能亢进症、佝偻病及脑炎后遗症等时出汗过多；夜间睡后出汗称为盗汗(night sweat)，多见于结核病；大汗淋漓伴四肢皮肤发凉为冷汗，见于休克和虚脱患者；少汗或无汗见于维生素 A 缺乏、黏液性水肿、硬皮病、尿毒症或脱水时。

(三) 弹性

皮肤弹性与年龄、营养状态、皮下脂肪及组织间隙含液量有关。儿童与青年皮肤弹性好;中年以后皮肤弹性减弱;老年人皮肤组织萎缩,皮下脂肪减少,弹性差。评估方法是:选择手背或上臂内侧部位,用拇指和示指将皮肤捏起,正常人于松手后皮肤皱褶迅速平复。若皮肤皱褶平复缓慢提示皮肤弹性减弱,见于长期消耗性疾病、营养不良或严重脱水时。

(四) 水肿

水肿为皮下组织间隙内有过多的液体积聚使组织肿胀。轻度水肿视诊不易发现,需与触诊结合。触诊时,若指压局部组织后发生凹陷称为凹陷性水肿,多数水肿属此类型。黏液性水肿及淋巴管阻塞引起象皮肿(elephantiasis)时,虽可见明显的组织肿胀,但指压后局部组织无凹陷,称非凹陷性水肿。临床上根据水肿的轻重可分为轻、中、重三度,其特点见表 3-5。

表 3-5 水肿的分度及特点

程度	特点
轻度	仅见于眼睑、眶下软组织,胫前及踝部皮下组织,指压后组织轻度凹陷,平复较快
中度	全身疏松组织均可见明显水肿,指压后出现较深的组织凹陷,平复缓慢
重度	全身组织严重水肿,身体低垂部位皮肤紧张发亮,甚至有液体渗出,可伴胸腔、腹腔、鞘膜腔积液,外阴部也可有明显水肿

(五) 皮疹

皮疹(skin eruption)多为全身性疾病的征象之一,是临床诊断某些疾病的重要依据,常见于传染病、皮肤病、药物及其他物质所致的过敏反应。发现皮疹时应详细观察其分布部位、出现与消失的时间、发展顺序、形状大小、平坦或隆起、颜色、压之是否褪色、有无瘙痒及脱屑等。常见皮疹有斑疹(maculae)、玫瑰疹(roseola)、丘疹(papules)、斑丘疹(maculopapule)和荨麻疹(urticaria),其特点和临床意义见表 3-6。

表 3-6 常见皮疹的特点和临床意义

皮疹	特点	临床意义
斑疹	局部皮肤发红,一般不凸出皮肤表面	斑疹伤寒、丹毒、风湿性多形性红斑
玫瑰疹	鲜红色的圆形斑疹,直径 2~3mm,多出现于胸腹部	伤寒和副伤寒的特征性皮疹等
丘疹	较小的实质性皮肤隆起,伴有皮肤颜色改变	药物疹、麻疹和湿疹等
斑丘疹	丘疹周围有皮肤发红的底盘	风疹、药物疹、猩红热
荨麻疹	稍隆起皮肤表面的苍白或淡红色局限性水肿,大小不等,形态不一,常伴瘙痒,消退后不留痕迹	各种皮肤过敏反应

(六) 皮下出血

皮下出血(subcutaneous hemorrhage)根据其直径大小和伴随情况可分为:①瘀点(petechia):直径小于 2mm;②紫癜(purpura):直径在 3~5mm 之间;③瘀斑(ecchymosis):直径在 5mm 以上;④血肿(hematoma):片状出血伴皮肤显著隆起。皮下出血常见于造血系统疾病、重症感染、某些毒物或药物中毒及外伤等。

(七) 蜘蛛痣与肝掌

蜘蛛痣(spider angioma)是皮肤小动脉末端分支性扩张所形成的血管痣,形似蜘蛛,大小不等,主要出现在上腔静脉分布的区域,如面、颈、手背、上臂、前胸和肩部等。评估时用钝头竹签压迫痣中心时,其辐射状小血管网消失,去除压力后又复出现(图 3-12)。慢性肝病患者手掌大小鱼际处皮肤常发红,加压后褪色,称为肝掌(liver palms)。

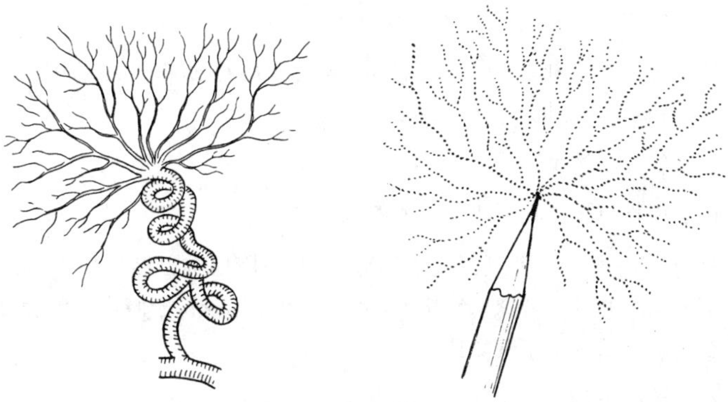

图 3-12 蜘蛛痣

蜘蛛痣和肝掌的出现与肝脏对雌激素的灭活作用减弱,体内雌激素水平升高有关,常见于慢性肝炎、肝硬化。

二、浅表淋巴结评估

淋巴结分布于全身,一般评估只能发现身体各部的浅表淋巴结。正常浅表淋巴结体积较小,直径多在 0.2～0.5cm,质地柔软,表面光滑,无压痛,与周围组织无粘连,不易被触及。

(一) 浅表淋巴结的分布

浅表淋巴结呈组群分布(图 3-13),一个组群的淋巴结收集一定区域的淋巴液,局部炎症或肿瘤往往引起相应区域的淋巴结肿大。浅表淋巴结的分布部位见表 3-7。

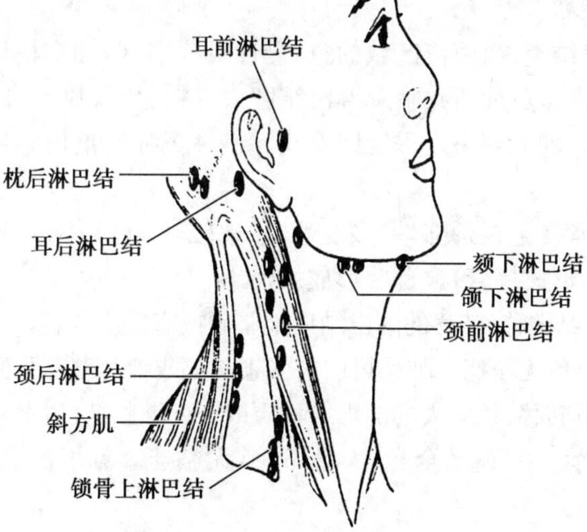

图 3-13 头颈部淋巴结

表 3-7 浅表淋巴结的分布部位

淋巴结	分布部位
耳前淋巴结	位于耳屏的前方
耳后淋巴结	位于耳后乳突表面，胸锁乳突肌止点处
枕后淋巴结	位于枕部皮下，斜方肌起点与胸锁乳突肌止点之间
颌下淋巴结	位于颌下腺附近，下颌角与颏部之中间部位
颏下淋巴结	位于颏下三角内，下颌舌骨肌表面，两侧下颌骨前端中点的后方
颈前淋巴结	位于胸锁乳突肌表面及下颌角处
颈后淋巴结	位于斜方肌前缘
锁骨上淋巴结	位于锁骨与胸锁乳突肌所形成的夹角处
腋窝淋巴结	分为 5 群：外侧淋巴结群位于腋窝外侧壁；胸肌淋巴结群位于胸大肌下缘深部；肩胛下淋巴结群位于腋窝后皱襞深部；中央淋巴结群位于腋窝内侧壁近肋骨及前锯肌处；腋尖淋巴结群位于腋窝顶部
腹股沟淋巴结	位于腹股沟韧带下方的股三角区内

（二）评估方法

主要用浅部触诊法，评估浅表淋巴结应按一定顺序进行。评估顺序为耳前、耳后、乳突区、枕后、颌下、颏下、颈前、颈后、锁骨上、腋窝、滑车上、腹股沟和腘窝等。

触诊颈部淋巴结时让评估对象头稍低，使皮肤或肌肉放松，便于触诊。触诊锁骨上窝淋巴结时，让评估对象取坐位或卧位，头部稍向前屈，用双手进行触诊，左手触诊右侧，右手触诊左侧。触诊腋窝淋巴结时应以手扶持评估对象前臂使其稍外展，以右手检查左侧，以左手检查右侧，依次触诊腋窝尖群、中央群、胸肌群、肩胛下群和外侧群淋巴结。

触及淋巴结肿大时应注意其部位、大小、数目、硬度、压痛、活动度、有无粘连，局部皮肤有无红肿、瘢痕、瘘管等，同时寻找引起淋巴结肿大的原发病灶。

（三）淋巴结肿大的临床意义

1. 局部淋巴结肿大

（1）非特异性淋巴结炎：由引流区域的急、慢性炎症引起，如扁桃体炎、牙龈炎可引起颈部淋巴结肿大；胸壁、乳腺炎症所致腋窝淋巴结肿大。初起时，肿大的淋巴结质地柔软、有压痛，表面光滑、无粘连。肿大到一定程度即停止。慢性炎症时淋巴结质地较硬，最终淋巴结缩小或消退。

（2）淋巴结结核：常发生在颈部，呈多发性，质地较硬，大小不等，可互相粘连，或与周围组织粘连，晚期破溃后形成瘘管，愈合后形成瘢痕。

（3）恶性肿瘤淋巴结转移：转移的淋巴结质地坚硬或有橡皮样感，表面光滑或突起，与周围组织粘连，不易推动，一般无压痛。肺癌可向右侧锁骨上或腋窝淋巴结群转移；胃癌、食管癌多向左侧锁骨上淋巴结群转移，该肿大的淋巴结称 Virchow 淋巴结，为胃癌、食管癌转移的标志。

2. 全身淋巴结肿大 可遍及全身，大小不等，无粘连。见于白血病、淋巴瘤、传染性单核细胞增多症等。

（桑艳军）

思考题

患者，15 岁，左颈部有 3 个肿大的淋巴结，质地稍硬，其中一个坏死、破溃，形成瘘管，请问该患者应考虑哪种疾病？

第四节　头部评估

学习目标

1. 掌握　头部评估的主要内容；眼睑、结膜、巩膜、瞳孔、咽及扁桃体异常表现的临床意义；扁桃体肿大的分度。
2. 熟悉　头颅异常的临床意义。
3. 了解　耳、鼻和口腔评估的主要内容和意义。
4. 学会　应用视诊和触诊技巧进行头颅和头部器官的评估，区分正常与异常。
5. 熟练掌握　巩膜、瞳孔和咽及扁桃体评估的方法。

头部评估包括头发、头皮、头颅和头部器官等，一般以视诊为主，辅以触诊。

一、头发和头皮评估

1. 头发　评估应注意其颜色、疏密度、有无脱发及其特点。头发的颜色、曲直和疏密度可因种族、遗传与年龄的不同而不同。脱发可由伤寒、甲状腺功能减退、头皮脂溢性皮炎、斑秃等多种疾病引起，也可由物理或化学因素引起，如放射治疗和抗癌药物治疗后。评估脱发时应注意其发生的部位、形状与头发改变的特点。

2. 头皮　评估时需拨开头发观察头皮的颜色，注意有无头皮屑、头癣、疖痈、外伤、血肿及瘢痕等。

二、头颅评估

头颅评估时应视诊其大小、外形和有无异常运动，并通过触诊了解其外形、有无压痛和异常隆起。头颅的大小以头围来衡量，测量时用软尺自眉间向后经枕骨粗隆绕头一周。头围在发育阶段的变化为：新生儿约 34cm，出生后前半年增加 8cm，后半年增加 3cm，第二年增加 2cm，第三、四年约增加 1.5cm，4～10 岁增加 1.5cm，到 18 岁可达 53cm 或以上。以后几乎不再变化。小儿矢状缝和其他颅缝多在出生后 6 个月骨化，骨化过早可影响颅脑发育。

1. 头颅大小和外形异常　头颅的大小异常或畸形可为一些疾病的典型体征，常见者如下：

(1)小颅(microcephalia)：小儿囟门多在 12～18 个月内闭合，如果过早闭合可引起小头畸形，常伴有智力障碍。

(2)方颅(squared skull)：前额左右突出，头顶平坦呈方形，见于小儿佝偻病或先天性梅毒。

(3)巨颅(large skull):额、顶、颞及枕部突出膨大呈圆形,相比之下颜面很小,可见头、颈部静脉充盈。由于颅内压增高,压迫眼球,形成双目下视、巩膜外露的特殊表情,称为落日现象(setting sun phenomenon),见于脑积水(图 3-14)。

(4)尖颅(oxycephaly):又称塔颅,由于矢状缝和冠状缝过早闭合所致。表现为头顶部尖突高起,造成与颜面部比例异常。见于先天性疾患尖颅并指(趾)畸形,即 Apert 综合征(图 3-15)。

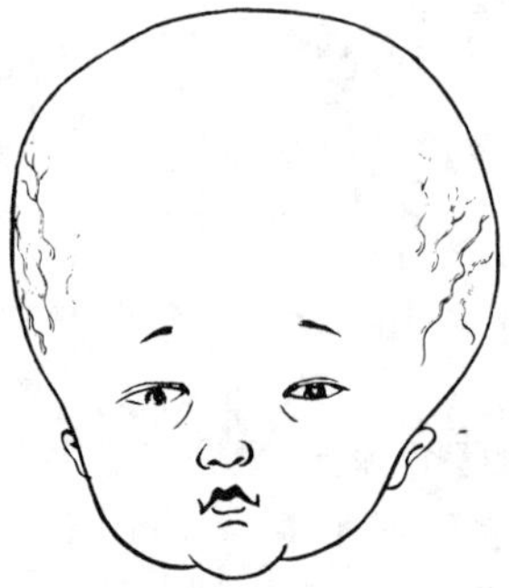

图 3-14 巨颅

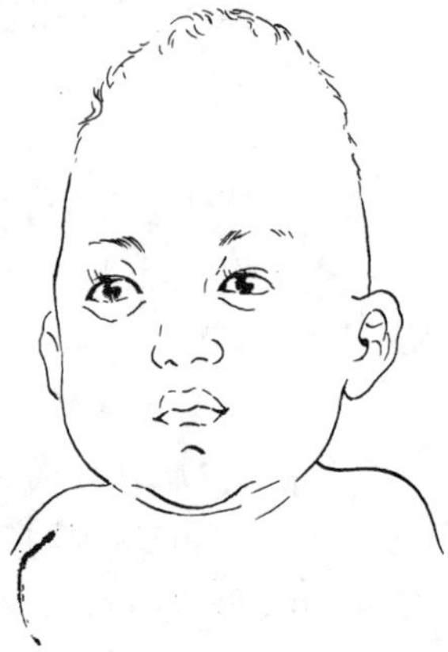

图 3-15 尖颅

2. 头部运动异常 头部活动受限,见于颈椎疾病;头部不随意颤动,见于帕金森病;与颈动脉搏动一致的点头运动,称 Musset 征,见于严重主动脉瓣关闭不全。

三、头部器官评估

(一) 眼

1. 眼眉 正常人眉毛一般内侧与中间部分比较浓密,外侧部分比较稀疏。如果外 1/3 眉毛过于稀疏或脱落,见于黏液性水肿、腺垂体功能减退症、麻风病等。

2. 眼睑 注意有无睑内翻(entropion)、上睑下垂(ptosis)、眼睑闭合障碍、眼睑水肿及有无包块、压痛、倒睫等。眼睑异常及临床意义见表 3-8。

表 3-8 眼睑异常及临床意义

眼睑异常	临床意义
睑内翻	由于瘢痕形成使睑缘向内翻转,见于沙眼
上睑下垂	双侧见于先天性上睑下垂、重症肌无力;单侧见于蛛网膜下腔出血、脑炎、外伤等引起的动眼神经麻痹
眼睑闭合障碍	双侧见于甲状腺功能亢进症;单侧见于面神经麻痹
眼睑水肿	眼睑皮下组织疏松,轻度或初发水肿常在眼睑表现出来,常见于肾炎、营养不良、贫血、血管神经性水肿等

3. 结膜 结膜分为睑结膜、穹隆部结膜和球结膜三部分。结膜评估最好在自然光线下进行。评估上睑结膜时需翻转眼睑,其方法为:用示指和拇指捏住上睑中外 1/3 交界处的边缘,嘱评估对象双目下视,然后轻轻向前下方牵拉,同时以示指向下压迫睑板上缘,与拇指配

合将睑缘向上捻转即可将眼睑翻开。

结膜充血时黏膜发红并可见血管充盈，见于结膜炎、角膜炎；颗粒与滤泡见于沙眼；结膜苍白见于贫血；结膜发黄见于黄疸；如有散在的多少不等的出血点见于感染性心内膜炎；如出现大片的结膜下出血，可见于高血压、动脉硬化。球结膜水肿见于重症水肿、颅内压增高等。

4. 巩膜 正常巩膜呈瓷白色，不透明。黄疸时巩膜黄染最明显。中年以后内眦部可出现不均匀黄色斑块，为脂肪沉着所致。应与黄疸鉴别。血液中其他黄色色素成分（如米帕林等）增多时，也可引起巩膜黄染，黄染一般以角巩膜缘处最明显。

5. 角膜 评估时观察角膜的透明度，注意有无云翳、白斑、软化、溃疡、新生血管等。云翳与白斑如发生在角膜的瞳孔部位，可引起不同程度的视力障碍。角膜周边血管增生可见于重症沙眼。角膜边缘及周围出现灰白色混浊环，多见于老年人，称为老年环，是类脂质沉着所致，无临床意义。角膜软化见于婴幼儿营养不良、维生素 A 缺乏等。Kayser-Fleischer 环为角膜边缘出现的黄色或棕褐色色素环，环的外缘较清晰，内缘较模糊，为铜代谢障碍所致，见于肝豆状核变性（Wilson 病）。

6. 虹膜 为眼球葡萄膜的最前部分。正常虹膜纹理近瞳孔部分呈放射状排列，周边呈环形排列。纹理模糊或消失，见于虹膜炎症、水肿或萎缩。虹膜形态异常或有裂孔，见于虹膜后粘连、外伤、先天性虹膜缺损等。

7. 瞳孔 为虹膜中央的孔洞。评估时应注意瞳孔的形状、大小，双侧是否等大、等圆，对光反射和集合反射等。正常瞳孔呈圆形，直径 3～4mm，双侧等大、等圆，对光反射和集合反射正常。

(1)瞳孔形状改变：青光眼或眼内肿瘤时瞳孔可呈椭圆形；虹膜粘连时形状可不规则。

(2)瞳孔大小改变：生理情况下，婴幼儿和老年人瞳孔较小，在光亮处瞳孔较小；青少年瞳孔较大，精神兴奋或在暗处瞳孔扩大。病理情况下，瞳孔缩小见于虹膜炎症、有机磷农药中毒或毛果芸香碱、吗啡、氯丙嗪等药物反应。瞳孔扩大见于外伤、颈交感神经受刺激、青光眼、视神经萎缩或阿托品、颠茄、可卡因等药物反应。双侧瞳孔大小不等提示颅内病变，见于脑外伤、脑肿瘤、脑疝等。

(3)对光反射：评估时嘱被评估者注视正前方，用手电筒光照射一侧瞳孔，被照瞳孔立即缩小，移开光源后瞳孔迅速复原，称直接对光反射。以一手隔开双眼，光线照射一侧瞳孔时，另一侧瞳孔也立即缩小，移开光线，瞳孔扩大，称间接对光反射。对光反射迟钝或消失，见于昏迷患者；双侧瞳孔散大伴对光反射消失为濒死的表现。

(4)集合反射：嘱被评估者注视 1m 以外的目标（一般用示指竖立），然后将目标逐渐移近眼球（距眼球约 5～10cm），正常人此时可见双眼内聚，瞳孔缩小，称为集合反射。动眼神经功能损害时，集合反射消失。

8. 眼球 注意眼球的外形与运动。评估眼球运动时，评估者将示指置于评估对象眼前 30～40cm 处，其头部固定，眼球随评估者示指方向按左→左上→左下，右→右上→右下 6 个方向移动。每一方向代表双眼的一对配偶肌的功能。

(1)眼球突出（exophthalmos）：双侧眼球突出见于甲状腺功能亢进症，其典型的眼征除突眼外还包括①Stellwag（施特尔瓦格）征：瞬目减少；②Graefe（格雷费）征：眼球下转时上睑不能相应下垂；③Mobius（默比厄斯）征：集合运动减弱；④Joffroy（若夫鲁瓦）征：上视时无额纹出现（图 3-16）。单侧眼球突出多见于局部炎症或眶内占位性病变。

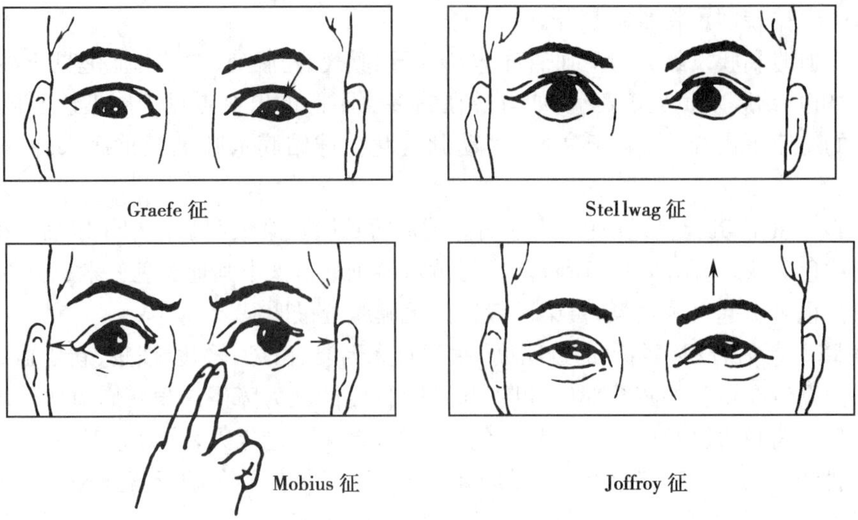

图 3-16 甲状腺功能亢进症的眼征

(2)眼球内陷(enophthalmos):双侧眼球内陷见于严重脱水或慢性消耗性疾病;单侧内陷见于 Horner 综合征等。

(3)眼球运动异常:眼球运动受动眼、滑车、外展 3 对脑神经支配,当支配眼球运动的脑神经麻痹时,眼球运动障碍伴复视。由支配眼肌运动的神经麻痹或眼外肌本身病变引起的斜视称为麻痹性斜视,多由颅脑外伤、鼻咽癌、脑炎、脑膜炎、脑脓肿、脑血管病变所致。眼球有规律的快速往返运动称眼球震颤(nystagmus),自发的眼球震颤见于耳源性眩晕和小脑疾患等。

9. 眼的功能

(1)视力:视力分为远视力和近视力,后者通常指阅读能力。检查远视力用远距离视力表,患者距视力表 5m 远,分别检查两眼,以能看清“1.0”行视标者为正常视力。如在 1m 处不能辨认“0.1”行视标者,改为“数手指”,即辨认评估者所示的手指数。手指移近眼前 5cm 仍数不清者,改为指动检测。不能看到眼前手动者,检测其光感是否存在,如光感消失,即为失明。检查近视力用近距离视力表,在距视力表 33cm 处,能看清“1.0”行视标者为正常视力。视力检查可初步判断有无近视、远视、散光,或器质性病变如白内障、眼底病变等。

(2)色觉:色觉评估应在适宜的光线下进行,让评估对象在 50cm 距离处读出色盲表上的数字或图像。若在 5～10 秒内不能读出表上的彩色数字或图像,可按色盲表的说明判断为某种色盲或色弱。色盲(colorblindness)是对某种颜色的识别能力丧失;色弱(color weakness)是对某种颜色的识别能力减低。

知识链接

眼底检查

眼底检查需借助检眼镜方可进行,主要观察视神经乳头、视网膜血管、黄斑区和视网膜各象限有无异常。正常视神经乳头为卵圆形或圆形,边缘清楚,色淡红,颞侧较鼻侧稍淡,中央凹陷。动脉色鲜红,静脉色暗红,动静脉管径的正常比例为 2∶3。视乳头水肿,常见于颅内肿瘤、脑脓肿、外伤性脑出血、脑膜炎、脑炎等所致的颅内压增高时。高血压、动脉硬化、慢性肾炎、糖尿病等均可引起视乳头及视网膜血管的特征性改变。

（二）耳

1. 外耳

（1）耳廓：评估时注意耳廓的外形、大小、位置和对称性，有否发育畸形、外伤瘢痕、红肿、结节等。痛风者耳廓上可触及痛性小结，为尿酸钠沉着所致；耳廓红肿并有局部发热和疼痛者见于感染。

（2）外耳道：注意皮肤是否正常，有无溢液。外耳道局部红肿疼痛，有耳廓牵拉痛为疖肿；如有黄色液体流出伴痒痛者为外耳道炎；有脓液流出并有全身症状，见于化脓性中耳炎；外伤后有血液或脑脊液流出提示颅底骨折。

2. 中耳　观察鼓膜有无穿孔。正常鼓膜平坦，颜色灰白呈圆形。如有鼓膜穿孔，溢脓并有恶臭，可能为胆脂瘤。

3. 乳突　外壳由骨密质组成，内腔为大小不等的骨松质小房，乳突内腔与中耳相连，化脓性中耳炎引流不畅时可蔓延为乳突炎。评估时可发现乳突部皮肤红肿、压痛，有时可见瘘管。严重时可继发耳源性脑脓肿或脑膜炎。

4. 听力　粗测法为在安静环境中，嘱评估对象闭目静坐，用手指堵塞一侧耳道，评估者持手表或拇指与示指相互摩擦，自 1m 以外逐渐移近其耳边，直到听到声音为止，测量距离。用同样方法检测另一耳听力。正常者一般在 1m 处可听到机械表声或捻指声。精测法是使用规定频率的音叉或电测听设备，进行一系列较为精确的测听方法。听力减退见于外耳道有耵聍或异物、听神经损害、局部或全身血管硬化、中耳炎等。

（三）鼻

1. 鼻外观　评估时应注意其外形和皮肤颜色。鼻梁皮肤出现黑褐色斑点或斑片为日晒后或慢性肝病所致的色素沉着；鼻梁部皮肤出现红色斑块，病损处高出皮面并向两侧面颊部扩展，见于系统性红斑狼疮；鼻尖和鼻翼部位的皮肤发红，并有毛细血管扩张和组织肥厚，见于酒渣鼻；鼻腔完全堵塞，鼻梁宽平如蛙状，称为蛙状鼻，见于鼻息肉患者；鼻骨破坏后鼻梁塌陷，称为鞍鼻，见于鼻骨骨折或先天性梅毒。

2. 鼻翼扇动　吸气时鼻孔开大，呼气时鼻孔回缩，称为鼻翼扇动(nasal ale flap)，见于支气管哮喘、心源性哮喘发作时，还可见于伴有呼吸困难的发热性疾病，如大叶性肺炎。

3. 鼻中隔　大多数人有轻度鼻中隔偏曲，一般不阻塞气流，若为严重偏曲可引起呼吸困难。

4. 鼻出血　鼻出血(epistaxis)即鼻衄，多为单侧，见于外伤、鼻腔感染、局部血管损伤、鼻中隔偏曲、鼻腔肿瘤等。双侧出血多由全身性疾病引起，如某些发热性传染病、血液系统疾病、高血压、肝脏疾患、维生素 C 或维生素 K 缺乏等。妇女如发生周期性鼻出血，应考虑子宫内膜异位症。

5. 鼻腔黏膜　急性鼻黏膜充血肿胀，伴有鼻塞、流涕，见于急性鼻炎。慢性鼻黏膜肿胀表现为鼻黏膜组织肥厚，见于慢性鼻炎。鼻黏膜萎缩、鼻腔分泌物减少、鼻甲缩小、鼻腔宽大、嗅觉减退或丧失，见于慢性萎缩性鼻炎。

6. 鼻腔分泌物　鼻黏膜受刺激时即会产生过多分泌物。清稀无色的分泌物为卡他性炎症；黏稠发黄或发绿的分泌物见于鼻或鼻窦的化脓性炎症。

7. 鼻窦　鼻窦为鼻腔周围含气的骨质空腔，共 4 对，均与鼻腔相通，当鼻窦引流不畅时易发生炎症，出现鼻塞、流涕、头痛和鼻窦区压痛。各鼻窦区压痛的评估方法如下：

（1）上颌窦：评估者双手 4 指固定于评估对象耳后，将拇指分别置于左、右颧部向后按压。

(2)额窦：一手扶持评估对象枕部，另一手拇指或示指置于眼眶上缘内侧用力向后上按压，或以两手固定头部，双手拇指置于眼眶上缘内侧向后、向上按压，也可用中指叩击该区。

(3)筛窦：双手固定评估对象两侧耳后，双侧拇指分别置于鼻根部与眼内眦之间向后方按压。

(4)蝶窦：因解剖位置较深，不能在体表进行评估(图 3-17)。

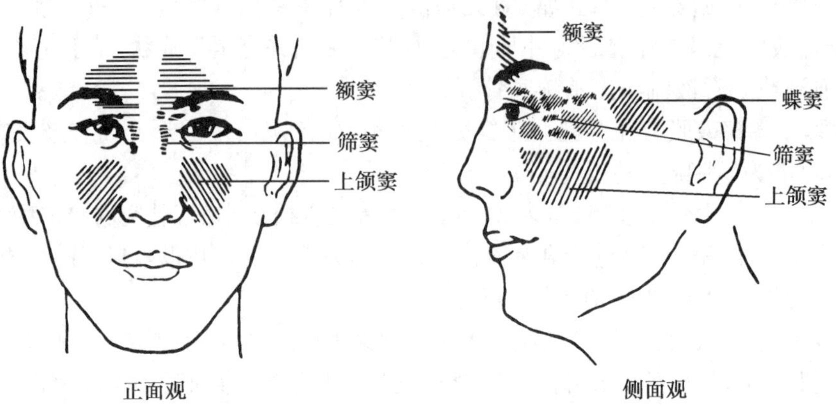

图 3-17 鼻窦位置示意图

(四) 口

口的评估包括口唇、口腔内器官和组织以及口腔气味等。

1. 口唇 注意口唇颜色，有无疱疹、口角糜烂或口角歪斜。正常人口唇红润光泽。口唇苍白见于贫血、虚脱、主动脉瓣关闭不全等；口唇发绀见于心肺功能不全等；口唇颜色深红见于急性发热性疾病；口唇呈樱桃红色见于一氧化碳中毒。口唇干燥并有皲裂见于严重脱水患者。口唇疱疹为口唇黏膜与皮肤交界处发生的成簇的小水疱，多由单纯疱疹病毒感染所致，常伴发于大叶性肺炎、感冒、流行性脑脊髓膜炎、疟疾等。口角糜烂见于核黄素缺乏时；口角歪斜见于面神经麻痹。

2. 口腔黏膜 正常口腔黏膜光洁呈粉红色。如出现蓝黑色色素沉着斑片多为肾上腺皮质功能减退症。如发现大小不等的黏膜下出血点或瘀斑，多见于各种出血性疾病或维生素 C 缺乏症。若在相当于第二磨牙的颊黏膜处出现白色斑点，周围有红晕，称为麻疹黏膜斑(Koplik 斑)，对麻疹有早期诊断价值。黏膜上有白色或灰白色凝乳块状物为白色念珠菌感染所致，多见于重病衰弱者或长期使用广谱抗生素和抗肿瘤药物者。口腔黏膜溃疡见于慢性复发性口疮。

3. 牙齿 注意有无龋齿、残根、缺牙和义齿等。如发现牙齿疾患应按下列格式标明所在部位：

上

右	8	7	6	5	4	3	2	1	1	2	3	4	5	6	7	8	左
	8	7	6	5	4	3	2	1	1	2	3	4	5	6	7	8	

下

1. 中切牙 2. 侧切牙 3. 尖牙 4. 第一前磨牙 5. 第二前磨牙 6. 第一磨牙 7. 第二磨牙 8. 第三磨牙

例如:左下第一前磨牙和右上第一磨牙均为龋齿应记录为:

6	
	4

龋齿

4. 牙龈 评估时应注意牙龈颜色,有无肿胀、溢脓、溃疡及出血。正常牙龈呈粉红色,质坚韧且与牙颈部紧密贴合,压迫时无出血及溢脓。牙龈水肿见于慢性牙周炎;牙龈出血见于牙石、维生素 C 缺乏症、血液系统疾病等;挤压牙龈后有脓液溢出,见于慢性牙周炎、牙龈瘘管等;牙龈的游离缘出现蓝灰色点线称为铅线,是铅中毒的特征。

5. 舌 评估时注意观察舌质、舌苔及舌的运动状态。正常人舌质淡红,表面湿润,覆有薄白苔,伸出居中,活动自如无震颤。伸舌有细微震颤见于甲状腺功能亢进症;伸舌时偏向一侧,见于舌下神经麻痹。常见舌性状异常的特点和临床意义见表 3-9。

表 3-9 常见舌性状异常的特点和临床意义

舌性状异常	特点	临床意义
干燥舌	舌面干燥,严重者可见舌体缩小,并有纵沟	鼻部疾患、大量吸烟、阿托品作用、放射治疗后、严重脱水等
地图舌	舌面上出现黄色上皮细胞堆积而成的隆起部分,形状不规则,如地图状	核黄素(维生素 B_2)缺乏,部分原因不明
裂纹舌	舌面上出现横向或纵向裂纹	Down 病与核黄素缺乏(横向裂纹)、梅毒性舌炎(纵向裂纹)
草莓舌	舌乳头肿胀、发红类似草莓	猩红热或长期发热
牛肉舌	舌面绛红,如生牛肉状	糙皮病(烟酸缺乏)
镜面舌	舌头萎缩,舌体较小,舌面光滑呈粉红色或红色	缺铁性贫血、恶性贫血及慢性萎缩性胃炎
毛舌	舌面敷有黑色或黄褐色毛,为丝状乳头缠绕了真菌丝以及其上皮细胞角化所致	久病衰弱或长期使用广谱抗生素(引起真菌生长)

6. 咽与扁桃体 咽部可分为鼻咽、口咽和喉咽三部分。嘱被评估者取坐位,头稍后仰,张口并发"啊"音,评估者用压舌板于舌的前 2/3 与后 1/3 交界处迅速下压,此时软腭上抬,在照明的配合下即可见软腭、腭垂、咽腭弓、舌腭弓、扁桃体和咽后壁等。评估时注意咽部颜色、对称性,有无充血、肿胀、分泌物及扁桃体大小。

咽部黏膜充血、红肿,黏膜腺分泌增多,见于急性咽炎。慢性咽炎时咽部黏膜充血,表面粗糙,可见淋巴滤泡呈簇状增殖。扁桃体炎症时腺体红肿、增大,扁桃体隐窝内有黄白色分泌物或渗出物形成的苔片状假膜,易剥离,此可与咽白喉鉴别。

扁桃体肿大分为三度:不超过咽腭弓者为Ⅰ度;超过咽腭弓者为Ⅱ度;达到或超过咽后壁中线者为Ⅲ度(图 3-18)。

7. 腮腺 腮腺位于耳屏、下颌角、颧弓所构成的三角区内,正常腮腺体薄而软,不能触及其轮廓。腮腺导管开口位于上颌第二磨牙相对的颊黏膜上。评估时注意导管口有无分泌物。急性流行性腮腺炎时腮腺肿大,视诊可见以耳垂为中心的隆起,有压痛,腮腺导管口红肿。腮腺混合瘤时腮腺质韧呈结节状,边界清楚,可移动。腮腺恶性肿瘤质硬,发展迅速,和

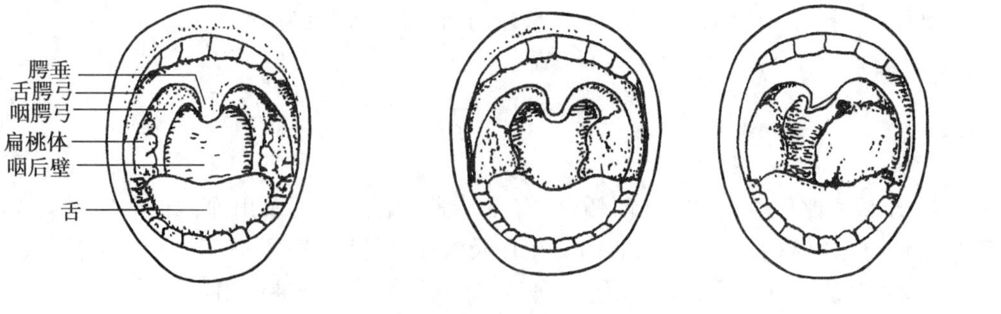

Ⅰ度扁桃体肿大　　Ⅱ度扁桃体肿大　　Ⅲ度扁桃体肿大

图 3-18 扁桃体位置及其大小分度示意图

周围组织粘连、固定，可伴有面瘫。

8. 口腔的气味 健康人口腔无特殊气味。口腔有特殊难闻的气味，即口臭，可由口腔局部或全身性疾病引起。如牙龈炎、龋齿、牙周炎时可产生臭味；牙槽脓肿为腥臭味；牙龈出血为血腥味。糖尿病酮症酸中毒患者可出现烂苹果味；尿毒症患者可发出尿味；肝坏死患者口腔中有肝臭味；有机磷中毒患者口腔中能闻到蒜味。

（桑艳军）

思考题

1. 患者，女性，30岁，自诉心悸、乏力、怕热和消瘦3个月，临床诊断为甲状腺功能亢进症，请问对该患者进行眼部评估时可能发现哪些异常体征？

2. 患者，女性，12岁，因畏寒、发热和咽痛2天而就诊，诊断为急性化脓性扁桃体炎，请问如何对该患者进行咽及扁桃体评估？评估时可发现哪些异常体征？扁桃体肿大如何分度？

第五节 颈部评估

学习目标

1. 掌握　颈静脉怒张、甲状腺肿大的临床意义。
2. 熟悉　气管移位的临床意义。
3. 了解　颈部的外形与分区、姿势与运动，颈动脉搏动的临床意义。
4. 学会　颈静脉、气管的评估方法。
5. 熟练掌握　甲状腺的评估方法。

颈部评估应注意颈部的姿势、运动及颈部血管、甲状腺和气管等情况。检查要在平静、自然的状态下进行，让评估对象取舒适坐位或仰卧位，充分暴露颈部和肩部。手法轻柔，当怀疑颈椎疾患时更应细心。

一、颈部的外形与分区

1. 颈部外形 正常人颈部直立，两侧对称，矮胖者较粗短，瘦长者较细长，男性甲状软骨比较突出，女性则平坦，转头时可见胸锁乳突肌突起。正常人颈部血管在静坐时不暴露。

2. 分区 为标记颈部病变的部位，根据解剖结构，颈部每侧可分为2个大三角区域，即颈前三角和颈后三角。颈前三角为胸锁乳突肌内缘、下颌骨下缘与前正中线之间的区域；颈后三角为胸锁乳突肌后缘、锁骨上缘与斜方肌前缘之间的区域。

二、颈部姿势与运动

正常人坐位时颈部直立，伸屈、转动自如，检查时应注意颈部静态与动态时的改变。

如头不能抬起，见于严重消耗性疾病的晚期、重症肌无力、脊髓前角细胞炎、进行性肌萎缩。头部向一侧偏斜称为斜颈，见于颈肌外伤、瘢痕收缩、先天性颈肌挛缩或斜颈。

颈部运动受限并伴有疼痛，可见于软组织炎症、颈肌扭伤、肥大性脊椎炎、颈椎结核或肿瘤等。颈部强直为脑膜受刺激的特征，见于各种脑膜炎、蛛网膜下腔出血等。

三、颈部血管

1. 颈静脉 正常人立位或坐位时颈外静脉（简称颈静脉）常不显露，平卧时可稍见充盈，30°半卧位时充盈水平限于锁骨上缘至下颌角距离的下2/3以内。在坐位或半坐位（30°～45°）时静脉充盈度超过正常水平，称为颈静脉怒张，提示静脉压增高，见于右心衰竭、缩窄性心包炎、心包积液或上腔静脉阻塞综合征。

正常不会出现颈静脉搏动，在三尖瓣关闭不全伴有颈静脉怒张时可看到。因颈动脉和颈静脉都会发生搏动，而且部位相近，故应鉴别。一般颈静脉搏动柔和，范围弥散，触诊时无搏动感；颈动脉搏动比较强劲，为膨胀性，搏动感明显。

2. 颈动脉 正常人仅在剧烈活动后心搏出量增加时可见颈动脉搏动，且很微弱。如在安静情况下出现颈动脉的明显搏动，多见于主动脉瓣关闭不全、高血压、甲状腺功能亢进及严重贫血患者。

3. 颈部血管听诊 评估对象一般取坐位，用钟型听诊器听诊。如在颈部大血管区听到血管性杂音，应考虑颈动脉或椎动脉狭窄，多由大动脉炎或动脉硬化所引起。若在锁骨上窝处听到杂音，则可能为锁骨下动脉狭窄，见于颈肋压迫。若在右锁骨上窝听到连续性静脉“嗡鸣”，则可能为颈静脉流入上腔静脉口径较宽的球部所产生，这种静脉音是生理性的，用手指压迫颈静脉后即可消失。

四、甲状腺

甲状腺位于甲状软骨下方和两侧（图3-19），呈蝶状贴于气管两侧，部分被胸锁乳突肌覆盖，表面光滑，柔软，不易触及。可随吞咽动作上下移动。

（一）评估方法

1. 视诊 观察甲状腺的大小和对称性。正常人甲状腺不明显，女性在青春发育期可略增大，检查时嘱评估对象做吞咽动作，可见甲状腺随吞咽动作而向上移动，以此可与颈部其他包块相鉴别，如不易辨认时，再嘱评估对象两手放于枕后，头向后仰，再进行观察则较明显。

2. 触诊 是甲状腺检查的基本方法。触诊包括甲状腺峡部和甲状腺侧叶的检查。触诊时应注意甲状腺的大小、质地、对称性、有无结节、压痛及震颤等。甲状腺触诊时动作宜轻柔，避免由于重压引起疼痛、咳嗽、憋气等。

(1)甲状腺峡部：站于评估对象前面用拇指或站于评估对象后面用示指从胸骨上切迹向上触摸，可感到气管前软组织，判断有无增厚。请评估对象做吞咽动作，感觉到此软组织在手指下滑动，并判断有无增厚和肿块。

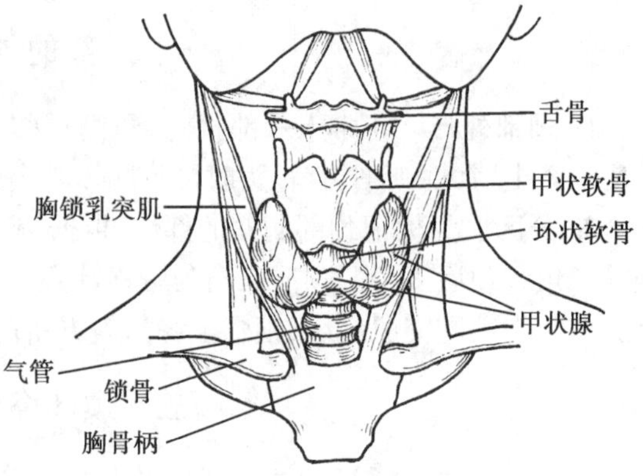

图 3-19 甲状腺的位置及形态

(2)甲状腺侧叶：嘱评估对象头稍前屈，并偏向检查侧以松弛皮肤和肌肉。①前面触诊：一手拇指施压于一侧甲状软骨，将气管推向对侧，另一手示、中指在对侧胸锁乳突肌后缘向前推挤甲状腺侧叶，拇指在胸锁乳突肌前缘触诊，配合吞咽动作，重复检查，可触及被推挤的甲状腺(图 3-20)。同样方法检查另一侧甲状腺。②后面触诊：一手示、中指施压于一侧甲状软骨，将气管推向对侧，另一手指在对侧胸锁乳突肌后缘向前推挤甲状腺，示、中指在其前缘触诊甲状腺。配合吞咽动作，重复检查(图 3-21)。同样方法检查另一侧甲状腺。

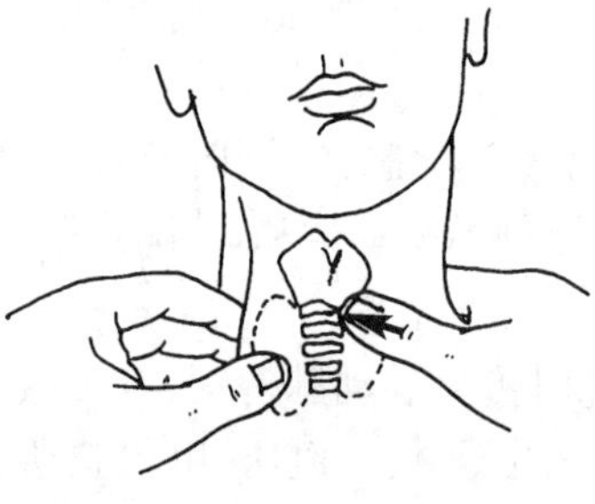
图 3-20 甲状腺前面触诊

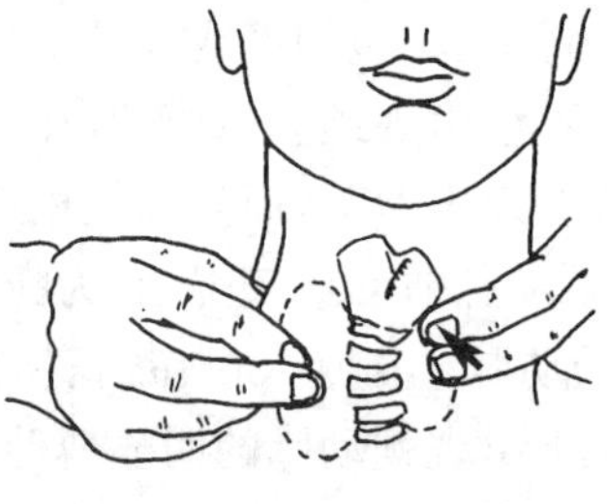
图 3-21 甲状腺后面触诊

3. 听诊 当甲状腺肿大时，用钟型听诊器直接放到肿大的甲状腺上，可听到低调的连续性静脉"嗡鸣"音，有助于诊断甲状腺功能亢进症的诊断。

(二) 甲状腺肿大特点及临床意义

甲状腺肿大可分三度：不能看出肿大但能触及者为Ⅰ度；能看到肿大又能触及，但在胸锁乳突肌以内者为Ⅱ度；超过胸锁乳突肌外缘者即为Ⅲ度。引起甲状腺肿大的常见疾病如下：

1. 甲状腺功能亢进症 多为弥漫性肿大，甲状腺质地较柔软，表面光滑，无压痛，触诊时可有震颤，常闻及"嗡鸣"样血管杂音。

2. 单纯性甲状腺肿 腺体肿大很突出，多为轻、中度，质地较柔软，表面光滑，可为弥漫性，也可为结节性，不伴有甲状腺功能亢进体征。

3. 甲状腺癌 触诊时包块可有结节感，不规则、质硬、活动受限。

4. 慢性淋巴细胞性甲状腺炎(桥本甲状腺炎) 呈弥漫性或结节性肿大，表现光滑，质地似橡胶，与周围组织无粘连。

5. 甲状旁腺瘤 生长缓慢,多为单个,呈圆形或椭圆形,无压痛,质地较韧。

五、颈部包块

常见的颈部包块有非特异性淋巴结炎、恶性肿瘤转移及淋巴瘤所致的淋巴结肿大、甲状腺肿大及甲状腺包块、囊状瘤等。评估时应注意其部位、大小、数量、质地、活动度、与邻近器官的关系和有无压痛等。

六、气管

正常人气管位于颈前正中部。嘱评估对象取舒适坐位或仰卧位,评估者将示指与环指分别置于两侧胸锁关节上,然后将中指置于气管之上,观察中指是否在示指与环指中间,来判断气管有无偏移。根据气管的偏移方向可以判断病变的部位。如大量胸腔积液、积气、纵隔肿瘤以及单侧甲状腺肿大可将气管推向健侧,而肺不张、肺硬化、胸膜粘连可将气管拉向患侧。

知识链接

Oliver 征

正常主动脉弓跨越左主支气管上方,当发生主动脉弓动脉瘤时,由于心脏收缩时瘤体膨大,将气管压向后下方,因而每随心脏搏动可以触到气管的向下拽动,称为气管牵曳,即 Oliver 征。

(刘 斌)

思考题

患者,女性,34 岁,活动后心悸胸闷、多汗、怕热伴消瘦乏力 2 年。近 2 个月家人发现其颈部变粗。若对该患者做甲状腺护理评估时可发现哪些阳性体征?

第六节 胸壁、胸廓与乳房评估

学习目标

1. 掌握 胸廓的正常、异常表现及临床意义。
2. 熟悉 乳房的正常、异常表现及临床意义。
3. 了解 胸部的体表标志、胸壁的异常表现。
4. 学会 乳房的检查方法。
5. 熟练掌握 胸廓的检查方法、正常及异常表现。

胸部指颈部以下、腹部以上的区域。胸廓由 12 个胸椎和 12 对肋骨、锁骨及胸骨所组成(图 3-22,图 3-23)。其前部较短,背部较长。胸部评估是身体评估的重要部分,主要包括评估胸壁、胸廓、乳房、纵隔、、支气管、肺、胸膜、心脏、血管和淋巴结等。

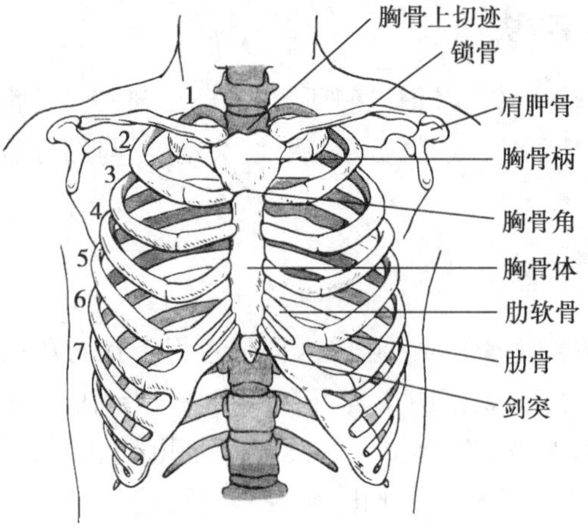

图 3-22 胸部前面体表标志

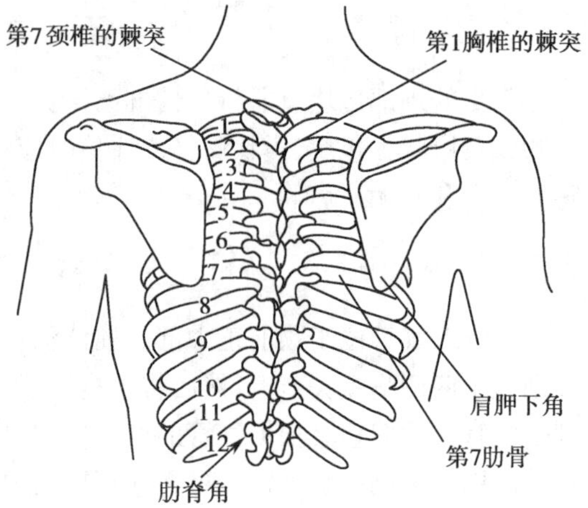

图 3-23 胸部后面体表标志

一、胸部的体表标志

胸部的体表标志包括骨骼标志、自然陷窝、人为划线标志(图 3-24～图 3-26),借以标记胸廓内脏器的轮廓和位置,以及异常体征的部位和范围。

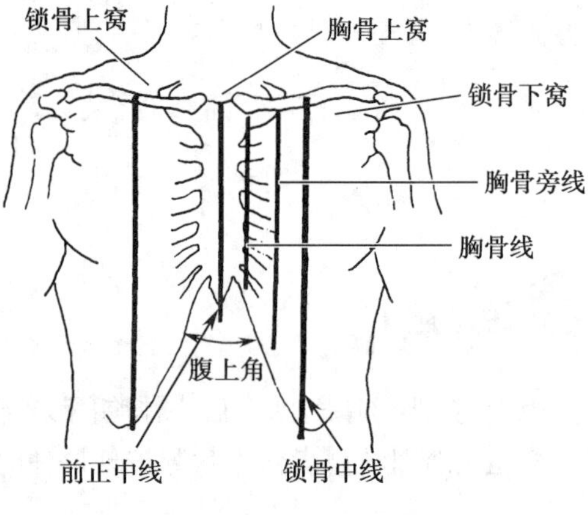

图 3-24 胸部前面自然陷窝及分区

(一) 骨骼标志

1. 胸骨 胸骨位于前胸壁的正中,由胸骨柄、胸骨体及剑突三部分组成。

2. 胸骨角 又称路易(Louis)角,由胸骨柄与胸骨体的连接处向前突起而成。其两侧分别与左右第 2 肋软骨连接,为计数肋骨和肋间隙顺序的主要标志。其相当于支气管分叉、心房上缘和第 5 胸椎水平。

3. 剑突 为胸骨体下端的突出部分,呈三角形,其底部与胸骨体相连。

4. 肋骨 共 12 对。在背部与相应的胸椎相连,由后上方向前下方倾斜。第 1～7 肋骨在前胸部与各自的肋软骨连接,第 8～10 肋骨与 3 个联合一起的肋软骨连接后,再与胸骨相连,构成胸廓的骨性支架。第 11～12 肋骨不与胸骨相连,其前端为游离缘,称为浮肋。

5. 肋间隙 为两个肋骨之间的空隙,用以标记病变的水平位置。第 1 肋骨下面的间隙为第 1 肋间隙,第 2 肋骨下面的间隙为第 2 肋间隙,其余以此类推。大多数肋骨可在胸壁上触及,唯第 1 对肋骨前部因与锁骨相重叠,常不能触到。

6. 肩胛骨 位于后胸壁第 2～8 肋骨之间。肩胛冈及其肩峰端均易触及。肩胛骨的最下端称肩胛下角。被检查者取直立位两上肢自然下垂时,肩胛下角可作为第 7 或第 8 肋骨水平的标志,或相当于第 8 胸椎的水平,可作为后胸部计数肋骨的标志。

7. 脊柱棘突 后正中线的标志。位于颈根部的第 7 颈棘突最为突出,其下即为胸椎的起点,常以此处作为计数胸椎的标志。

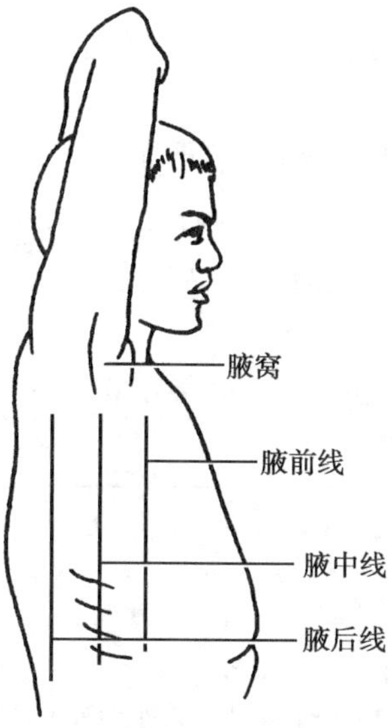

图3-25　胸部侧面自然陷窝及分区

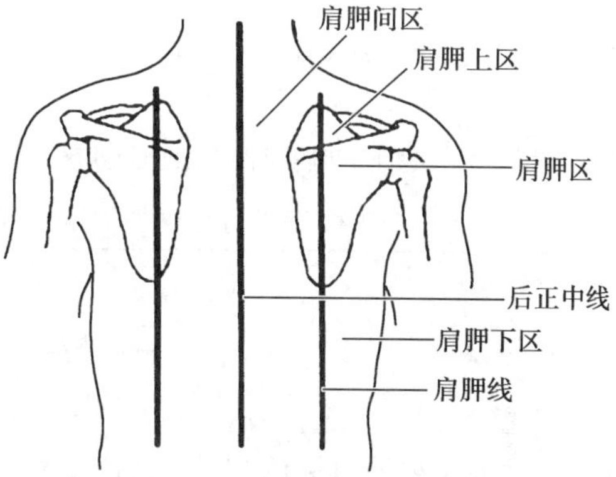

图3-26　胸部后面自然陷窝及分区图

（二）垂直线标志(表3-10)

表3-10　人工划线的位置

人工划线	位置
前正中线(胸骨中线)	为通过胸骨正中的垂直线，即其上端位于胸骨柄上缘的中点，向下通过剑突中央的垂直线
锁骨中线(左、右)	为通过锁骨的肩峰端与胸骨端两者中点的垂直线。即通过锁骨中点向下的垂直线
胸骨线(左、右)	为沿胸骨边缘与前正中线平行的垂直线
胸骨旁线(左、右)	为通过胸骨线和锁骨中线中间的垂直线
腋前线(左、右)	为通过腋窝前皱襞沿前侧胸壁向下的垂直线
腋中线(左、右)	为自腋窝顶端于腋前线和腋后线之间向下的垂直线
腋后线(左、右)	为通过腋窝后皱襞沿后侧胸壁向下的垂直线
肩胛线(左、右)	通过肩胛下角与后正中线平行的垂直线
后正中线(脊柱中线)	为通过椎骨棘突或沿脊柱正中下行的垂直线

（三）自然陷窝和解剖区域(表3-11)

表3-11　自然陷窝和解剖区域

自然陷窝和解剖区域	位置
腋窝(左、右)	为上肢内侧与胸壁相连的凹陷部
胸骨上窝	为胸骨柄上方的凹陷部，正常气管位于其后
锁骨上窝(左、右)	为锁骨上方的凹陷部，相当于两肺上叶肺尖的上部
锁骨下窝(左、右)	为锁骨下方的凹陷部，下界为第3肋骨下缘。相当于两肺上叶肺尖的下部

续表

自然陷窝和解剖区域	位置
腹上角	为左右肋弓在胸骨下端会合处所形成的夹角，又称胸骨下角
肩胛上区(左、右)	为肩胛冈以上的区域，其外上界为斜方肌的上缘。相当于上叶肺尖的下部
肩胛下区(左、右)	为两肩胛下角的连线与第12胸椎水平线之间的区域。后正中线将此区分为左右两部分
肩胛间区(左、右)	为两肩胛骨内缘之间的区域。后正中线将此区分为左右两部分
肋脊角	为第12肋骨与脊柱构成的夹角

二、胸壁与胸廓

(一) 胸壁

胸壁评估时主要通过视诊和触诊。除注意营养状态、皮肤、淋巴结和骨骼肌发育的情况外，着重评估胸壁静脉、皮下气肿、胸壁压痛和肋间隙。

1. 静脉 正常胸壁静脉不易见到，如有明显的胸壁静脉充盈或怒张，多见于腔静脉阻塞，上腔静脉阻塞时，静脉血流方向自上而下；下腔静脉阻塞时，血流方向自下而上(血流方向评估方法见本章第九节“腹部评估”)。

2. 皮下气肿 胸部皮下组织有气体积存时称为皮下气肿。以手按压皮下气肿的皮肤，可出现捻发感或握雪感。用听诊器按压皮下气肿部位时，可听到类似捻动头发的声音称为皮下气肿捻发音。多由于肺、气管或胸膜受损后，气体自病变部位逸出，积存于皮下所致。严重者气体可由胸壁皮下向颈部、腹部或其他部位的皮下蔓延。

3. 胸壁压痛 正常胸壁无压痛，肋间神经炎、肋软骨炎、胸壁软组织炎及肋骨骨折的患者，胸部受累的局部可有压痛。骨髓异常增生者常有胸骨压痛和叩击痛，见于白血病患者。

4. 肋间隙 必须注意肋间隙有无回缩或膨隆。吸气时肋间隙回缩提示呼吸道阻塞使吸气时气体不能自由地进入肺内。肋间隙膨隆见于大量胸腔积液、张力性气胸或严重肺气肿患者。此外，胸壁肿瘤、主动脉瘤或婴儿和儿童心脏明显肿大者，其相应局部的肋间隙亦常膨出。

(二) 胸廓

正常胸廓两侧对称，成年人胸廓前后径较左右径为短，两者的比例约为1∶1.5；小儿和老年人胸廓的前后径略小于左右径或几乎相等。常见的胸廓外形改变见图3-27和图3-28。

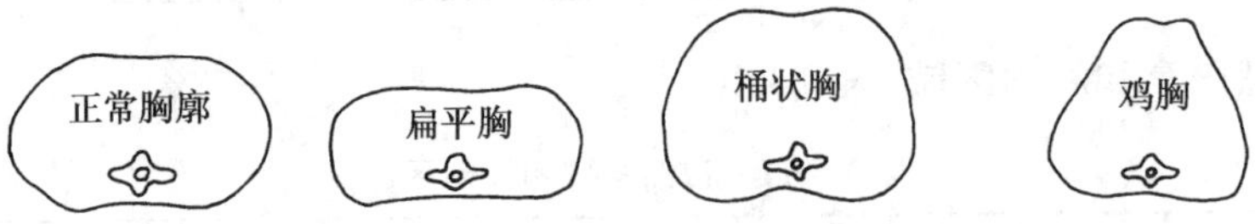

3-27 几种不同胸廓横断面

1. 扁平胸(flat chest) 为胸廓呈扁平状，其前后径不及左右径的一半。见于瘦长体型者，亦可见于慢性消耗性疾病，如肺结核等。

2. 桶状胸(barrel chest) 为胸廓前后径增加，有时与左右径几乎相等，甚或超过左右径，故呈圆桶状。肋骨的斜度变小，其与脊柱的夹角常大于45°。肋间隙增宽且饱满。腹上

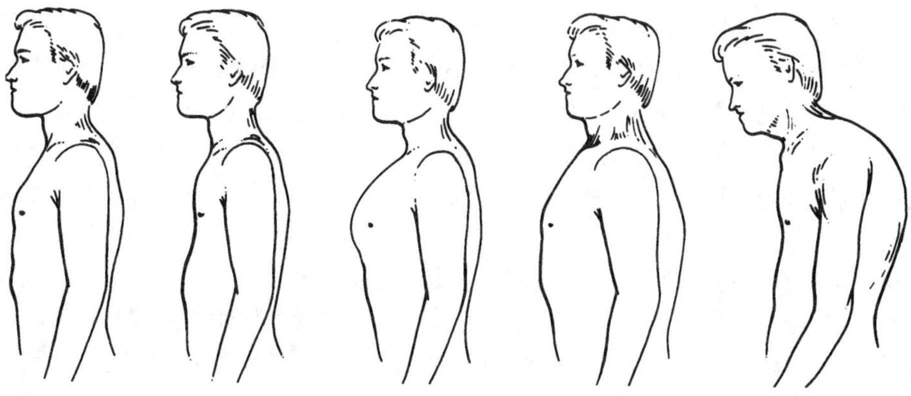

3-28　胸廓的正常和异常形态

角增大，且呼吸时改变不明显。见于严重肺气肿的患者，亦可见于老年或矮胖体型者。

3. 佝偻病胸(rachitic chest)　为佝偻病所致的胸廓改变，多见于儿童。沿胸骨两侧各肋软骨与肋骨交界处常隆起，形成串珠状，称为佝偻病串珠；下胸部前面的肋骨常外翻，沿膈附着的部位其胸壁向内凹陷形成的沟状带，称为肋膈沟；若胸骨剑突处显著内陷，形似漏斗胸；胸廓的前后径略长于左右径，其上下距离较短，胸骨下端常前突，胸廓前侧壁肋骨凹陷，称为鸡胸。

4. 胸廓一侧变形　胸廓一侧膨隆见于大量胸腔积液、气胸或一侧严重代偿性肺气肿。胸廓一侧平坦或下陷常见于肺不张、肺纤维化、广泛性胸膜增厚或粘连等。

5. 胸廓局部隆起　见于心脏明显增大、心包大量积液、主动脉瘤及胸内或胸壁肿瘤等。此外，还见于肋软骨炎和肋骨骨折等，前者于肋软骨突起处常有压痛，后者在前后挤压胸廓时，局部常出现剧痛，还可于骨折断端处查到骨摩擦音。

6. 脊柱畸形引起的胸廓改变　严重者因脊柱前凸、后凸或侧弯，导致胸部两侧不对称，肋间隙增宽或变窄。胸腔内器官与表面标志的关系发生改变。严重脊柱畸形所致的胸廓外形改变可引起呼吸、循环功能障碍。常见于脊柱结核等。

三、乳　　房

正常儿童及男子乳房不明显，乳头位置位于双侧锁骨中线第 4 肋间隙。正常女性乳房在青春期逐渐增大，呈半球形。中老年妇女乳房多下垂或呈袋状，孕妇及哺乳期乳房增大、前突或下垂，乳晕扩大，色素加深。

乳房评估时被评估者采取坐位或仰卧位，充分暴露胸部，按视诊及触诊程序全面检查双侧乳房及引流淋巴结，以免发生漏诊。

(一) 视诊

注意双侧乳房大小、形状、乳头位置是否对称。乳房皮肤有无红肿、溃疡、皮疹、瘢痕、色素沉着。

1. 对称性　正常女性坐位时两侧乳房基本对称，但亦有轻度不对称者，是由于两侧乳房发育程度不同所致。一侧乳房明显增大见于先天畸形、囊肿、炎症或肿瘤等；一侧乳房明显缩小多因发育不全所致。

2. 乳房皮肤　①乳房皮肤发红：提示局部炎症或乳癌累及浅表淋巴管引起的癌性淋巴

管炎。前者常伴局部肿、热、痛;后者局部皮肤呈深红色,不伴热痛,可予鉴别;②乳房水肿:常见于乳腺癌和炎症。癌肿引起的水肿为癌细胞机械填塞皮肤淋巴所致,称之为淋巴水肿。此时,因毛囊及毛囊孔明显下陷,故局部皮肤外观呈“橘皮”或“猪皮”样。炎症水肿由于炎症刺激使毛细血管通透性增加,血浆渗出至血管外,并进入细胞间隙之故,常伴有皮肤发红。乳房皮肤水肿应注意其确切部位和范围。③皮肤回缩:乳房皮肤回缩可由于外伤或炎症,使局部脂肪坏死,成纤维细胞增生,造成受累区域乳房表层和深层之间悬韧带缩短之故。可提示恶性肿瘤的存在。特别当尚无局部肿块、皮肤固定和溃疡等晚期乳癌表现的患者,轻度的皮肤回缩,常为早期乳癌的征象。评估时应请被评估者接受各种能使前胸肌收缩、乳房悬韧带拉紧的上肢动作,如双手上举超过头部,或相互推压双手掌面或双手推压两侧髋部等,均有助于早期发现乳房皮肤或乳头回缩的征象。

3. 乳头 注意乳头的位置、大小,两侧是否对称,有无倒置或内陷。乳头回缩,如系自幼发生,为发育异常;如为近期发生则可能为癌变。乳头出现分泌物提示乳腺导管有病变,分泌物可呈浆液性或血性。血性最常见于导管内良性乳突状瘤所引起,但亦见于乳癌的患者。浆液性见于慢性囊性乳腺炎。妊娠时乳头及其活动度均增大,肾上腺皮质功能减退时乳晕可出现明显色素沉着。

4. 腋窝和锁骨上窝 完整的乳房视诊还应包括乳房淋巴引流的区域,必须详细观察腋窝和锁骨上窝有无红肿、包块、溃疡、瘘管及瘢痕等。

(二) 触诊

乳房的上界是第 2 或第 3 肋骨,下界是第 6 或第 7 肋骨,内界起自胸骨缘,外界止于腋前线。

评估乳房时,被评估者采取坐位,先两臂下垂,然后双臂高举超过头部或双手叉腰再行检查。仰卧位时,可垫以小枕头抬高肩部使乳房能较对称地位于胸壁上,以便进行详细的检查。以乳头为中心作一垂直线和水平线,可将乳房分为 4 个象限(图 3-29)。评估者的手指和手掌平置在乳房上,应用指腹轻施压力,以旋转或来回滑动进行触诊。触诊先由健侧乳房开始,以顺时针方向依次按外上、外下、内下、内上进行由浅入深触诊直至 4 个象限检查完毕为止,最后触诊乳头,后检查患侧。触诊乳房时应着重注意有无红肿、热痛和包块。乳头有无硬结、弹性改变和分泌物。

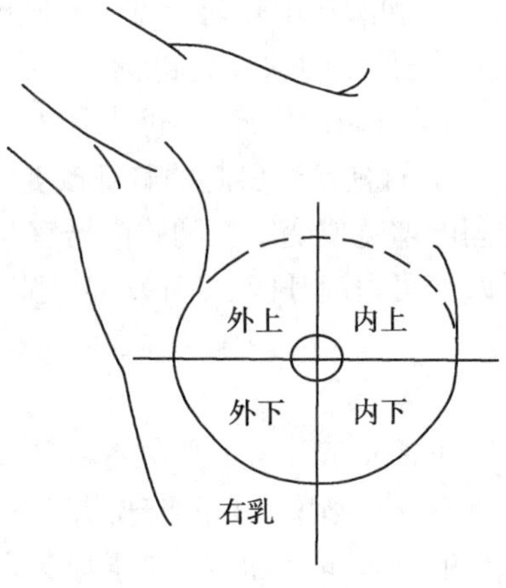

图 3-29 乳房分区

正常乳房呈模糊的颗粒感和柔韧感,随不同年龄和生理周期可有改变。月经期乳房小叶充血,乳房有紧张感,月经后充血迅即消退;妊娠期乳房增大并有柔韧感;哺乳期乳房则呈结节感。触诊乳房时必须注意下列物理征象:

1. 硬度和弹性 硬度增加和弹性消失提示皮下组织被炎症或新生物所浸润。此外,还应注意乳头的硬度和弹性,当乳晕下有癌肿存在时,该区域皮肤的弹性常消失。

2. 压痛 乳房的某一区域压痛提示其下有炎症存在。月经期乳房亦较敏感,而恶性病变则甚少出现压痛。

3. 包块 如有包块存在应注意其部位、大小、质地、活动度及与周围组织有无粘连,有无压痛及其程度，外形是否规则，边缘是否清楚。

乳房触诊后，还应仔细触诊腋窝、锁骨上窝及颈部的淋巴结是否肿大或其他异常。因此处常为乳房炎症或恶性肿瘤扩展和转移的所在。

（三）乳房的常见病变

1. 急性乳腺炎 乳房红、肿、热、痛，常局限于一侧乳房的某一象限。触诊有硬结包块，伴寒战、发热及出汗等全身中毒症状，常发生于哺乳期妇女，但亦见于青年女性和男性。

2. 乳腺肿瘤 应区别良性或恶性，乳腺癌一般无炎症表现，多为单发并与皮下组织粘连，局部皮肤呈橘皮样，乳头常回缩。多见于中年以上的女性，晚期常伴有腋窝淋巴结转移。良性肿瘤则质较软，界限清楚并有一定活动度，常见于有乳腺囊性增生，乳腺纤维瘤等。

3. 男性乳房增生 常见于内分泌紊乱，如使用雌激素、肾上腺皮质功能亢进及肝硬化等。

（刘 斌）

思考题

患者，女性，60岁，右侧乳头间歇出现血性分泌物1月余，触摸到肿块6天。对该患者乳房如何做护理评估？可发现哪些阳性体征？

第七节 肺与胸膜评估

学习目标

1. 掌握 肺与胸膜评估的内容、正常表现及异常表现的临床意义。
2. 熟悉 呼吸系统常见疾病的主要体征。
3. 了解 语音震颤、胸膜摩擦感、呼吸音、啰音、语音共振、胸膜摩擦音的产生机制。
4. 学会 肺与胸膜异常体征的识别。
5. 熟练掌握 肺与胸膜评估的基本方法。

肺与胸膜评估是身体评估的重要组成部分，对肺部的视诊、触诊、叩诊、听诊可以帮助我们发现肺部存在的健康问题，为下一步的护理提供准确的依据。评估时，评估对象多采取坐位或仰卧位，并充分暴露胸部，室内应温暖、安静、光线适宜。

一、视 诊

视诊主要包括呼吸运动、呼吸频率、深度和节律。

（一）呼吸运动

呼吸运动是通过膈肌和肋间肌等呼吸肌的收缩和舒张来完成的，通过胸廓的扩张和缩小，进而带动肺的扩张和回缩。正常情况下，吸气是主动运动，呼气是被动运动。

1. 呼吸运动类型 呼吸运动包括胸式呼吸和腹式呼吸两种类型，以肋间肌运动为主的呼吸称为胸式呼吸，以膈肌运动为主的呼吸称为腹式呼吸。通常两种类型的呼吸不同程度地同时存在。成年男性和儿童以腹式呼吸为主，成年女性以胸式呼吸为主。

疾病可使呼吸运动的类型发生改变：①胸式呼吸增强、腹式呼吸减弱见于大量腹水、腹膜炎、肝脾极度肿大、腹腔巨大肿瘤、妊娠晚期等；②腹式呼吸增强、胸式呼吸减弱见于肺、胸膜或胸壁的疾病，如肺炎、胸膜炎、肺结核、肺气肿、肋骨骨折等。

2. 呼吸困难 呼吸系统疾病引起的呼吸困难主要包括以下三种类型：

(1)吸气性呼吸困难：上呼吸道阻塞时，气体吸入不畅，吸气时胸膜腔内负压明显增高，吸气费力，吸气时间延长，严重时可引起胸骨上窝、锁骨上窝、肋间隙向内凹陷，称"三凹征"(three depressions sign)。见于气管、大支气管的异物、肿瘤或喉头水肿等。

(2)呼气性呼吸困难：下呼吸道阻塞时，气体呼出不畅，呼气费力，呼气时间延长。见于支气管哮喘、阻塞性肺气肿等。

(3)混合性呼吸困难：肺部有大范围广泛病变时，因呼吸面积减少，影响肺换气，吸气和呼气均费力。见于重症肺炎、大量胸腔积液等。

(二) 呼吸频率、深度和节律

正常成年人在静息状态下，呼吸频率为 12～20 次/分，深浅适宜，节律均匀而整齐。新生儿的呼吸频率 44 次/分左右，随年龄增长而递减。呼吸频率、深度和节律的变化见图 3-30。

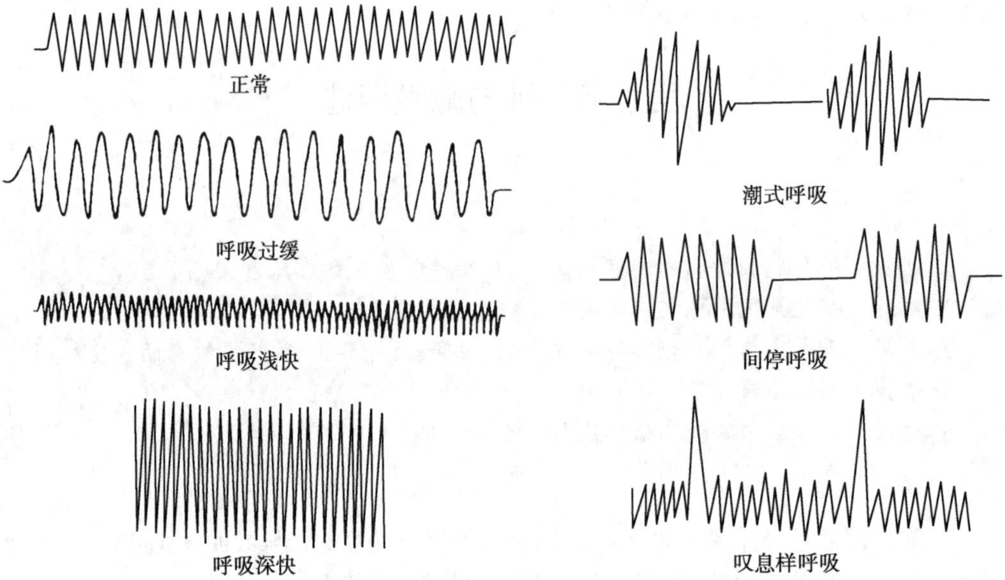

图 3-30 呼吸频率、深度和节律的变化

1. 呼吸频率异常 ①呼吸过速：正常成年人在静息状态下呼吸频率超过 20 次/分，见于剧烈运动、发热、贫血、大叶性肺炎、甲状腺功能亢进、心力衰竭等。一般情况下，体温每升高 1℃，呼吸约增加 4 次/分；②呼吸过缓：正常成年人在静息状态下呼吸频率少于 12 次/分，见于颅内压增高、麻醉剂或镇静剂过量等。

2. 呼吸深度异常 ①呼吸浅快：见于肺炎、胸膜炎、胸腔积液、气胸等；②呼吸深快：见于剧烈运动、情绪激动、严重代谢性酸中毒(Kussmaul 呼吸)等。

知识链接

Kussmaul 呼吸

当人体内有严重的代谢性酸中毒，如尿毒症酸中毒、糖尿病酮症酸中毒时，机体为排出体内过多的二氧化碳，呼吸变得深大且略快，以此来维持体内血液的酸碱平衡，此种深大呼吸称为库斯莫尔呼吸(Kussmaul 呼吸)。

3. 呼吸节律异常

(1)潮式呼吸：亦称 Cheyne-Stokes 呼吸。是呼吸从浅慢逐渐变为深快，再从深快逐渐变为浅慢，继之出现一段呼吸暂停，随后又开始重复上述变化，周而复始。多见于中枢神经系统疾病和某些中毒，如脑膜炎、脑炎、颅内压增高、巴比妥中毒、糖尿病酮症酸中毒等，为呼吸中枢兴奋性降低的表现。老年人因脑动脉硬化，中枢神经系统供血不足，在熟睡状态下也可出现潮式呼吸。

(2)间停呼吸：亦称 Biot 呼吸。是正常的规律呼吸与呼吸暂停相交替。发生原因同潮式呼吸，但比潮式呼吸更为严重，常在临终前发生。

(3)叹息样呼吸：在一段正常呼吸中插入一次深大呼吸，常常伴有叹息声，多属功能性改变。见于神经衰弱、抑郁症等。

二、触　　诊

触诊包括胸廓扩张度、语音震颤和胸膜摩擦感。

(一) 胸廓扩张度

胸廓扩张度(thoracic expansion)即呼吸时胸廓的动度。

1. 评估方法 常在胸廓前下部和背部进行评估。①前胸部：评估者两手掌置于胸廓前下部对称部位，两手拇指沿两侧肋缘指向剑突(图 3-31)；②背部：评估者两手掌置于背部肩胛下区对称部位(图 3-32)。嘱评估对象做深呼吸运动，观察和比较两手动度是否一致，两手拇指距中线距离是否相等。正常人的两侧胸廓随呼吸运动扩张度一致。

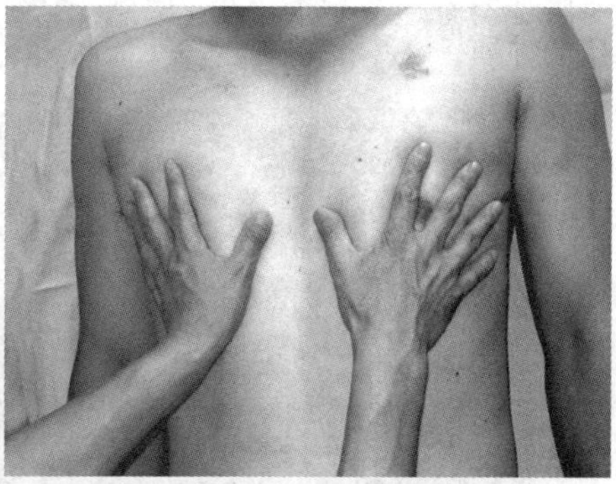

图 3-31 胸廓扩张度评估(前胸部)

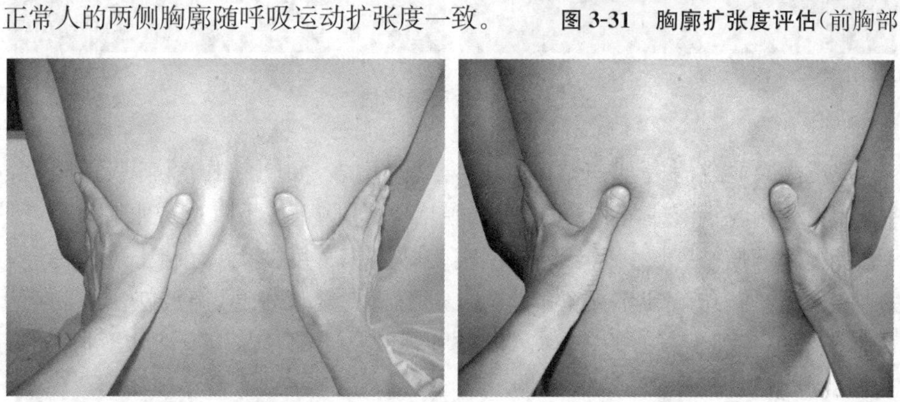

呼气　　吸气

图 3-32 胸廓扩张度评估(背部)

2. 临床意义 ①一侧胸廓扩张度减弱，见于该侧大量胸腔积液、气胸、肺不张、胸膜增厚等，同时对侧胸廓扩张度常代偿性增强；②双侧胸廓扩张度减弱，见于阻塞性肺气肿、双侧胸膜增厚等；③双侧胸廓扩张度增强，见于发热、剧烈运动、代谢性酸中毒以及大量腹水、腹膜炎等导致的胸式呼吸代偿性增强。

（二）语音震颤

语音震颤（vocal fremitus）是指评估对象发出声音时，声波沿气管、支气管、肺泡传到胸壁时所引起的共鸣振动，评估者可用手触及，又称触觉语颤（tactile fremitus）（图 3-33）。

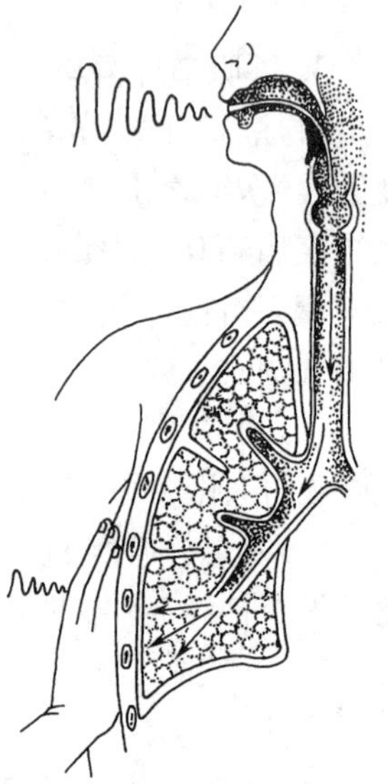

图 3-33 语音震颤

1. 评估方法 评估者用双手手掌尺侧缘或掌面轻放在评估对象两侧胸壁对称部位，嘱其用相同的强度重复发"一"的长音，评估自上而下，从前胸到侧胸再背部，两侧交叉对比，比较两侧对称部位语音震颤的异同，注意有无增强或减弱（图 3-34）。

正常人语音震颤的强弱受发音强弱、音调高低、胸壁厚薄及支气管至胸壁的距离等多种因素的影响。一般情况下，发音越强，音调越低，胸壁越薄及支气管至胸壁的距离越近者，语音震颤越强；反之则越弱。成年男性、消瘦者比儿童、女性、肥胖者强，前胸上部比下部强，右胸上部比左胸上部强。

2. 临床意义 病理状态下，气管、支气管是否通畅，肺组织密度高低，胸膜及胸膜腔有无病变，胸壁传导是否良好是决定语音震颤强度的主要因素。根据语音震颤的强弱改变，可判断胸内病变的性质。

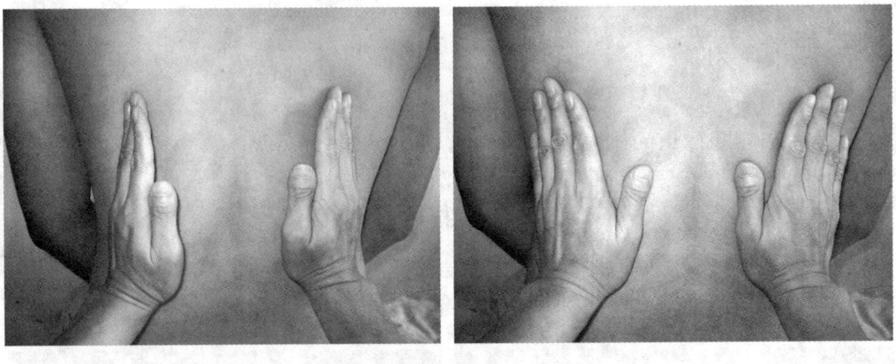

图 3-34 语音震颤评估方法

（1）语音震颤减弱或消失：见于①肺泡内含气量增多，如肺气肿；②呼吸道阻塞，如阻塞性肺不张；③大量胸腔积液或气胸；④严重胸膜增厚；⑤胸壁皮下气肿或水肿。

（2）语音震颤增强：见于①肺组织实变，实变肺组织密度变大，有利于声波传导，如大叶性肺炎、肺梗死；②肺内有靠近胸壁的大空腔，空腔与支气管相通，声波在空腔内产生共鸣，周围的炎性浸润也有利于声波的传导，如肺脓肿、肺结核空洞；③压迫性肺不张，如胸腔积液区上方受压的肺组织。

（三）胸膜摩擦感

生理状态下胸膜表面光滑，胸膜的脏层和壁层之间有微量润滑液体，呼吸时两层胸膜相互滑动，触诊胸部无摩擦感。胸膜发生急性炎症时，炎性渗出的纤维蛋白沉积在胸膜上，使胸膜变得粗糙，呼吸时两层胸膜发生摩擦，触诊如皮革相互摩擦的感觉，故称胸膜摩擦感(pleural friction fremitus)。在动度较大的胸廓前下侧部易触及，屏住呼吸，则摩擦感消失。当胸腔积液增多时，两层胸膜分离，摩擦感消失。

三、叩　　诊

(一) 叩诊方法

叩诊方法包括间接叩诊法和直接叩诊法(详见本章第一节“身体评估的基本方法”)，以前者常用。叩诊时，评估对象取坐位或卧位，身体放松，均匀呼吸。叩诊顺序从肺尖开始，自上而下，由外向内，先叩前胸，再叩两侧胸，后叩背部，注意上下及左右对称部位的对比。叩前胸时，评估对象胸部稍前挺；叩侧胸时，评估对象双手抱头；叩背部时，评估对象双手交叉抱肩或抱肘，胸部稍向前倾，头略低。叩诊时，评估者板指紧贴肋间隙，与肋骨平行；叩肩胛间区时，板指应与脊柱平行。

(二) 正常叩诊音

肺部正常叩诊音为清音。其音响强弱、音调高低与肺泡含气量、胸壁厚薄及邻近器官的影响有关。右肺上部比左肺上部稍浊；前胸上部比下部稍浊；左腋前线下方因靠近胃泡呈鼓音，右腋下部受肝脏影响比左腋下部稍浊；背部比前胸部稍浊(图 3-35)。

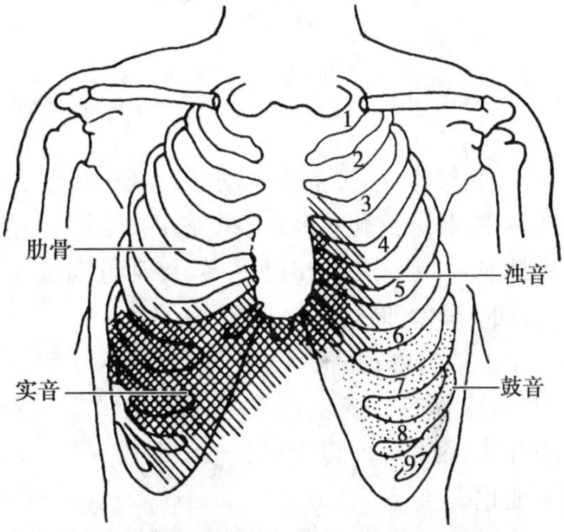

图 3-35　正常前胸部叩诊音

(三) 肺界的叩诊

肺界的叩诊包括肺上界、肺前界、肺下界和肺下界移动范围的叩诊。

1. 肺上界　指肺尖的宽度(Kronig 峡)。

(1)评估方法：由斜方肌前缘中央处开始逐渐向外叩诊，由清音变浊音处作标记；再由斜方肌前缘中央处开始逐渐向内叩诊，由清音变浊音处作标记，测量以上两点之间的距离即为肺上界。正常约 4～6cm。生理情况下，右侧肺尖低，右侧肩胛带肌肉发达，因此右侧肺上界比左侧略窄。

(2)临床意义：肺上界变窄，见于肺尖结核、肿瘤、纤维性病灶等；肺上界变宽，呈过清音，见于肺气肿。

2. 肺前界　正常肺前界相当于心脏的绝对浊音界，左肺前界相当于左胸骨旁线第 4～6 肋间隙的位置，右肺前界相当于胸骨右缘。临床应用较少。

3. 肺下界　正常人平静呼吸时，肺下界分别位于锁骨中线、腋中线、肩胛线上第 6、8、10 肋间隙，两侧肺下界基本一致。因发育、体型不同，肺下界位置可略有差异，瘦长体型者可下移一个肋间隙，矮胖体型者可上移一个肋间隙。肺下界下移，见于阻塞性肺气肿、腹腔内脏下垂等；肺下界上移，见于肺不张、肝脾肿大、大量腹水、腹腔巨大肿瘤等。

4. 肺下界移动范围　相当于呼吸时膈肌的移动范围。

(1)评估方法：嘱评估对象平静呼吸，先在肩胛线上叩出肺下界，板指放在原位不动，嘱评估对象深吸气后屏住呼吸，沿肩胛线继续向下叩诊，由清音变成浊音处作标记。当评估对象恢复平静呼吸后，用同样方法叩出平静呼吸时的肺下界，然后嘱评估对象深呼气后屏住呼吸，沿肩胛线向上叩诊，由浊音变成清音处作标记，测量以上两标记之间的距离，即为肺下界移动范围(图 3-36)。正常约 6～8cm。

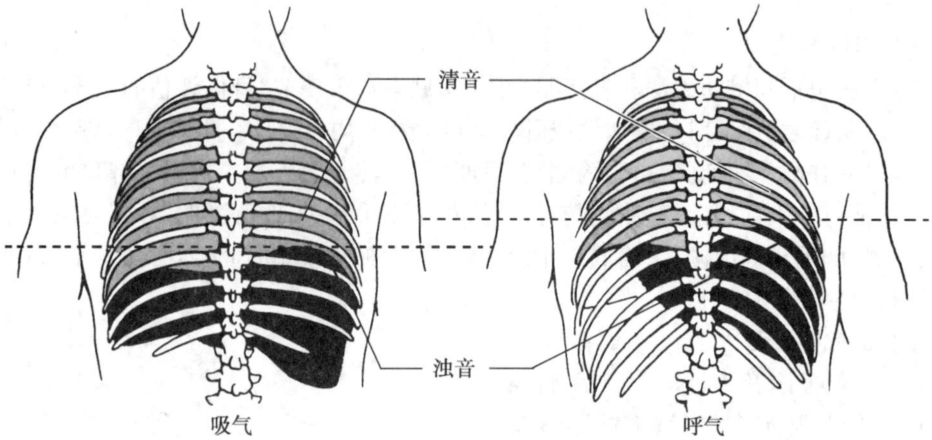

图 3-36 肺下界移动范围

(2)临床意义：肺下界移动范围减小见于①肺组织弹性减弱，如肺气肿；②肺组织萎缩，如肺不张、肺纤维化；③肺组织炎症或水肿；④局部胸膜粘连；⑤大量胸腔积液、气胸或广泛胸膜粘连时，因无法叩出肺下界，移动范围也无法叩得。

(四) 异常叩诊音

在正常肺部的清音区域叩出浊音、实音、过清音或鼓音时，即为肺部异常叩诊音，提示肺、胸膜等有病变。异常叩诊音的类型取决于病变性质、大小和病变部位的深浅。一般距体表深度 5cm 以上的病变、直径少于 3cm 的病变或少量胸腔积液，常不能发现叩诊音的变化。

1. 浊音或实音 见于①肺内较大面积含气量减少的病变，如肺炎、肺不张、肺水肿、肺结核、肺梗死等；②肺内不含气的占位性病变，如肺肿瘤、未液化的肺脓肿等；③胸膜的病变，如胸腔积液、胸膜增厚等。

2. 过清音 见于肺组织弹性减弱、肺泡内含气量增多，如肺气肿。

3. 鼓音 见于①肺内有靠近胸壁且直径大于 3～4cm 的大空腔，如肺结核空洞、液化的肺脓肿、癌性肺空洞等；②气胸。

四、听 诊

听诊是肺部评估中的最主要部分。评估对象取坐位或卧位，微张口均匀呼吸，必要时按要求作深呼吸或咳嗽数次，有利于观察呼吸音及啰音的变化。听诊顺序同叩诊顺序，由肺尖开始，自上而下，按先前胸再侧胸后背部的顺序进行，注意上下及左右对称部位的对比。

(一) 正常呼吸音

正常呼吸音包括支气管呼吸音(bronchial breath sound)、肺泡呼吸音(vesicular breath sound）和支气管肺泡呼吸音（bronchovesicular breath sound）（图 3-37）。

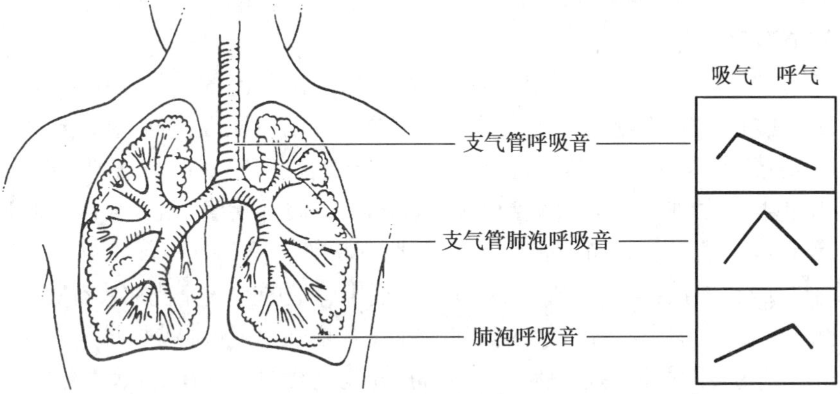

图 3-37　三种正常呼吸音的分布及特点

1. 支气管呼吸音　是空气在声门、气管或主支气管进出发生湍流所产生的声音，类似抬舌后从口腔呼气发出的“哈”音，音响较强、音调较高，呼气相比吸气相长。正常人在喉部、胸骨上窝、背部第 6、7 颈椎及第 1、2 胸椎附近可听到。

2. 支气管肺泡呼吸音　兼有支气管呼吸音和肺泡呼吸音特点的混合性呼吸音。吸气音的性质类似肺泡呼吸音，但音响较强、音调较高；呼气音的性质类似支气管呼吸音，但音响较弱，音调较低。吸气相和呼气相大致相等。正常人在胸骨两侧第 1、2 肋间、肩胛间区第 3、4 胸椎水平、肺尖前后可听到。

3. 肺泡呼吸音　吸气时，气流经支气管进入肺泡，冲击肺泡壁，引起肺泡由松弛变为紧张，呼气时肺泡又由紧张变为松弛，肺泡的这种弹性变化和气流的振动形成的声音，称为肺泡呼吸音，类似用上齿咬住下唇吸气时发出的“夫”音，音响较弱、音调较低，吸气相比呼气相长。正常人在除支气管呼吸音、支气管肺泡呼吸音分布区域以外的其他肺部均可听到。

生理状态下，肺泡呼吸音的强弱受呼吸的深浅、肺组织的弹性、胸壁的厚薄以及性别、年龄、体型的影响。一般来说，肺泡呼吸音在肺泡组织较多，胸壁肌肉较薄的乳房下部和肩胛下部最明显，其次是腋窝下部，肺尖和肺下缘最弱；男性因呼吸运动强，胸壁皮下脂肪少，比女性肺泡呼吸音强；儿童因肺组织弹性好，胸壁较薄，比老年人肺泡呼吸音强；瘦长体型者因胸壁较薄比矮胖体型者肺泡呼吸音强。

（二）异常呼吸音

异常呼吸音（abnormal breath sound）包括异常支气管呼吸音、异常肺泡呼吸音、异常支气管肺泡呼吸音。

1. 异常支气管呼吸音　在正常肺泡呼吸音听诊区域内听到支气管呼吸音，称为异常支气管呼吸音，又称管状呼吸音，常见于以下几种情况：

（1）肺组织实变：肺组织实变后，声音传导良好，支气管呼吸音易通过实变的肺组织传到体表而被听到，实变范围越大、位置越表浅，支气管呼吸音越清楚，如大叶性肺炎实变期、结核性干酪性肺炎等。

（2）肺内大空腔：当肺内大空腔与支气管相通时，支气管呼吸音在空腔内共鸣，并通过空腔周围实变肺组织传导到体表，可听到清晰的支气管呼吸音。如肺脓肿、肺结核空洞等。

(3)压迫性肺不张：肺组织受压后较致密，有利于支气管呼吸音的传导。如胸腔积液区的上方有时可听到支气管呼吸音，但强度弱且遥远。

2. 异常肺泡呼吸音

(1)肺泡呼吸音减弱或消失：与肺泡通气量减少，进出肺泡的空气流速减慢或呼吸音传导障碍有关。可在单侧、双侧或局部肺部出现。常见于以下原因：①胸廓活动受限，如肋骨骨折、肋间神经痛、胸痛等；②呼吸道阻塞，如慢性支气管炎、阻塞性肺气肿、喉头水肿、气管肿瘤等；③压迫性肺膨胀不全，如胸腔积液、气胸等；④腹部疾病，如腹腔巨大肿瘤、大量腹水、肠胀气等；⑤呼吸肌疾病，如重症肌无力、膈肌麻痹等。

(2)肺泡呼吸音增强：与肺泡通气功能增强，进出肺泡的空气流速加快有关。剧烈运动、高热、代谢亢进、贫血、酸中毒等可使双侧肺泡呼吸音增强；一侧肺或胸膜病变如肺炎、肺结核、胸腔积液、气胸等则可引起患侧呼吸音减弱，健侧代偿性呼吸音增强。

(3)呼气音延长：与下呼吸道狭窄、阻塞或肺组织弹性减弱有关。见于支气管哮喘、慢性支气管炎、阻塞性肺气肿等。

(4)呼吸音粗糙：与炎症导致支气管管壁粗糙不平或狭窄，气流进出不通畅有关。见于支气管炎、肺炎早期。

(5)断续性呼吸音：又称齿轮呼吸音。呼吸音不连续，有短暂不规则间歇。与肺内局部炎症或支气管狭窄，空气不能均匀进入肺泡有关。常见于肺结核、肺炎等。

3. 异常支气管肺泡呼吸音 在正常肺泡呼吸音听诊区域内听到支气管肺泡呼吸音，称为异常支气管肺泡呼吸音。常见于①肺组织实变范围小，与正常肺组织混合存在，如支气管肺炎、大叶性肺炎早期；②深部实变肺组织被正常肺组织覆盖，如浸润性肺结核早期；③胸腔积液上方压迫性肺不张。

(三) 啰音

啰音(rales)是呼吸音之外的附加音，正常肺部听不到。按其性质和产生机制不同可分为湿啰音(moist rales)和干啰音(rhonchi)(图 3-38)。

1. 湿啰音

(1)产生机制：①气流通过含有稀薄分泌物(如渗出液、黏液、血液、脓液等)的气管、支气管腔时形成水泡，随后水泡立即破裂所产生的声音，又称水泡音；②因分泌物相互粘合陷闭的细支气管或肺泡在吸气时被气流冲开重新充气所产生的爆裂音。

(2)听诊特点：①呼气早期和吸气时均可听到，以吸气时或吸气末较明显；②断续而短暂，常一次连续多个出现；③各种水泡音可同时存在，咳嗽后常可减轻或消失；④部位较固定，性质不易变。

(3)分类：按病变的支气管管径的大小分为大、中、小水泡音和捻发音。①大水泡音：又称粗湿啰音(coarse rales)，发生在气管、主支气管或空洞内，多出现于吸气早期；②中水泡音：又称中湿啰音(medium rales)，发生在中等大小支气管，多出现于吸气中期；③小水泡音：又称细湿啰音(fine rales)，发生在小支气管，多出现于吸气后期；④捻发音(crepitus)：发生在细支气管和肺泡，多出现于吸气终末。是一种极细而均匀一致的声音，像用手指在耳边捻搓头发时所发出的声音。在正常老年人或长期卧床的患者肺底可听到，在多次深呼吸或咳嗽后可消失，一般无临床意义。病理状态下见于肺淤血或肺炎早期。

(4)临床意义：①肺部局限性湿啰音，提示该处局部病变，如肺炎、肺结核、支气管扩张等；②双肺底湿啰音，见于左心衰竭所致肺淤血、支气管肺炎等；③双肺满布湿啰音，见于急

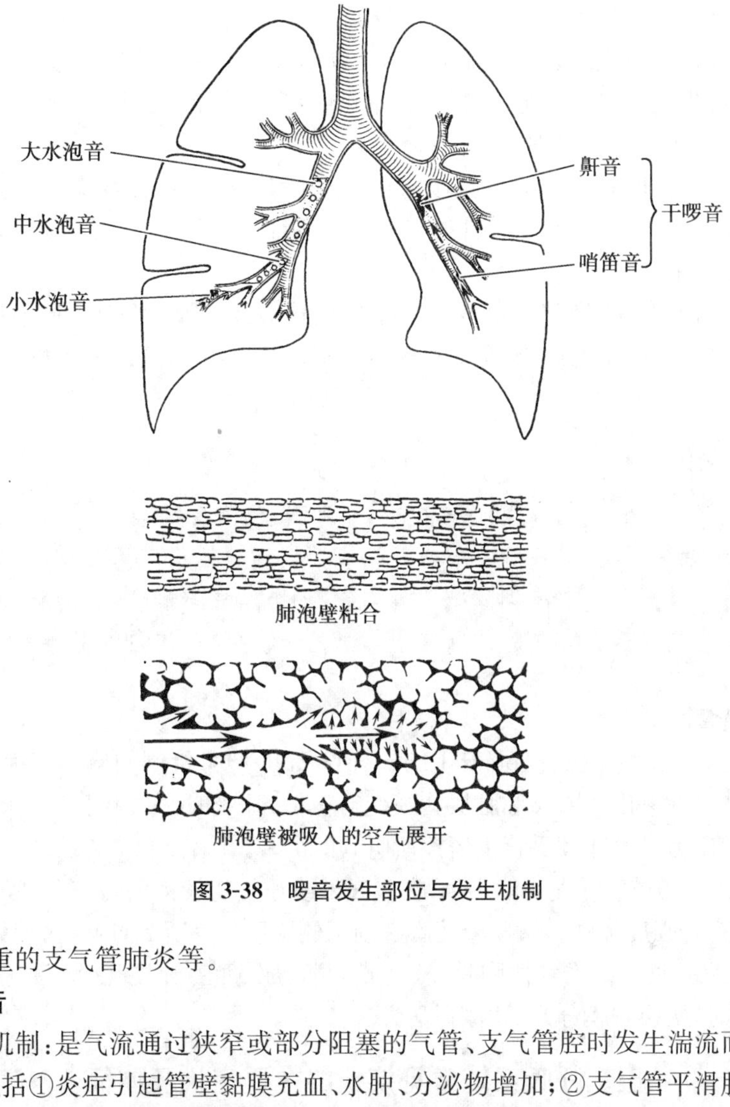

图 3-38　啰音发生部位与发生机制

性肺水肿、严重的支气管肺炎等。

2. 干啰音

(1)产生机制:是气流通过狭窄或部分阻塞的气管、支气管腔时发生湍流而产生的声音。其病理基础包括①炎症引起管壁黏膜充血、水肿、分泌物增加;②支气管平滑肌痉挛;③管腔内异物、肿瘤阻塞;④管壁外肿大淋巴结或肿瘤压迫等(图 3-39)。

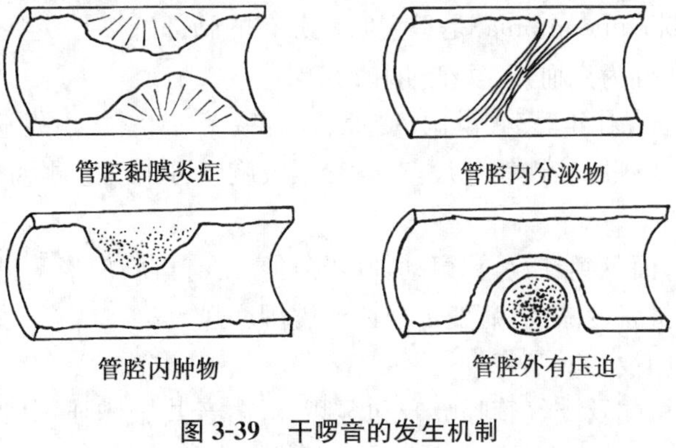

图 3-39　干啰音的发生机制

(2)听诊特点:①吸气、呼气均能听到,呼气时更明显;②音调较高,持续时间较长;③部位、强度、性质易变,数量可在瞬间内明显增减。

(3)分类:按病变支气管管径的大小及音调的高低分为鼾音(sonorous rhonchi)和哨笛音(sibilant rhonchi)。①鼾音:音调低,又称低调干啰音,因其很像人熟睡状态下打鼾的声音,故名鼾音,多发生在气管或主支气管;②哨笛音:音调高呈上升性,又称高调干啰音,也称哮鸣音,多发生在小支气管或细支气管。

(4)临床意义:①两肺满布干啰音,见于支气管哮喘、喘息性慢性支气管炎、心源性哮喘等;②局限性干啰音,见于局部支气管狭窄,如支气管肺癌、支气管异物、支气管内膜结核等。

(四)语音共振

嘱评估对象用同等强度重复发出"一"的长音,声波经气管、支气管、肺泡传到胸壁,用听诊器可听到柔和而不清楚的声音,称为语音共振(vocal resonance),产生机制及临床意义与语音震颤相同。

知识链接

语音震颤、异常支气管呼吸音、语音共振

语音震颤增强、异常支气管呼吸音和语音共振增强的临床意义相同。主要见于肺组织实变(如大叶性肺炎实变期)、肺内大空腔(如肺结核空洞、液化的肺脓肿)、压迫性肺不张(如胸腔积液区上方受压的肺组织)。以上三种体征常在以上疾病同时存在。

(五)胸膜摩擦音

1. 产生机制 胸膜摩擦音(pleural friction sound)产生机制与胸膜摩擦感相同。胸膜有急性炎症时,炎性渗出使壁层和脏层胸膜变得粗糙,呼吸时两层胸膜发生摩擦,产生一种类似用一手掩耳,另一手在其手背上摩擦所听到的声音。

2. 听诊特点 吸气、呼气均能听到,在吸气末或呼气初较为明显,深呼吸或用力加压听诊器体件可使声音强度加强。胸膜摩擦音在前下侧胸壁最易听到,屏气时消失。

3. 临床意义 见于纤维素性胸膜炎、胸膜肿瘤、尿毒症、肺梗死、胸膜高度干燥等。当胸腔积液较多时,两层胸膜分开,摩擦音消失。

五、呼吸系统常见疾病的主要症状及体征

(一)大叶性肺炎

大叶性肺炎(lobar pneumonia)是呈大叶性分布的肺部感染性炎症,其主要病原体为肺炎链球菌。病理改变分为充血期、实变期和消散期。

1. 症状 好发于青壮年,多在淋雨、受凉、过度疲劳、酗酒之后发病,起病急骤,典型症状是突发寒战、高热,咳嗽,咳铁锈色痰,若病变累及胸膜可出现患侧胸痛。

2. 体征

视诊:急性病容,面色潮红,鼻翼扇动,呼吸急促,常有口唇疱疹。患侧呼吸动度减弱。

触诊:患侧胸廓扩张度减弱,病变部位语音震颤增强。

叩诊:病变部位叩浊音或实音。

听诊:病变部位可闻及支气管呼吸音和湿啰音,语音共振增强。累及胸膜,可闻及胸膜摩擦音。

(二)慢性阻塞性肺气肿

慢性阻塞性肺气肿(chronic obstructive emphysema)多由慢性支气管炎发展而来,长期

慢性炎症导致气道阻力增加，终末细支气管远端的气道(呼吸性细支气管、肺泡管、肺泡囊、肺泡)弹性减退，过度充气、膨胀，肺容积增大，并伴有气道壁的破坏。

1. 症状 在原有慢性支气管炎的咳嗽、咳痰或伴有喘息表现的基础上出现逐渐加重的呼吸困难。

2. 体征

视诊：桶状胸，双侧呼吸动度减弱。

触诊：双侧胸廓扩张度减弱，语音震颤减弱。

叩诊：双肺叩过清音，肺下界下移，肺下界移动范围减少，心浊音界缩小，肝浊音界下移。

听诊：双侧肺泡呼吸音减弱，呼气音延长，语音共振减弱。并发感染时，可闻及干、湿性啰音。

(三) 支气管哮喘

支气管哮喘(bronchial asthma)是以变态反应为主的气道慢性炎症，此种慢性炎症导致气道的高反应性和广泛多变的可逆性气流受限，从而引发一系列的表现。

1. 症状 多在幼年或青年发病，常有一定季节性，反复发作。发病前常有鼻部发痒、打喷嚏、流鼻涕、干咳等先兆表现。典型症状是发作性并伴有哮鸣音的呼气性呼吸困难或发作性胸闷和咳嗽，持续数小时或数日，可自行或经治疗后缓解。

2. 体征 缓解期无明显体征，发作期体征如下：

视诊：严重的呼气性呼吸困难，端坐呼吸，大汗淋漓，发绀。双侧胸廓饱满对称，呼吸动度减弱。

触诊：双侧胸廓扩张度减弱，语音震颤减弱。

叩诊：双肺叩过清音，肺下界下移。

听诊：双侧肺泡呼吸音减弱，呼气音延长，满布哮鸣音，语音共振减弱。

(四) 胸腔积液

胸腔积液(pleural effusion)是胸膜腔内积聚的液体超出正常量。积液性质按病因不同分为渗出液和漏出液两种。渗出液主要因炎症、肿瘤等引起；漏出液主要因心力衰竭、低蛋白血症等引起。

1. 症状 少于300ml的少量胸腔积液症状多不明显，但炎性渗出引起的少量胸腔积液表现为刺激性干咳，患侧胸痛，积液量增多时，疼痛减轻或消失。超过500ml的胸腔积液主要症状是胸闷、气短、呼吸困难。

2. 体征 少量积液常无明显体征，中等至大量胸腔积液体征如下：

视诊：患侧卧位或端坐位，呼吸浅快，患侧胸廓饱满，呼吸动度减弱。

触诊：气管移向健侧，患侧胸廓扩张度减弱，积液区语音震颤减弱或消失，积液区上方因肺组织受压，语音震颤可增强。

叩诊：积液区叩浊音或实音。

听诊：积液区肺泡呼吸音和语音共振减弱或消失，积液区上方可闻及支气管呼吸音。

(五) 气胸

气胸(pneumothorax)是胸膜腔内有气体积存。主要因慢性呼吸系统疾病如阻塞性肺气肿、肺结核等引起的胸膜脏层破裂，气体进入胸膜腔从而形成气胸。此外，胸部外伤、胸腔穿刺也可导致气胸。

1. 症状 少量积气或缓慢起病者，症状多不明显；起病急，积气量多者，可突感胸痛，进行性呼吸困难，严重者有大汗淋漓、烦躁不安、发绀、休克甚至呼吸衰竭。

2. 体征 少量积气常无明显体征，积气量多时体征如下：

视诊：患侧胸廓饱满，呼吸动度减弱。

触诊：气管移向健侧，患侧胸廓扩张度减弱，患侧语音震颤减弱或消失。

叩诊：患侧叩鼓音。右侧气胸时肝浊音界下移。

听诊：患侧肺泡呼吸音和语音共振减弱或消失。

呼吸系统常见疾病的主要体征见表 3-12。

表 3-12 呼吸系统常见疾病的主要体征

疾病	视诊	触诊	叩诊	听诊
大叶性肺炎	患侧呼吸动度减弱	病变部位语音震颤增强	病变部位浊音或实音	病变部位异常支气管呼吸音和湿啰音，语音共振增强
慢性阻塞性肺气肿	桶状胸，双侧呼吸动度减弱	双侧语音震颤减弱	双肺过清音，肺下界下移	双肺肺泡呼吸音和语音共振减弱，呼气音延长
支气管哮喘	双侧胸廓饱满对称，呼吸动度减弱	双侧语音震颤减弱	双肺过清音，肺下界下移	双肺肺泡呼吸音和语音共振减弱，满布哮鸣音，呼气音延长
胸腔积液	患侧胸廓饱满，呼吸动度减弱或消失	气管移向健侧，积液区语音震颤减弱或消失	积液区浊音或实音	积液区肺泡呼吸音和语音共振减弱或消失
气胸	患侧胸廓饱满，呼吸动度减弱或消失	气管移向健侧，患侧语音震颤减弱或消失	患侧鼓音	患侧肺泡呼吸音和语音共振减弱或消失

（杨志丽）

思考题

1. 患者，男性，32 岁，淋雨受凉后出现畏寒、发热、咳嗽、咳铁锈色痰、右侧胸痛，经医院检查诊断为右侧大叶性肺炎，请问对该患者进行肺部评估时可发现哪些阳性体征？

2. 患者，男性，62 岁，患慢性支气管炎、阻塞性肺气肿 20 余年，近 5 天来咳嗽、咳痰加重，对该患者进行护理评估可发现哪些阳性体征？该患者在搬重物时，突然出现右侧剧烈胸痛，呼吸困难，诊断为自发性气胸，对该患者进一步进行护理评估可发现哪些阳性体征？

第八节 心脏与血管评估

学习目标

1. 掌握 正常心尖搏动位置、震颤的临床意义；听诊内容、第一心音与第二心音的特点、期前收缩与房颤的特点。

2. 熟悉 心脏杂音产生机制及分析要点；循环系统常见疾病的主要体征。血管异常改变的临床意义。

3. 了解 奔马律、开瓣音与心包叩击音的听诊特点及临床意义。

4. 学会 心脏和血管评估方法、心脏瓣膜听诊区的位置。

5. 熟练掌握 第一心音与第二心音鉴别听诊。

心脏与血管评估是心血管疾病诊断的基本方法，心脏的视诊、触诊、叩诊、听诊对于初步判断有无心脏病以及心脏病的病因、性质、部位与程度等具有重要意义。评估对象多取卧位，充分暴露胸部，也可根据病情需要，取左侧卧位或前倾坐位。

一、心脏视诊

心脏视诊主要评估心前区外形、心尖搏动、心前区异常搏动。

（一）心前区外形

正常人心前区与右侧相应部位基本对称，心前区隆起多为儿童期风湿性心瓣膜病、先天性心脏病造成心脏肥大，尤其是右心室肥大；大量心包积液时心前区外观饱满。

（二）心尖搏动

心尖搏动（apical impulse）由心脏收缩时心尖向前冲击前胸壁，使相应部位肋间组织局部向外搏动而形成。视诊心尖搏动时，双眼视线与心尖区呈切线位置。

1. 正常心尖搏动 正常成人坐位时心尖搏动位于第五肋间左锁骨中线内侧 0.5～1.0cm，搏动范围直径为 2.0～2.5cm。胸壁较厚或女性乳房悬垂时心尖搏动不易看到，需结合触诊评估。观察心尖搏动时，应评估其位置、强度、范围、节律及频率有无异常。

2. 心尖搏动位置的变化

（1）生理因素：心尖搏动位置受体位、体型等的影响而有所变化。仰卧时心尖搏动略上移；左侧卧位，心尖搏动向左移 2.0～3.0cm；右侧卧位可向右移 1.0～2.5cm。肥胖体型者、小儿及妊娠时，膈肌位置较高，心尖搏动向上外移位；体型瘦长，心尖搏动向下移位。

（2）病理因素：影响心尖搏动位置变化的病理因素除心脏因素外，还包括心外因素（表 3-13）。

表 3-13 影响心尖搏动位置变化的常见病理因素

病理因素	心尖搏动位置	临床意义
心脏因素		
左心室增大	向左下移位	主动脉瓣关闭不全等
右心室增大	向左侧移位	二尖瓣狭窄等

续表

病理因素	心尖搏动位置	临床意义
左、右心室增大	向左下移位，伴心浊音界两侧扩大	扩张型心肌病等
右位心	心尖搏动位于右侧胸壁	先天性右位心
心外因素		
纵隔移位	心尖搏动向患侧移位	一侧胸膜增厚或肺不张等
	心尖搏动移向病变对侧	一侧胸腔积液或气胸等
膈肌移位	心尖搏动向左外侧移位	大量腹水等
	心尖搏动移向内下，可达第6肋间	严重肺气肿等

3. 心尖搏动强度和范围的改变

（1）生理因素：女性、体胖或肋间隙较窄时，心尖搏动较弱，范围缩小；体瘦或肋间隙较宽时，心尖搏动较强，范围较大。剧烈运动与情绪激动时，心尖搏动增强。

（2）病理因素：①心尖搏动增强见于高热、严重贫血、甲状腺功能亢进；②心尖搏动减弱见于心肌收缩力下降的疾病，如急性心肌梗死、扩张型心肌病和心肌炎等，左侧大量胸腔积液、心包积液或肺气肿，心尖搏动减弱或消失。

知识链接

负性心尖搏动

心脏收缩时，心尖搏动向内凹陷，称为负性心尖搏动，见于粘连性心包炎或心包与周围组织广泛粘连。另外，严重右心室肥大导致心脏发生顺钟向转位，而使左心室向后移位也可引起负性心尖搏动。

（三）心前区异常搏动

1. 胸骨左缘第3～4肋间搏动 见于先天性心脏病所致的右心室肥厚，如房间隔缺损等。

2. 剑突下搏动 可见于肺源性心脏病右心室肥大、腹主动脉瘤等。

二、心脏触诊

心脏触诊除可以进一步明确心尖搏动和心前区异常搏动外，还可评估心前区震颤及心包摩擦感。

触诊通常用右手全手掌、手掌尺侧（小鱼际）或示指、中指指腹并拢进行触诊，必要时也可单指指腹触诊（图3-40A、B）。

（一）心尖搏动及心前区搏动

触诊可进一步明确心尖搏动位置、强度及范围。左心室增大时，心尖搏动明显增强，并可使触诊的手指抬起片刻，称为抬举性心尖搏动，为左心室肥大的重要体征。心尖搏动标志着心室收缩的开始，有助于确定心音、杂音和震颤出现的时间。

触诊亦可鉴别剑突下搏动的病因，将手指平放于剑突下，向上后方加压，如搏动冲击指尖且吸气增强，则为右心室搏动，如搏动冲击手掌面且吸气时减弱，则为腹主动脉搏动。

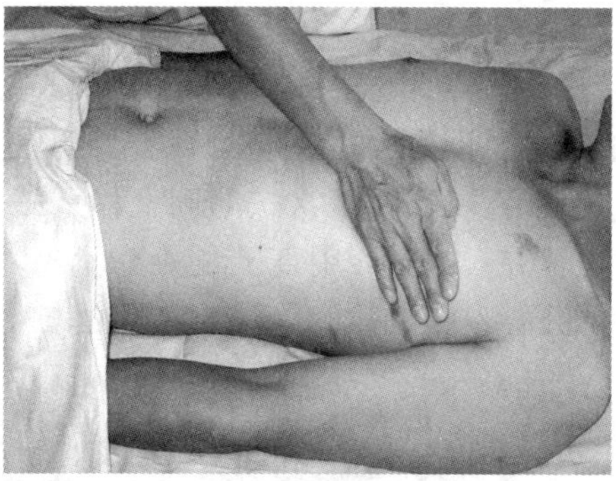
A

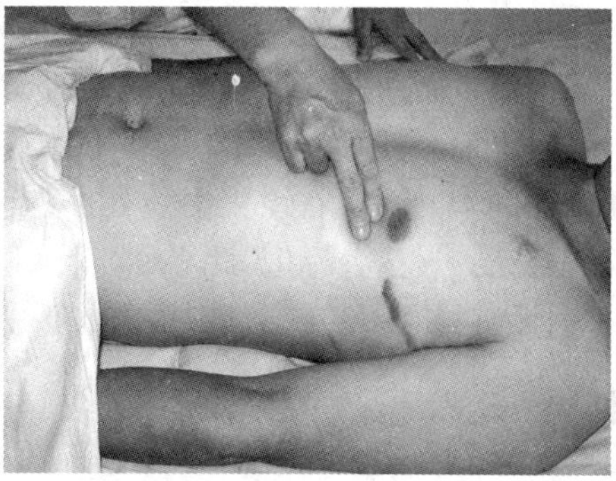
B

图 3-40　心脏触诊方法

(二) 震颤

震颤(thrill)为触诊时手掌感到的一种细小震动感，与在猫喉部摸到的呼吸震颤类似，又称猫喘，是器质性心血管疾病的特征性体征，多见于狭窄性心脏瓣膜病变及某些先天性心血管病。

震颤是血液流经狭窄的瓣膜口或沿着异常方向流动形成涡流，造成瓣膜、血管或心壁震动传至胸壁所致，与杂音的产生机制相同。由于触诊对低频振动较敏感，而听诊对高频震动较敏感，因此，有震颤一定可以听到杂音，但有杂音不一定能触及到震颤。触诊发现震颤，应评估震颤的部位、时期及其临床意义(表 3-14)。

表 3-14　心前区震颤的临床意义

部位	时期	临床意义
胸骨右缘第 2 肋间	收缩期	主动脉瓣狭窄
胸骨左缘第 2 肋间	收缩期	肺动脉瓣狭窄
胸骨右缘第 3～4 肋间	收缩期	室间隔缺损
胸骨左缘第 2 肋间	连续性	动脉导管未闭
心尖部	舒张期	二尖瓣狭窄

(三) 心包摩擦感

心包急性炎症时，渗出的纤维蛋白使心包膜粗糙，当心脏搏动时，脏、壁层心包膜发生摩擦，产生的振动经胸壁传导至体表，可用手触及，称为心包摩擦感(pericardium friction rub)，当心包渗液增多，使脏、壁层心包膜分离，则摩擦感消失。以胸骨左缘第 3、4 肋间最易触及，与胸膜摩擦感的区别在于心包摩擦感与呼吸无关。

三、心脏叩诊

心脏叩诊目的在于评估心脏大小、形态及其在胸腔中的位置。心脏及大血管不含气，叩诊呈绝对浊音(实音)，其边界为绝对浊音界，但心脏左、右缘被肺遮盖的部位叩诊呈相对浊音。临床上叩心界是指叩诊心脏相对浊音界，它可反映心脏的实际大小和形状。

叩诊时，评估对象取坐位或仰卧位，平静呼吸；采用间接叩诊法，板指坐位时与心缘平行(即与肋间垂直)(图 3-41)，仰卧位时可与肋间平行(图 3-42)；叩诊力度适中，用力均匀；叩诊顺序为先左后右，由外向内，自下而上。①叩诊心左界：从心尖搏动外 2～3cm 处由外向内叩（一般为第 5 肋间左锁骨中线稍外），叩诊音由清音变为浊音时，提示已达到心脏边界，做一标记，自下而上，叩诊至第 2 肋间，依次作标记；②叩诊心右界：自肝浊音界的上一肋间（常为第 4 肋间）开始，从右锁骨中线处由外向内叩出浊音界，依次按肋间上移至第 2 肋间止，分别作标记。连接各标记，此界称心脏相对浊音界；③测量：用直尺测量各标记点至前正中线的垂直距离，再测量左锁骨中线距前正中线的距离，测量数值以厘米为单位。

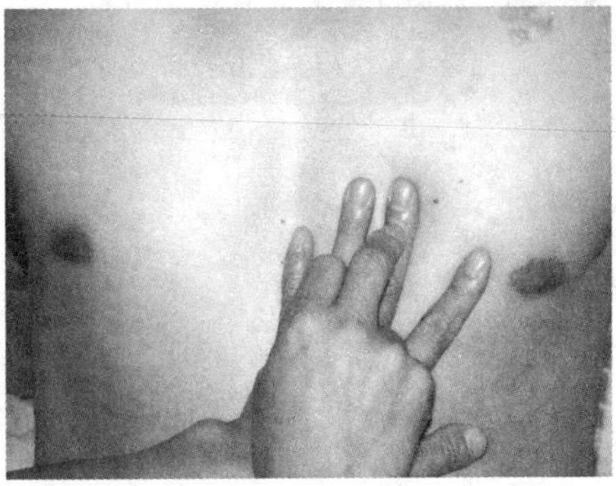

图 3-41 心界叩诊方法（坐位）

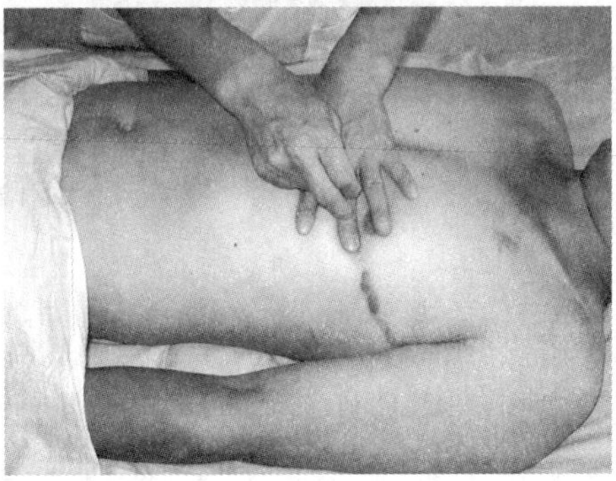

图 3-42 心界叩诊方法（仰卧位）

（一）正常心脏相对浊音界

正常心左界在第 2 肋间几乎与胸骨左缘相一致，第 3 肋间以下逐渐向左下形成一向外凸起的弧形，直至第 5 肋间。心右界几乎与胸骨右缘相一致，仅在第 4 肋间处向外稍偏离胸骨右缘。正常成人心脏相对浊音界与前正中线的平均距离见表 3-15 和图 3-43。

表 3-15 正常成人心脏相对浊音界

右（cm）	肋间	左（cm）
2～3	Ⅱ	2～3
2～3	Ⅲ	3.5～4.5
3～4	Ⅳ	5～6
	Ⅴ	7～9

注：正常成人左锁骨中线距前正中线的距离为 8～10cm

（二）心界各部的组成

心左界于第 2 肋间相当于肺动脉段，第 3 肋间为左心房耳部，第 4、5 肋间为左心室，其中主动脉与左心室交接的凹陷处，称为心腰部（图 3-44）；心右界第 2 肋间相当于上腔静脉和升主动脉，第 3 肋间以下为右心房。心上界相当于第 3 肋骨前端下缘水平，心底（上）部浊音区相当于第 1、2 肋间隙水平，为大血管在胸壁上的投影区；心下界由右心室及左心室心尖部组成。

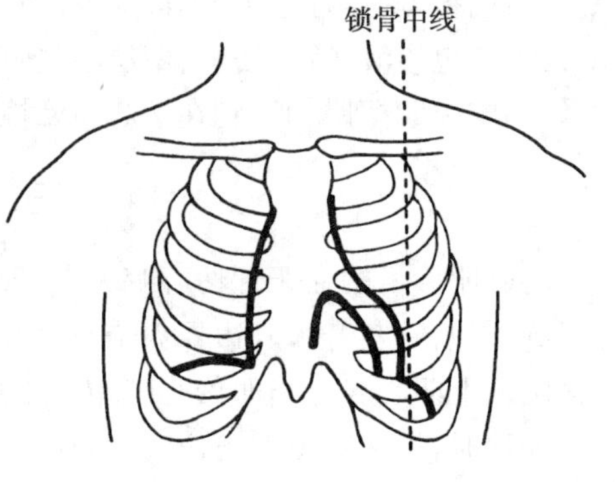

图 3-43 心绝对浊音界与相对浊音界

（三）心浊音界改变及其临床意义

心浊音界改变受心脏病变和心外因素的影响。

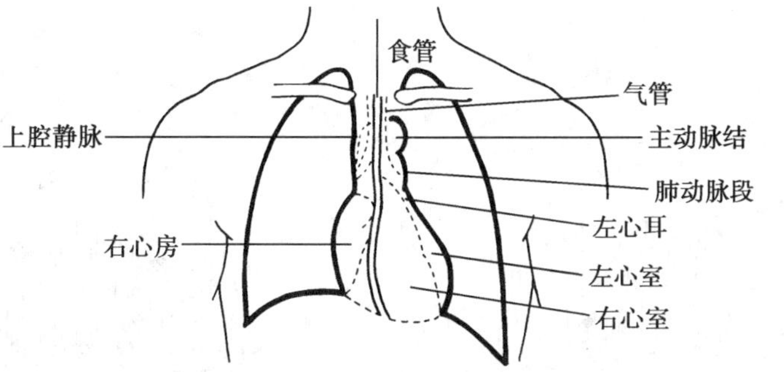

图 3-44 心界各部分组成

1. 心脏病变

(1)左心室增大:心浊音界向左、下扩大,心腰部加深近似直角,使心浊音界呈靴形。常见于主动脉瓣关闭不全,又称主动脉型心(图 3-45),亦可见于高血压性心脏病。

(2)右心室增大:轻度增大时,仅绝对浊音界增大;显著增大时,相对浊音界向左右扩大,以向左扩大明显。常见于肺源性心脏病,亦可见于房间隔缺损等。

(3)左、右心室增大:心浊音界向两侧增大,且左界向左下增大,呈普大形。常见于扩张型心肌病、心肌炎、全心衰竭等。

(4)左心房及肺动脉扩大:心腰部饱满或膨出,心浊音界呈梨形。常见于二尖瓣狭窄,又称为二尖瓣型心(图 3-46)。

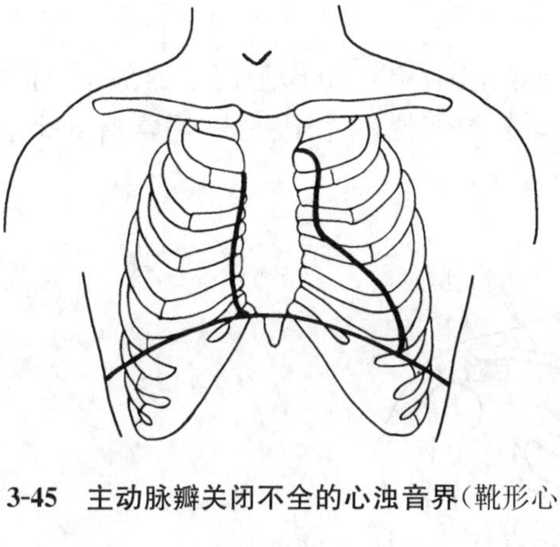

图 3-45 主动脉瓣关闭不全的心浊音界(靴形心)

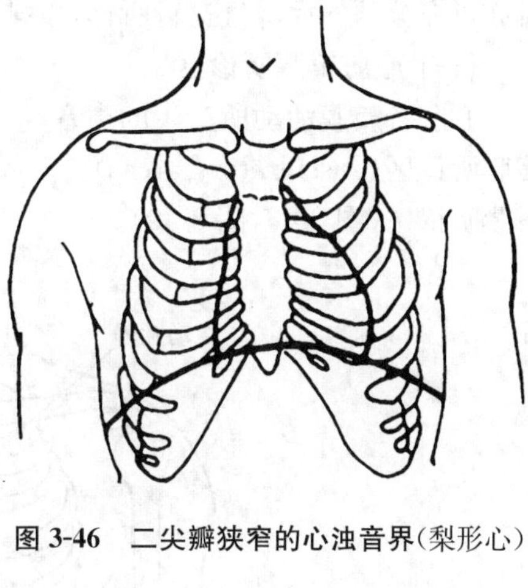

图 3-46 二尖瓣狭窄的心浊音界(梨形心)

(5)心包积液:心浊音界向两侧扩大,绝对浊音界与相对浊音界几乎相同,且随体位而改变,坐位时心尖部宽呈三角烧瓶形,仰卧位时心底部增宽近似球形(图 3-47)。

2. 心外因素

(1)胸部因素:大量胸腔积液和气胸时,患侧心界叩不出,健侧心界向外移位;慢性阻塞性肺气肿时,心浊音界缩小或叩不出;单侧胸膜粘连、增厚或肺不张使心浊音界向患侧移位。

(2)腹部因素:大量腹腔积液、巨大肿瘤或妊娠末期时,膈肌上抬,心脏呈横位,叩诊心界扩大。

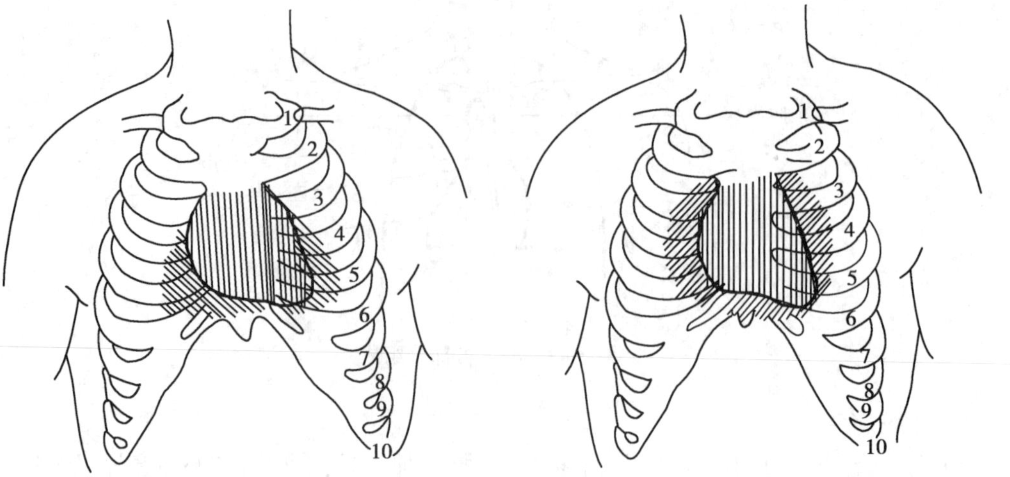

图 3-47 心包积液的心浊音界

四、心脏听诊

心脏听诊是心脏评估最重要内容,听诊时注意①环境安静,避免隔衣听诊;②选择适当的听诊器,钟型听诊器适合于听取低频声音,膜型听诊器适合于听取高频声音;③评估对象多取仰卧位或坐位,必要时可变换体位,如左侧卧位听诊心尖的杂音更清楚;④平静呼吸,有时亦可充分呼气后屏气进行听诊,以排除呼吸音对心音的干扰及呼吸对心脏的影响。

(一) 心脏瓣膜听诊区

心脏各瓣膜活动所产生的声音,沿血液方向传导至前胸壁,听诊最清楚的部位,称心脏瓣膜听诊区(auscultatory areas)。瓣膜听诊区与其解剖部位不完全一致,通常有 5 个心脏瓣膜听诊区(图 3-48,图 3-49)。

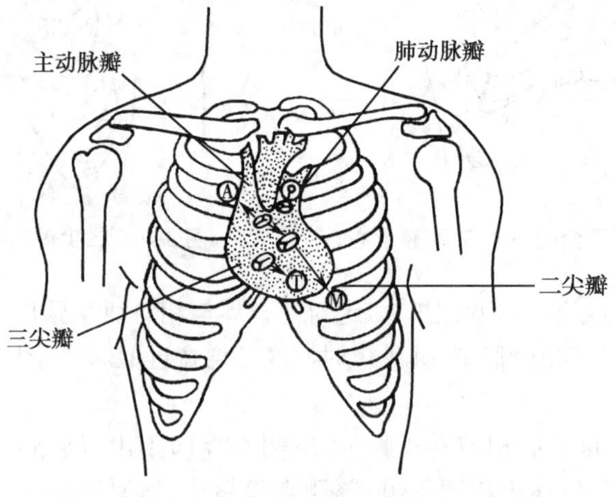

图 3-48 心脏瓣膜解剖部位及其在胸壁的投影

1. 二尖瓣区 位于心尖部,正常在左侧第五肋间锁骨中线稍内侧;心脏增大,导致心尖移位时,则以心尖搏动最强点为二尖瓣听诊区。

2. 肺动脉瓣区 位于胸骨左缘第 2 肋间。

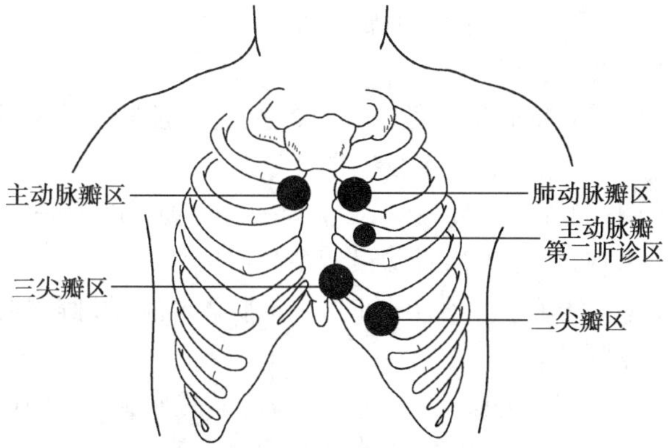

图 3-49 心脏瓣膜听诊区

3. 主动脉瓣区 位于胸骨右缘第 2 肋间。

4. 主动脉瓣第二听诊区 位于胸骨左缘第 3、4 肋间。

5. 三尖瓣区 位于胸骨下端左缘，即胸骨左缘第 4、5 肋间。

心脏听诊常从二尖瓣区开始，按逆时针方向依次听诊肺动脉瓣区、主动脉瓣区、主动脉瓣第二听诊区、三尖瓣区，避免遗漏。

(二) 听诊内容

包括心率、心律、心音、额外心音、杂音及心包摩擦音等。

1. 心率 是指每分钟心跳的次数，计数时以第一心音为准。正常成人在安静、清醒的状态下心率为 60～100 次/分，多数为 60～80 次/分。女性稍快，3 岁以下儿童多在 100 次/分以上，老年人多偏慢。成人心率大于 100 次/分，婴幼儿心率大于 150 次/分，称为心动过速。心率低于 60 次/分称为心动过缓。

2. 心律 指心脏跳动的节律。正常成人心律规则，部分儿童及青年的心律可受呼吸影响而稍不规则，表现为吸气时心率稍快，呼气时心率稍慢，称为窦性心律不齐，一般无临床意义。心脏听诊能够确定的心律失常最常见的是期前收缩（premature contraction）和心房颤动（atrial fibrillation）。

期前收缩是指异位起搏点发出过早冲动引起的心脏提前搏动，主要听诊特点：①在规则心律的基础上提前出现的一次心跳，其后有一较长的间歇（代偿间歇）；②提前出现的心跳第一心音增强，第二心音减弱或消失。若期前收缩规律地出现，可形成联律，如连续每次正常心脏搏动后出现一次期前收缩称为二联律；连续每两次正常脏搏动后出现一次期前收缩称为三联律，以此类推。

期前收缩按其异位起搏点起源部位可分为房性期前收缩、交界性期前收缩和室性期前收缩三种，其确诊有赖于心电图检查，听诊难以区别。

心房颤动与心房异位起搏点发出的冲动产生的多发性微折返有关。听诊特点：①心律绝对不规则；②第一心音强弱不等；③脉率少于心率，这种脉搏脱落的现象称为脉搏短绌（pulse deficit），简称短绌脉。心房颤动常见于心瓣膜病二尖瓣狭窄、冠心病、甲状腺功能亢进、高血压病等。

3. 心音 心音有四个，按其在心动周期中出现的先后顺序命名为第一心音（S_1）、第二心音（S_2）、第三心音（S_3）和第四心音（S_4）。通常只能听到 S_1 和 S_2，在部分健康儿童及青少

年中可听到 S_3，而 S_4 不易听到，如听到，则属病理性。

（1）心音的产生机制及听诊特点

第一心音：S_1 主要由于心室收缩开始时，二尖瓣、三尖瓣骤然关闭，瓣叶及其附属结构突然紧张引起振动所产生。S_1 标志着心室收缩期开始。

S_1 听诊特点：①音调较低；②强度较响；③性质较钝；④历时较长（约 0.1 秒）；⑤与心尖搏动、颈动脉搏动同时出现；⑥心尖部听诊最清楚。

第二心音：S_2 主要是由于心室舒张开始时，主动脉瓣和肺动脉瓣骤然关闭引起瓣膜振动所产生。S_2 标志着心室舒张期开始。

S_2 听诊特点：①音调较高；②强度较 S_1 弱；③性质较清脆；④历时较短（约 0.08 秒）；⑤在心尖搏动、颈动脉搏动之后出现；⑥心底部听诊最清楚。

第三心音：是由于心室快速充盈期末，血液自心房急促流入心室，冲击室壁，使心室壁、腱索和乳头肌突然紧张、振动所致。

S_3 听诊特点：①音调低而短促；②强度弱；③出现在舒张早期；④在心尖部及其内上方较易听到；⑤仰卧位、呼气时较清楚。

第四心音：一般认为 S_4 是由于心室舒张末期、收缩期前，心房收缩使房室瓣及相关结构突然紧张、振动所产生。

心音听诊最基本的技能是鉴别第一心音与第二心音（表 3-16）。据此可确定心脏的收缩期和舒张期，以便进一步确定额外心音和杂音所处时相。

表 3-16 第一心音与第二心音的鉴别

鉴别点	第一心音	第二心音
音调	较低	较高
强度	较响	较 S_1 弱
持续时间	较长，约 0.1 秒	较短，约 0.08 秒
与心尖及颈动脉搏动的关系	同时出现	之后出现
听诊最清楚部位	心尖部	心底部
临床意义	心室收缩期开始	心室舒张期开始

（2）心音改变：听诊心音时注意评估有无心音强度、性质改变，有无心音分裂。

1）心音强度改变：心音可因心脏本身或心外因素影响增强或减弱。

第一心音改变：第一心音强度改变与心肌收缩力、心室充盈程度、瓣膜的弹性与位置密切相关。①S_1 增强：常见于二尖瓣狭窄、高热、贫血及甲状腺功能亢进等。二尖瓣狭窄时，S_1 音调高而脆，呈拍击样，称“拍击性”第一心音，这主要是由于左心室充盈减少，舒张期二尖瓣位置较低，收缩期关闭速度加快、时间缩短，振动加强所致，但瓣叶显著增厚、纤维化、钙化，瓣叶活动受限时，S_1 反而减弱；②S_1 减弱：常见于二尖瓣关闭不全、主动脉瓣关闭不全、心肌炎、心肌病及心肌梗死等。二尖瓣关闭不全和主动脉瓣关闭不全时，舒张期左心室过度充盈，心室收缩前二尖瓣位置较高，已接近关闭位置，致 S_1 减弱；心肌炎、心肌病及心肌梗死时，心肌收缩力减弱，致 S_1 减弱；③S_1 强弱不等：常见于心房颤动、完全性房室传导阻滞、室性期前收缩等。完全性房室传导阻滞时，心房和心室的搏动各不相关，当心室收缩正好即刻出现在心房收缩之后（心电图表现为 QRS 波接近 P 波出现），则 S_1 响亮，称为“大炮音”。

第二心音改变：第二心音强度与主、肺动脉的压力及半月瓣的弹性与完整性有关。S_2有两个主要部分即主动脉瓣部分(A_2)和肺动脉瓣部分(P_2)。①主动脉瓣区第二心音：A_2增强由主动脉内压力增高所致，主要见于高血压病、主动脉粥样硬化。除音响增强外，常伴有金属撞击音调；A_2减弱由主动脉内压降低所致，主要见于主动脉瓣狭窄、主动脉瓣关闭不全等；②肺动脉瓣区第二心音：P_2增强由于肺动脉压力增高所致，可见于二尖瓣狭窄、左心衰竭、肺源性心脏病及左至右分流的先天性心脏病等；P_2减弱由肺动脉内压力降低所致，主要见于肺动脉瓣狭窄、肺动脉瓣关闭不全等。

第一、二心音同时改变：①S_1、S_2同时增强见于心脏活动增强，如体力活动、情绪激动、贫血、甲状腺功能亢进等，亦可见于胸壁薄者；②S_1、S_2同时减弱见于心肌严重受损和心搏量降低，如心肌炎、心肌病、心肌梗死等；亦可见于声音传导受阻，如心包积液、左侧胸腔大量积液、慢性阻塞性肺疾病、肥胖等。

2)心音性质改变：心肌严重病变时，第一心音失去原有的低钝特征而与第二心音相似，且多伴有心率增快，致收缩期与舒张期几乎相等，听诊有如钟摆的嗒嗒声，称钟摆律(pendulum rhythm)，或称胎心律，提示心肌严重病变，常见于大面积急性心肌梗死、重症心肌炎、扩张型心肌病等。

3)心音分裂：正常情况下，心室收缩二尖瓣与三尖瓣关闭并不完全同步，三尖瓣关闭略慢于二尖瓣 0.02～0.03 秒；心室舒张时肺动脉瓣关闭略慢于主动脉瓣 0.03 秒，但这种非同步的时距差别很小，人耳难以分辨，听诊仍为一个声音。如某种原因使非同步的时距明显增大，听诊时则出现一个心音分成两个部分的现象，称为心音分裂(splitting of heart sounds)。临床上以第二心音分裂较常见。

4. 额外心音 在原有心音之外出现的病理性附加音，称为额外心音(extra heart sound)。大多数额外心音为一个，与原有的 S_1、S_2组成三音律；少数额外心音为二个，则构成四音律。按出现时期不同可分为收缩期额外心音和舒张期额外心音，以后者多见。

(1)舒张期额外心音：包括奔马律、二尖瓣开放拍击音及心包叩击音。

1)奔马律：出现在 S_2之后的病理性 S_3或 S_4与原有的两个心音所组成的韵律，心率增快时，犹如马奔跑的蹄声，称为奔马律(gallop rhythm)。奔马律是心肌受损的重要体征。按其出现时间分为舒张早期奔马律、舒张晚期奔马律和重叠型奔马律，其中舒张早期奔马律最常见。

舒张早期奔马律是由于舒张早期心室负荷过重，心肌张力降低，心室壁顺应性减退，当血液快速注入心室时，使过度充盈的心室壁产生紧张性振动而形成的附加音，又称室性奔马律，实为病理性第三心音，为短促而低调的音响。舒张早期奔马律是心肌严重受损的重要体征，常见于心肌炎、心肌病、心力衰竭(尤其是左心衰竭)等。故应密切评估患者有无此奔马律，以便及早发现心力衰竭，及时救护。舒张早期奔马律与生理性第三心音明显不同，其鉴别见表 3-17。

表 3-17 舒张早期奔马律与生理性第三心音的鉴别

鉴别点	舒张早期奔马律	生理性第三心音
听诊部位	心尖部(左室)或剑突下(右室)	心尖部或其内上方
性质	音调低、强度弱	音调低而柔和
时间	舒张早期	舒张早期

续表

鉴别点	舒张早期奔马律	生理性第三心音
心率	快	正常
呼吸影响	呼气末(左室)或吸气时(右室)明显	呼气末明显
体位影响	不受影响	坐位或立位时消失
临床意义	心肌严重受损	健康青少年

2)开瓣音:开瓣音(opening snap)又称二尖瓣开放拍击音。二尖瓣狭窄时,可在 S_2 后 0.06 秒听到一个高调、清脆、短促而响亮的拍击性附加音,以心尖内上方、胸骨左缘第 3、4 肋间附近最清楚。开瓣音为二尖瓣狭窄瓣膜尚柔韧、具有活动能力的特征性体征,如瓣膜钙化、严重纤维化或伴有关闭不全时则不出现。故开瓣音被作为二尖瓣分离术和二尖瓣球囊扩张术的适应证之一。

3)心包叩击音:心包叩击音(pericardial knock)出现在 S_2 之后约 0.1 秒,音调较高,响度变化较大,响亮时可具拍击性质,在整个心前区均可听到,但在心尖部和胸骨下段左缘听得较清楚,见于缩窄性心包炎。

(2)收缩期额外心音:包括收缩早期喷射音和收缩中晚期喀喇音,其特点及临床意义见表 3-18。

表 3-18 收缩期额外心音的特点及临床意义

	收缩早期喷射音	收缩中晚期喀喇音
听诊部位	心底部	心尖部或其内侧
时间	S_1 后 0.05～0.07 秒	S_1 后 0.08 秒或以上
性质	高调、清脆、短促的爆裂音	高调、清脆、短促,可伴收缩晚期杂音
临床意义	主动脉瓣狭窄或肺动脉高压	二尖瓣脱垂

(3)医源性额外心音:常见起搏音和人工瓣膜音。

5. 心脏杂音 心脏杂音(cardiac murmurs)是指除正常心音和额外心音之外、具有不同频率和强度、持续时间较长的夹杂声音。它可与心音分开或相连续,甚至完全遮盖心音。杂音对某些心血管病的评估有重要意义。

(1)杂音的产生机制:正常人血液在血管内呈层流状态向前流动,不产生声音;当任何原因使血流加速或血流紊乱致层流变成湍流,产生漩涡,使心壁或血管壁发生振动即产生杂音。常见原因①血流加速:剧烈运动、发热、贫血、甲状腺功能亢进等;②瓣膜病变:是最常见原因,包括瓣膜口狭窄或关闭不全;③异常血流通道:室间隔缺损、动脉导管未闭等;④心腔内有漂浮物:心室内乳头肌或腱索断裂等;⑤血管腔扩大:动脉瘤(图 3-50)。

(2)杂音的听诊要点:听诊杂音要评估其最响部位、出现时期、持续时间、性质、强度、传导方向以及杂音与呼吸、体位、运动的关系等,以判断其临床意义。其中最重要的是部位、时期和性质。

1)部位:杂音最响的部位常提示病变所在部位。杂音在心尖部最响,提示二尖瓣病变;杂音在主动脉瓣区最响,提示主动脉瓣病变;室间隔缺损,杂音在胸骨左缘第 3、4 肋间最响;

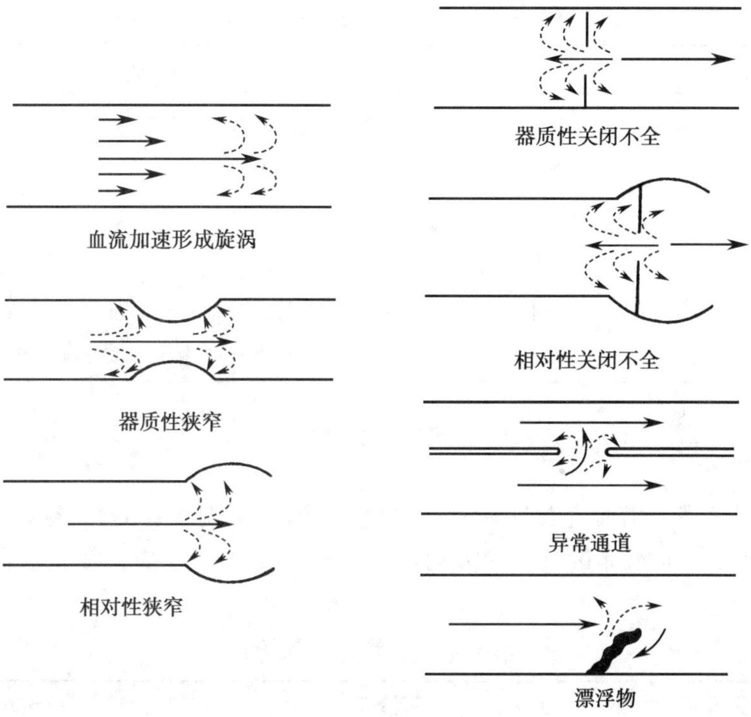

图 3-50　心脏杂音产生机制

房间隔缺损及动脉导管未闭，杂音在胸骨左缘第 2 肋间最响。

2)出现时期与持续时间：了解杂音出现的时期有助于评估病变的性质。发生于 S_1 至 S_2 之间的杂音，称为收缩期杂音(systolic murmur，SM)；发生于 S_2 至下一个心动周期的 S_1 之间的杂音，称为舒张期杂音(diastolic murmur，DM)；连续在收缩期及舒张期出现的杂音为连续性杂音(continuous murmur)。按杂音在收缩期或舒张期出现的早晚和持续时间长短，分为早期、中期、晚期和全期杂音。如二尖瓣狭窄的杂音出现在舒张中、晚期，而二尖瓣关闭不全则为全收缩期杂音等。一般舒张期和连续性杂音为病理性杂音，而收缩期杂音则可能是器质性或功能性杂音。

3)性质：杂音的性质因振动的频率的不同，而出现不同的音调与音色。常用柔和与粗糙形容杂音的音调，用吹风样、隆隆样、喷射样、叹气样、机器样、乐音样等形容杂音的音色。一般器质性杂音多较粗糙，功能性杂音多较柔和。心尖部隆隆样的杂音见于二尖瓣狭窄；主动脉瓣区叹气样杂音见于主动脉瓣关闭不全；机器样杂音主要见于动脉导管未闭。

4)强度：即杂音的响度。与瓣膜口狭窄程度、血流速度、异常通道或瓣膜口压力阶差及心肌收缩力有关，瓣膜口狭窄越重、血流速度越快、异常通道或瓣膜口压力阶差越大、心肌收缩力越强，杂音越响；但瓣膜极度狭窄以致通过的血流极少，杂音则减弱甚至消失。

杂音强度可分级评估，舒张期杂音均为病理性，一般不分级；收缩期杂音常采用Levine6级法分级(表 3-19)。

表 3-19 收缩期杂音强度分级

级别	强度	听诊特点
1	最轻	很弱,须在安静环境下仔细听诊
2	轻度	弱,较易听到
3	中度	较响亮,易听到
4	响亮	响亮,常伴震颤
5	很响	听诊器体件边缘接触胸壁即可听到,有明显震颤
6	极响	听诊器体件稍离开胸壁亦能听到,有强震颤

杂音的记录方法为:杂音所处级别为分子,6 级分类法为分母,如一个 2 级杂音记录为 2/6 级杂音。

5)传导:杂音既可沿血流方向传导,又可借周围组织传导。杂音传导越远越弱,但性质不变。根据杂音的最响部位及传导方向可以判断其来源及性质。常见杂音传导方向见表 3-20。

表 3-20 常见杂音传导方向

常见疾病	听诊部位	传导方向
二尖瓣关闭不全	心尖部	左腋下及左肩胛下角处
主动脉瓣狭窄	主动脉瓣区	颈部、胸骨上窝
主动脉瓣关闭不全	主动脉瓣第二听诊区	胸骨左缘、心尖部
肺动脉瓣狭窄	肺动脉瓣区	左上胸部及左颈部
二尖瓣狭窄	心尖部	局限,不传导

知识链接

如何判断杂音来源

在心前区两个部位听到同性质、同时期的杂音时,为了判断杂音是来自一个瓣膜区还是两个瓣膜区,可将听诊器从其中一个瓣膜区逐渐移向另一瓣膜区。若杂音逐渐减弱,则可能为杂音最响处的瓣膜有病变;若杂音逐渐减弱,但当移近另一瓣膜区时,杂音又增强,则可能两个瓣膜均有病变。

6)与呼吸、体位及运动的关系:体位、呼吸和运动可使某些杂音增强或减弱,有助于杂音的判定和鉴别。①体位:左侧卧位可使二尖瓣狭窄的杂音增强;前倾坐位时主动脉瓣关闭不全的杂音增强;由卧位或下蹲位迅速站立可使肥厚型梗阻性心肌病的杂音增强;②呼吸:深吸气可使产生于右心的杂音增强,如三尖瓣关闭不全或狭窄、肺动脉瓣关闭不全或狭窄;紧闭声门、用力做呼气动作(Valsalva 动作)可使肥厚型梗阻性心肌病的杂音增强;③运动:使器质性杂音增强。

(3)杂音的临床意义:杂音听诊最基本的技能是鉴别功能性杂音与器质性杂音,功能性杂音是指心脏没有器质性病变时出现的杂音,属于生理性杂音,器质性杂音是指产生杂音的部位有器质性病变,为病理性杂音。功能性杂音一般为收缩期杂音,故功能性收缩期杂音与器质性杂音的鉴别有重要临床意义(表 3-21)。器质性杂音出现表明有器质性心血管疾病,临床常见器质性杂音特点及临床意义见表 3-22。

表 3-21 功能性杂音与器质性收缩期杂音的鉴别

鉴别点	功能性杂音	器质性杂音
年龄	儿童、青少年多见	见于任何年龄
部位	肺动脉瓣区和(或)心尖部	见于任何瓣膜区
性质	柔和、吹风样	粗糙、吹风样或喷射样
持续时间	短	较长,常为全收缩期
强度	≤2/6 级	≥3/6 级
震颤	无	可有
传导	较局限	较广泛而远
心脏大小	正常	心房和(或)心室增大

表 3-22 器质性杂音的听诊特点及临床意义

部位	时期	性质	传导	临床意义
心尖部	全收缩期	吹风样	左腋下	二尖瓣关闭不全
	舒张中晚期	隆隆样	局限	二尖瓣狭窄
主动脉瓣区	收缩中期	喷射性	颈部	主动脉瓣狭窄
	舒张早期	叹气样	胸骨左缘、心尖部	主动脉瓣关闭不全
肺动脉瓣区	收缩中期	喷射样	左锁骨下、右肩胛下	肺动脉瓣狭窄
三尖瓣区	收缩期	吹风样	胸骨右下缘、肝脏	三尖瓣关闭不全
胸骨左缘 3、4 肋间	全收缩期	喷射性		室间隔缺损
胸骨左缘第 2 肋间	连续性	机器样		动脉导管未闭

知识链接

相对性杂音

相对性杂音是指杂音的产生并非瓣膜本身的直接器质性损害,而是继发于其他心脏或大血管病变和血流动力学异常所产生的杂音,亦属于病理性杂音。相对性杂音可出现于收缩期或舒张期,强度较弱。如严重高血压性心脏病可引起左心室扩张,导致二尖瓣相对性关闭不全,在心尖部可闻及柔和、3/6 级以下的吹风样收缩期杂音,传导距离有限,经治疗心腔缩小后,杂音可减弱。

6. 心包摩擦音 心包摩擦音(pericardial friction sound)与心包摩擦感的产生机制、临床意义基本相同。心包摩擦音的声音粗糙,似手指擦耳廓声,近在耳边。此音与心脏活动一致,收缩期与舒张期均能听到,以收缩期明显;心前区均可闻及摩擦音,但常在胸骨左缘第 3、4 肋间心脏绝对浊音界以内最清楚,前倾坐位明显。心包摩擦音与胸膜摩擦音的主要区别是屏住呼吸时心包摩擦音存在,而胸膜摩擦音消失。

五、周围血管评估

全身血管包括动脉、静脉和毛细血管，在各种疾病中均可能有重要改变。血管评估对疾病的诊断能提供极有价值的资料，是身体评估中不可忽视的部分。有些血管评估已在有关章节叙述，此不再重复。

(一) 脉搏

触诊是评估脉搏的主要方法(检查方法见《基础护理技术》)。评估脉搏应注意脉率、节律、紧张度和动脉壁弹性、强弱、波形变化。

1. 脉率 脉率的变化与心率基本一致，某些心律失常，如心房颤动、频发室性期前收缩等，由于部分心搏的搏出量显著下降，使周围动脉不能产生搏动，则脉率少于心率(短绌脉)。

2. 脉律 指脉搏的节律，可反映心搏节律。正常人脉律较规则，心律失常可致脉律不规则，如窦性心律不齐时，脉律可随呼吸改变，吸气时增快，呼气时减慢；心房颤动时脉律绝对不规则。

3. 紧张度和动脉壁状态 脉搏的紧张度取决于动脉压(主要是收缩压)的高度。检查时，以两指指腹置于桡动脉上，以近端手指按压阻断血流，此远端的动脉不能触及脉搏，通过所施的压力的大小及感觉的血管壁弹性情况判断脉搏的紧张度。正常人动脉管壁光滑、柔软，并具有一定弹性。早期硬化仅能触及动脉壁弹性消失，呈迂曲的索条状，严重时动脉壁不仅硬，且有迂曲和呈结节状。

4. 强弱 脉搏的强弱取决于心脏搏出量、脉压和周围血管阻力大小。心搏出量增加、脉压增大、周围动脉阻力减低时，脉搏强而振幅大，见于高热、甲状腺功能亢进、主动脉瓣关闭不全。反之，脉搏减弱而振幅低，见于心力衰竭、主动脉瓣狭窄和休克等。

5. 波形 指脉搏的形态变化，可通过触诊或无创性脉搏示波描记得知。正常脉搏波形由升支、波峰和降支构成。升支发生在左室收缩期，波峰出现在收缩中、晚期，降支发生在左室舒张期。常见异常波形的特点、发生机制及临床意义见表 3-23。

表 3-23 常见异常波形的特点、发生机制及临床意义

脉波	特点	发生机制	意义
水冲脉	脉搏骤起骤落，犹如潮水涨落，急促有力	脉压增大	主动脉瓣关闭不全、动脉导管未闭、甲状腺功能亢进、严重贫血
迟脉	升支上升缓慢，波顶平宽，降支亦较缓	脉压减小	主动脉瓣狭窄
交替脉	节律正常而强弱交替出现	左心室收缩力强弱交替	左心室衰竭、高血压性心脏病、急性心肌梗死
奇脉	吸气时脉搏明显减弱甚至消失	左心室排血量减少	心包积液、缩窄性心包炎、心包填塞
无脉	脉搏消失	心搏量减少或动脉闭塞	休克、多发性大动脉炎

(二) 血压

血压常指体循环动脉血压，为重要的生命体征，是进行身体评估的必检项目。血压的测量方法及注意事项见《基础护理技术》。

1. 血压标准　根据中国高血压防治指南(2005 年修订版)的标准,18 岁及以上成人血压标准及高血压分类见表 3-24。

表 3-24　成人血压水平的定义和分类

类别	收缩压(mmHg)	舒张压(mmHg)
正常血压	<120	<80
正常高值	120～139	80～89
高血压:		
1 级高血压(轻度)	140～159	90～99
2 级高血压(中度)	160～179	100～109
3 级高血压(重度)	≥180	≥110
单纯收缩期高血压	≥140	<90

注:若患者的收缩压与舒张压分属不同级别时,则以较高的分级为准;单纯收缩期高血压也可按照收缩压水平分为 1、2、3 级

2. 血压变动的临床意义

(1)高血压:血压值受多种因素的影响,如情绪激动、紧张、运动等;若在安静清醒的条件下采取标准测量方法,至少 3 次非同日血压值达到或超过收缩压 140mmHg 和(或)舒张压 90mmHg,即可诊断高血压。如果仅有收缩压达到标准者则称单纯收缩期高血压。高血压分为原发性高血压(病因不明的高血压)和继发性高血压(如肾脏疾病、肾上腺皮质和髓质肿瘤、肢端肥大症、甲状腺功能亢进、颅内压增高等)。高血压是动脉粥样硬化和冠心病、心力衰竭的重要危险因素及病因。

(2)低血压:血压低于 90/60mmHg 时称为低血压。常见于休克、急性心肌梗死、心力衰竭、心包填塞、肺梗死、肾上腺皮质功能减退等,也可见于极度衰弱者。

知识链接

动态血压监测

动态血压监测是采用无创性的自动血压测量仪对受检者的血压进行 24 小时或更长时间的多时点检测。正常人 24 小时血压波动规律为白昼高于夜间(或清醒时高于睡眠时)8:00~10:00 及 16:00~18:00 两个高峰,其后逐渐呈平稳状并持续至夜间睡前,然后血压逐渐下降,2:00 左右达最低点,血压曲线呈现"双峰一谷"的特点。我国正常动态血压参考标准:24 小时平均血压值<130/80mmHg,白昼平均值<135/85mmHg;夜间平均值<125/75mmHg。正常情况下的夜间血压较白昼血压值低 10%~15%。

(3)两上肢血压不对称:正常双侧上肢血压相差达 5～10mmHg,若超过此范围则属异常,见于多发性大动脉炎、先天性动脉畸形、血栓闭塞性脉管炎等。

(4)上、下肢血压差异常:正常下肢血压高于上肢血压达 20～40mmHg。如等于或低于上肢血压,则提示主动脉狭窄或胸腹主动脉型大动脉炎等。

(5)脉压改变:脉压明显增大,结合病史,可考虑主动脉瓣关闭不全、动脉导管未闭、甲状腺功能亢进、严重贫血和老年主动脉硬化等。若脉压减小,见于主动脉瓣狭窄、心力衰竭、心包积液等。

（三）血管杂音及周围血管征

1. 静脉杂音 由于静脉压力低，不易出现涡流，故杂音多不明显。较有意义的是颈静脉嗡鸣音。颈静脉血流快速回流入上腔静脉时，可在右锁骨上窝闻及颈静脉嗡鸣声，为低调、柔和、连续性杂音，坐位和立位时明显，以手指压迫颈静脉暂时中断血流，杂音可消失，属于无害性杂音。

2. 动脉杂音 动脉杂音多见于周围动脉、肺动脉和冠状动脉。临床上最常见的动脉杂音：①甲状腺功能亢进时的颈部血管杂音，为吹风样收缩期杂音；②多发性大动脉炎的狭窄部位可出现收缩期杂音；③肾动脉狭窄时可在上腹部及腰背部闻及收缩期杂音；④周围动静脉瘘时可在病变部位闻及连续性杂音；⑤肺内动静脉瘘时可在胸部相应部位闻及连续性杂音。

3. 周围血管征 脉压增大除可触及水冲脉外，还有枪击音、Duroziez 双重杂音及周围毛细血管搏动征，称为周围血管征，常见于主动脉瓣关闭不全、动脉导管未闭、严重贫血及甲状腺功能亢进等。

(1)射枪音：在外周较大动脉表面（常选择股动脉），轻放听诊器体件，可闻及与心跳一致、短促如射枪的声音，称为枪击音(pistol shot sound)。

(2)Duroziez 双重杂音：以听诊器体件放于股动脉上，稍加压力，可闻及收缩期与舒张期双期吹风样杂音。

(3)毛细血管搏动征：用手指轻压评估对象指甲末端或以清洁的玻片轻压其口唇黏膜，引起随心脏搏动有规则的红白交替现象，称为毛细血管搏动征(capillary pulsation)。

六、循环系统常见疾病的主要症状及体征

（一）二尖瓣狭窄

二尖瓣狭窄(mitral stenosis)是心瓣膜病最常见的类型，主要是由风湿病引起二尖瓣交界处瓣叶增厚、粘连、挛缩。

1. 症状 主要症状是劳力性呼吸困难，偶有阵发性夜间呼吸困难，可有咳嗽和咯血。

2. 体征

视诊：常有二尖瓣面容，心尖搏动位置正常或向左移位。

触诊：心尖部可触及舒张期震颤。

叩诊：中度以上狭窄时，心腰部膨出呈梨形。

听诊：①心尖区闻及较局限的隆隆样舒张中晚期递增型杂音，左侧卧位时更清晰；②第一心音增强，呈拍击样；③部分可闻及开瓣音；④肺动脉瓣第二心音亢进并分裂。

（二）二尖瓣关闭不全

二尖瓣关闭不全(mitral insufficiency)多由风湿性和非风湿性病变引起二尖瓣瓣叶、瓣环、腱索及乳头肌中任何一部分的功能失调或器质性损害所致，如风湿性心瓣膜病、二尖瓣脱垂、冠心病、心肌病等。

1. 症状 轻度关闭不全可无症状，重者可有心悸、乏力、活动时气促。

2. 体征

视诊：心尖搏动向左下移位。

触诊：心尖搏动有力，可呈抬举性。

叩诊：心浊音界向左下扩大。

听诊：①心尖区闻及3/6级以上较粗糙的吹风样全收缩期杂音，范围较广，向左腋下和（或）左肩胛下传导，常掩盖第一心音；②肺动脉瓣区第二心音亢进和分裂。

（三）主动脉瓣狭窄

主动脉瓣狭窄（aortic valve stenosis）可见于风湿性、先天性或老年退行性改变。

1. 症状　主要症状为头晕，重者可发生晕厥、呼吸困难及心绞痛。

2. 体征

视诊：心尖搏动增强，位置正常或向左下移位。

触诊：心尖搏动有力，可呈抬举样，胸骨右缘第2肋间可触及收缩期震颤。

叩诊：心浊音界可正常或向左下扩大。

听诊：①胸骨右缘第2肋间可闻及3/6级以上收缩期粗糙喷射性杂音呈递增递减型，向颈部传导；②主动脉瓣区第二心音减弱，伴有分裂。

（四）主动脉瓣关闭不全

主动脉瓣关闭不全（aortic insufficiency）主要病因为风湿性，其次为升主动脉硬化、感染性心内膜炎、主动脉瓣钙化等。

1. 症状　主要症状为心悸、头晕、心绞痛等。

2. 体征

视诊：心尖搏动向左下移位，重度关闭不全者颈动脉搏动明显，并可有随心搏出现的点头运动。

触诊：可触及抬举性搏动，有水冲脉、毛细血管搏动征。

叩诊：心浊音界向左下扩大，心腰部加深，呈靴形。

听诊：①主动脉瓣第二听诊区叹气样、递减型舒张期杂音，可沿胸骨左缘向下传导至心尖，前倾坐位最清楚；②周围大血管可闻及射击音和Duroziez双重杂音。

（五）心包积液

心包积液（pericardial effusion）是指由于感染（如结核性、化脓性）和非感染（如风湿性、尿毒症性）引起的心包腔内液体聚集。

1. 症状　多有心前区闷胀、心悸、呼吸困难、腹胀、水肿等，以及原发病的症状，如结核的低热、盗汗，化脓性感染的畏寒、高热等。

2. 体征

视诊：心尖搏动明显减弱甚至消失。

触诊：心尖搏动减弱或触不到，如触及心尖搏动亦在心浊音界内侧。

叩诊：心浊音界向两侧扩大，并随体位改变而变化。卧位时心底部浊音界增宽似球形，坐位则心尖部增宽呈三角烧瓶形。

听诊：早期可闻及心包摩擦音，当渗液增多时，心包摩擦音消失，心率快、心音弱而遥远，偶尔闻及心包叩击音。

此外，积液量较大时，由于左肺下叶受挤压，可于左肩胛下角下区出现语音震颤增强，叩诊浊音，听诊可闻及支气管肺泡呼吸音，称为Ewart征。

（六）心力衰竭

心力衰竭（heart failure，HF）指在静脉回流无器质性障碍的情况下，通常是由于心肌收缩力下降引起心排血量减少，不能满足机体代谢需要的一种综合征。依据发生部位可分为左心衰竭、右心衰竭和全心衰竭，左心衰竭主要是由于肺循环淤血和心排血量减少所致，右心衰竭主要是由于体循环淤血所致。

1. 症状

(1)左心衰竭:最早最突出的症状是呼吸困难,表现为劳力性呼吸困难、夜间阵发性呼吸困难、端坐呼吸,常伴有咳嗽,咳泡沫样痰,少数出现咯血。

(2)右心衰竭:腹胀、食欲不振、恶心、呕吐等消化道症状,常伴有少尿。

2. 体征

(1)左心衰竭:

视诊:不同程度的呼吸急促,轻微发绀,半卧位或端坐位,严重时呈呼吸窘迫,大汗淋漓。

触诊:重者可出现交替脉。

叩诊:原有的心脏病体征。

听诊:心率增快,心尖部及其内侧可闻及舒张期奔马律,P_2亢进,单侧或双侧肺底部可闻及细小湿啰音,急性肺水肿时双肺满布湿啰音及哮鸣音。

(2)右心衰竭:

视诊:颈静脉怒张,可有周围性发绀、水肿。

触诊:肝脏肿大、压痛及肝-颈静脉回流征阳性,下肢或腰骶部等下垂部位凹陷性水肿,严重者可全身水肿。

叩诊:可有胸腔积液(右侧多见)与腹腔积液体征。

听诊:因右室扩大可在三尖瓣区闻及三尖瓣相对关闭不全的收缩期吹风样杂音,右心室舒张期奔马律。

循环系统常见疾病的主要体征见表 3-25。

表 3-25 循环系统常见疾病的主要体征

常见疾病	视诊	触诊	叩诊	听诊
二尖瓣狭窄	二尖瓣面容,心尖搏动向左移位	心尖部可触及舒张期震颤	梨形心	心尖区闻及较局限的隆隆样舒张中晚期杂音,左侧卧位时更清晰,拍击样S_1,开瓣音,P_2亢进并分裂
二尖瓣关闭不全	心尖搏动向左下移位	抬举性心尖搏动	心浊音界向左下扩大	心尖区闻及3/6级以上粗糙的吹风样全收缩期杂音,范围广,向左腋下或左肩胛下传导;P_2亢进和分裂
主动脉瓣狭窄	心尖搏动增强,向左下移位	抬举性心尖搏动,胸骨右缘第2肋间收缩期震颤	心浊音界向左下扩大	胸骨右缘第2肋间闻及3/6级以上收缩期粗糙、喷射性杂音,向颈部传导;A_2减弱并分裂
主动脉瓣关闭不全	心尖搏动向左下移位,可有与颈动脉搏动一致的点头运动	抬举性心尖搏动,水冲脉、毛细血管搏动征	靴形心	主动脉瓣第二听诊区叹气样舒张期杂音,向心尖部传导;周围大血管可闻及射枪音和 Duroziez 双重杂音

续表

常见疾病	视诊	触诊	叩诊	听诊
心包积液	心尖搏动减弱甚至消失	心尖搏动触不到或减弱并在心浊音界内侧	心浊音界向两侧扩大，并随体位改变	初期可闻及心包摩擦音；当渗液增多时，心包摩擦音消失；心率快、心音弱而遥远，心包叩击音
左心衰竭	呼吸急促、轻微发绀，半卧位或端坐位；急性肺水肿时可有大量粉红色泡沫样痰，大汗淋漓	重者可出现交替脉	除原有的心脏体征外无特殊发现	心率增快，心尖部及其内侧可闻及舒张期奔马律，P_2亢进；肺底部可有细小湿啰音；肺水肿时双肺满布湿啰音及哮鸣音
右心衰竭	颈静脉怒张，周围性发绀、水肿	不同程度肝大、压痛及肝-颈静脉回流征阳性；下垂部位凹陷性水肿，重者全身水肿	胸腔积液（右侧多见）、腹腔积液体征	由于右心室扩大，可在三尖瓣区闻及三尖瓣相对关闭不全的收缩期吹风样杂音，右心室舒张期奔马律

（薛宏伟）

思考题

1. 患者女性，36 岁，有风湿性心瓣膜病二尖瓣狭窄病史 10 年，现患者自觉心悸、胸闷、呼吸困难 6 天，临床诊断为风湿性心瓣膜病二尖瓣狭窄，伴房颤，请问该患者进行心脏评估可发现哪些阳性体征？

2. 患者男性，57 岁，既往有高血压病史 15 年，血压波动在 175/95～150/90mmHg 之间，未给予系统治疗。近 2 年常于活动后出现心悸、气促，休息可缓解而到医院就诊。门诊测血压 160/95mmHg，做超声心动图检查显示左心室肥厚扩大，请问对该患者进行心脏评估时，视诊、触诊和叩诊可有哪些阳性体征？

第九节 腹部评估

学习目标

1. 掌握 腹部评估内容；压痛、反跳痛、肌紧张及移动性浊音的临床意义；肠鸣音听诊特点及变化的临床意义。

2. 熟悉 腹部分区及常见疾病的主要体征。

3. 了解 腹部体表标志及各区域内的重要脏器。

4. 学会 腹部视诊、叩诊及听诊方法，并能正确识别阳性体征。

5. 熟练掌握 腹部触诊的方法。

腹部范围上起横膈，下至骨盆。腹部体表上以两侧肋弓下缘和胸骨剑突与胸部为界，下至两侧腹股沟韧带和耻骨联合，前面和侧面由腹壁组成，后面为脊柱和腰肌。

腹部评估按视诊、听诊、触诊、叩诊进行，其中以触诊最为重要。

一、腹部体表标志与分区

(一) 体表标志

常用腹部体表标志(图 3-51)。记述体征时，需详细描述其部位及与体表标志的距离。

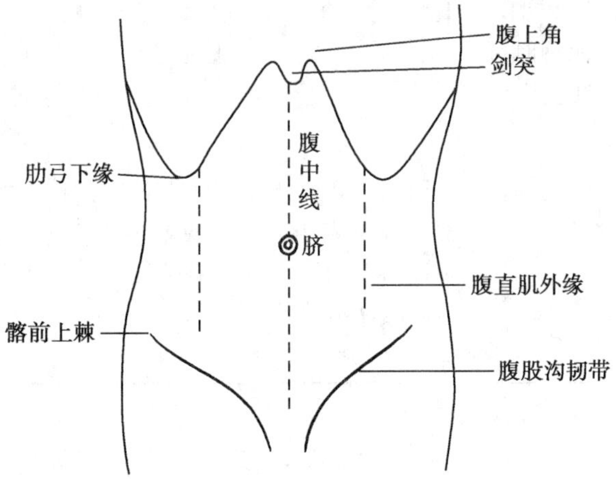

图 3-51 腹部前面体表标志图

1. 腹上角(胸骨下角) 为剑突下左右肋弓的交角，用于体型判断及肝脏测量。

2. 脐 腹部中心，平对 3、4 腰椎之间，为腰椎穿刺的定位标志。

3. 髂前上棘 髂嵴前方突出点，为腹部分区标志之一及骨髓穿刺部位。

4. 腹直肌外缘 相当于左、右锁骨中线的延续。

5. 腹中线 通过脐的垂线。

6. 肋脊角 第 12 肋骨与脊柱形成的交角，为肾脏叩击痛部位。

(二) 腹部分区

1. 四区法 通过脐划一垂直线与一水平线将腹部分为右上腹部、右下腹部、左上腹部、左下腹部四区(图 3-52)。

2. 九区法 由两条水平线和两条垂直线将腹部分为九区，两条水平线为两侧肋弓下缘连线，两侧髂前上棘连线，两条垂直线分别为通过左右两侧髂前上棘至腹中线连线的中点所作的垂线。四线将腹部分成九区，即右上腹部(右季肋部)、右侧腹部、右下腹部、上腹部、中腹部(脐部)、下腹部、左上腹部(左季肋部)、左侧腹部、左下腹部(图 3-53)。

各区内重要脏器分部情况(图 3-54)

(1)右上腹部：肝右叶、胆囊、结肠右曲、右肾、右肾上腺。

(2)右侧腹部：升结肠、空肠、右肾。

(3)右下腹部：盲肠、阑尾、回肠下端，女性右侧卵巢及输卵管，男性右侧精索。

(4)上腹部：胃、十二指肠、肝左叶、胰头、胰体、横结肠、腹主动脉、大网膜。

(5)中腹部：十二指肠下部、空肠及回肠、输尿管、肠系膜及淋巴结、大网膜、腹主动脉。

(6)下腹部：回肠、乙状结肠、输尿管、充盈的膀胱及增大的子宫。

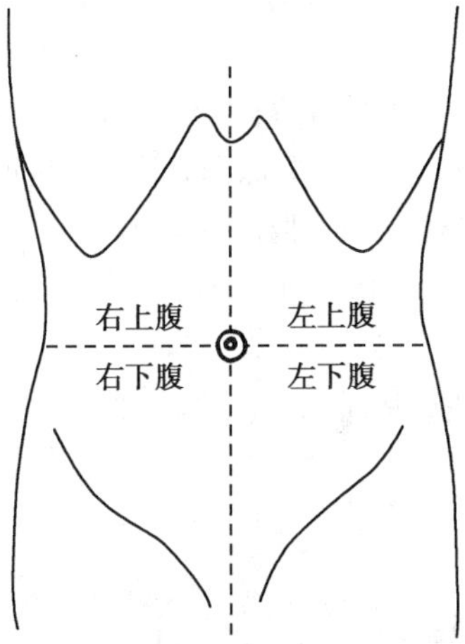

图 3-52　腹部体表分区示意图(四区分法)

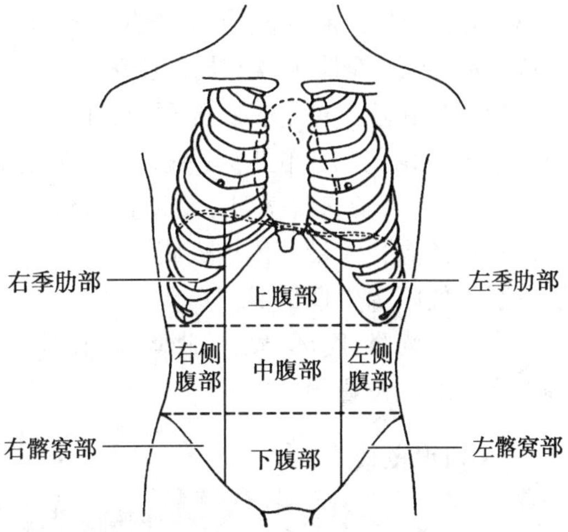

图 3-53　腹部体表分区示意图(九区分法)

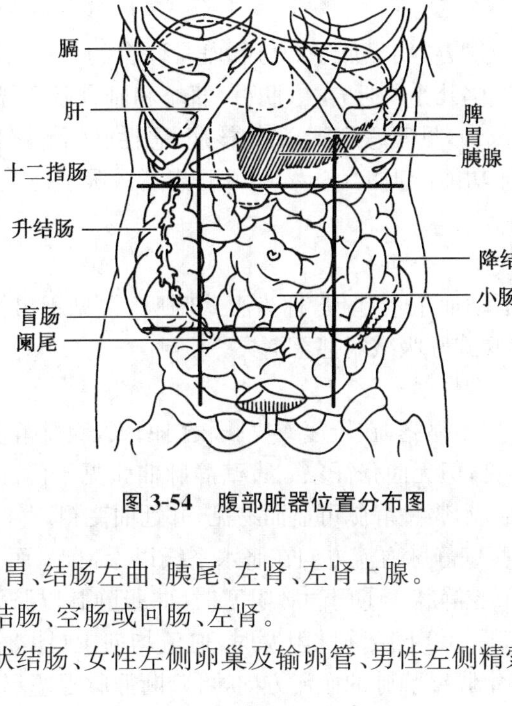

图 3-54　腹部脏器位置分布图

(7)左上腹部:脾、胃、结肠左曲、胰尾、左肾、左肾上腺。

(8)左侧腹部:降结肠、空肠或回肠、左肾。

(9)左下腹部:乙状结肠、女性左侧卵巢及输卵管、男性左侧精索及淋巴结。

二、视　　诊

视诊腹部时,评估对象取仰卧位,充分暴露全腹,室内应温暖、光线应充足适宜,最好在自然光线下进行。

视诊内容有腹部外形、呼吸运动、腹壁静脉、胃肠型及蠕动波、腹壁皮肤。

(一) 腹部外形

应注意腹部是否对称,局部有无隆起、凹陷,有腹部肿块或腹水时应测量腹围。

健康成年人腹部平坦,对称,仰卧时,前腹壁与肋弓和耻骨联合相平,坐位时脐以下部分稍显前凸,小儿及肥胖者腹部呈圆形稍微隆起,称腹部饱满,老年人和消瘦者腹部稍微凹陷,称腹部低平。

1. 腹部膨隆 仰卧时前腹壁明显高出肋弓和耻骨联合平面，称腹部膨隆(abdominal distension)，包括全腹膨隆和局部膨隆。

(1)全腹膨隆 见于①腹腔积液：仰卧时，两侧腹部明显侧凸，腹中部平坦，呈蛙腹状，称蛙状腹(frog belly)；坐位时，下腹部明显隆起；②胃肠胀气：腹部呈球形，不因体位改变而变化，见于肠梗阻、肠麻痹；③巨大腹腔内包块：巨大卵巢囊肿、畸胎瘤等，全腹膨隆呈球形；④气腹：胃肠穿孔大量气体进入腹腔或人工气腹腹部均匀性膨大如球形。此外，全腹膨隆亦见于肥胖、妊娠等生理情况。

(2)局部膨隆：腹部局部性膨隆常由腹内炎症性包块或肿瘤、脏器肿大、腹壁肿块和疝等引起，常与解剖位置相一致。

知识链接

腹内肿块与腹壁肿块的区别

其方法是让患者平卧，从仰卧位做起坐动作，使腹壁肌肉紧张，观察局部隆起的变化。如果肿块变得明显者，为腹壁肿块，反之，则为腹腔内肿块。

2. 腹部凹陷 仰卧时前腹壁明显低于肋弓和耻骨联合的平面，称腹部凹陷(abdominal retraction)。前腹壁明显凹陷几乎贴近脊柱，肋弓、髂嵴和耻骨联合异常显露，外形呈舟状，称舟状腹(scaphoid abdomen)，见于恶病质，如结核病、恶性肿瘤等慢性消耗性疾病晚期，亦可见于神经性厌食、腺垂体功能减退症(Sheehan 病)患者。吸气时腹部凹陷见于膈肌麻痹和上呼吸道梗阻。

(二) 呼吸运动

仰卧时，腹壁随呼吸运动而上下起伏，称为腹式呼吸，常见于男性及儿童。腹膜炎、腹水、腹内巨大肿块、妊娠等腹式呼吸减弱甚至消失。

(三) 腹壁静脉

正常人的腹壁静脉一般不显露，在较瘦或皮肤较白的人，腹壁静脉隐约可见，腹壁皮肤薄而松弛的老年人静脉易见，但无曲张征象。腹壁静脉曲张见于门静脉循环障碍或上下腔静脉回流受阻、侧支循环形成，腹壁静脉可显而易见，并迂曲变粗。

1. 临床意义：正常人腹壁静脉血流方向在脐水平线以上，自下而上流入上腔静脉；脐水平线以下，自上而下流入下腔静脉。①门静脉阻塞时，曲张静脉以脐为中心向四周伸展，血流方向与正常相同(图 3-55)；②下腔静脉阻塞时，血流均向上(图 3-56)；③上腔静脉阻塞时，血流均向下。因此，确定腹壁静脉的血流方向，可判断静脉阻塞部位。

2. 评估方法：将右手示指和中指并拢压在曲张没有分支的静脉上，然后将一只手指沿着静脉紧压而向外移动 3～5cm，挤空静脉中的血液，放松这一手指，另一手指仍紧压静脉。如果这一段挤空的静脉迅速充盈，则血液是从放松的手指一端流向紧压的手指一端(图 3-57)。

(四) 胃肠型及蠕动波

正常人腹部看不见胃肠型及蠕动波，当胃肠发生梗阻时，由于胀气膨隆，可见胃型或肠型(gastral or intestinal pattern)；梗阻上段胃肠蠕动增强，可见蠕动波(peristalsis)。肠麻痹时，蠕动波消失。

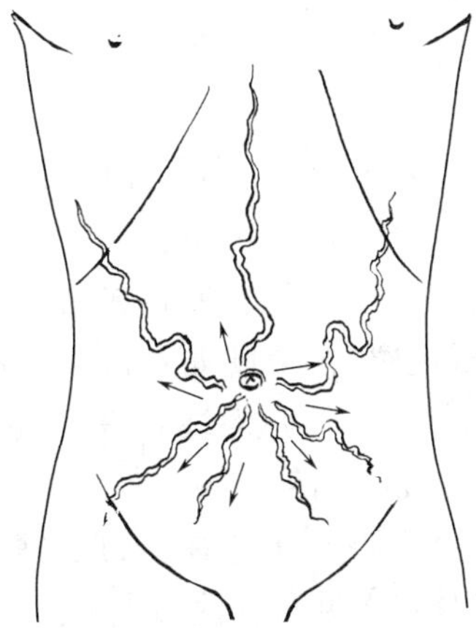

图 3-55　门静脉高压时腹壁浅静脉血流分布和方向

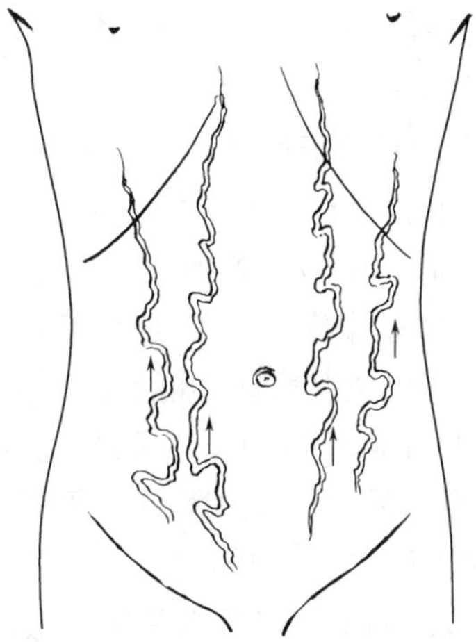

图 3-56　下腔静脉梗阻时腹壁浅静脉血流分布和方向

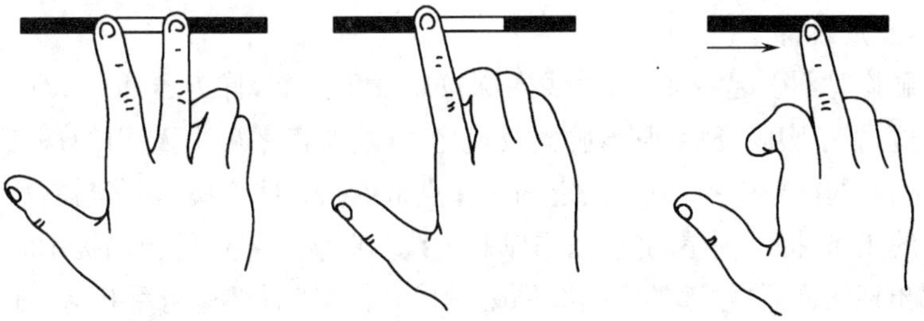

图 3-57　检查静脉血流方向手法示意图

（五）腹部其他体征

1. 腹壁皮肤　注意有无皮疹、色素沉着、瘢痕、腹纹及疝形成，伤寒患者腹壁皮肤可见玫瑰疹；多发性纤维瘤可见斑片状色素沉着；腹部瘢痕多为外伤、手术所致；大量腹水、妊娠腹部可出现裂纹。

2. 脐　正常人脐与腹壁相平或稍凹陷。腹壁肥胖者脐常深陷；少年和腹壁菲薄者脐略突出；脐明显突出见于大量腹腔积液者。当腹内压显著增加时，脐可膨出，发生脐疝而呈质软半球形膨隆，直径约 2cm。脐部溃烂，轻度隆起变硬，表面凹凸不平，容易发生溃疡，多为癌肿所致。脐凹分泌物呈浆液性或脓性，有臭味，多为炎症所致。

3. 疝　腹部疝多为腹腔内容物经腹壁或骨盆壁的间隙或薄弱部分向体表突出而形成，以腹外疝多见。脐疝见于婴幼儿、经产妇或大量腹水患者；白线疝见于先天性腹直肌两侧闭合不良者；切口疝见于手术瘢痕愈合不良；股疝多见于女性，男性腹股沟斜疝可下降至阴囊。

三、触　诊

触诊是腹部评估的主要方法，包括浅部触诊法和深部触诊法。浅部触诊法主要用于评估腹壁紧张度、表浅的压痛、肿块、搏动和腹壁上的肿物等。深部触诊法用于了解腹腔内脏器情况，评估压痛、反跳痛、和腹腔内肿物等。

评估对象取仰卧位，双膝关节屈曲，使腹部肌肉放松，双手放于躯干两侧。评估者站在评估对象右侧，面对评估对象，手要温暖，动作轻柔，边触诊边与评估对象交谈，并观察其反应与表情。

（一）腹壁紧张度

正常人腹壁有一定张力，但触之柔软、较易压陷，称为腹壁柔软。部分评估对象怕痒或评估者手凉，可致反射性肌紧张，在适当诱导或转移注意力后可消失，不属异常。

1. 腹壁紧张度增加 全腹壁紧张，无腹痛，见于肠胀气，气腹及大量腹水；急性炎症或化学性物质刺激腹膜时，腹肌反射性痉挛，腹壁有明显抵抗感，甚至硬如木板，称为板状腹(board-like rigidity)，见于胃肠穿孔或实质性脏器破裂引起的急性弥漫性腹膜炎；腹膜慢性炎症时，腹壁触之如揉面团一样，称为揉面感(dough kneading sensation)，常见于结核性腹膜炎及癌性腹膜炎。局部腹壁紧张常为局部腹膜炎症所致。如上腹或左上腹肌紧张常见于急性胰腺炎，右上腹肌紧张常见于急性胆囊炎，右下腹肌紧张常见于急性阑尾炎。

2. 腹壁紧张度减低 检查时腹壁松软无力，失去弹性，多因肌张力降低或消失所致。全腹紧张度减低常见于慢性消耗性疾病、大量放腹水后，亦见于经产妇、年老体弱、腹肌发育不良者。局部腹壁紧张度减低较少见。

（二）压痛及反跳痛

正常腹部触诊时不引起疼痛，如由浅入深按压发生疼痛，称为压痛(tenderness)。压痛部位常为病变部位，见于腹膜炎症，脏器肿大及炎症、空腔器官痉挛、腹壁组织病变等。固定压痛常为腹部炎性病变的征象，一些较为固定的压痛点常反映某些疾病，如脐与右髂前上棘连线中外1/3交界处的压痛，提示阑尾的病变；右锁骨中线与肋缘交界处的压痛提示胆囊病变。

触诊腹部出现压痛后，触诊的手指在原处稍停片刻，然后迅速将手抬起，如此时患者感觉腹痛加重，出现痛苦表情，称为反跳痛(rebound tenderness)，为腹膜壁层受炎症累及的征象。

腹肌紧张、压痛及反跳痛阳性合称腹膜刺激征(peritoneal irritation sign)，是腹膜炎症的可靠体征，其中以反跳痛最具有诊断意义。

（三）肝脏触诊 通过触诊了解肝脏的大小、质地及表面等情况。

1. 触诊方法 主要有单手触诊法和双手触诊法，其中单手触诊法更为常用。

(1)单手触诊法：评估者站在评估对象右侧，将右手四指并拢，掌指关节伸直，示指前端桡侧与肋缘大致平行，置于估计肝下缘下方处，随评估对象呼气，手指压向腹壁深处；随其吸气，手指缓慢被动抬起，朝肋缘方向迎触下移的肝缘。如此反复，随呼吸进行触诊，由下而上，手指逐渐向肋缘移动，直到触及肝缘或肋缘为止。

(2)双手触诊法：评估者用左手托住评估对象右腰部，拇指张开置于肋部，触诊时左手向上推，使肝脏向前下托起，使肝下缘紧贴前腹壁下移，并限制右下胸扩张，这样吸气时下移的肝脏更易碰到右手指。右手在腹前壁进行触诊同单手触诊法(图3-58)。

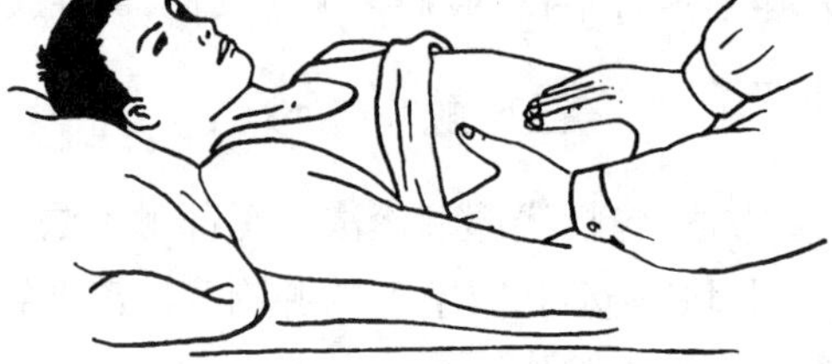

图3-58 双手法触诊肝脏示意图

需在右锁骨中线上及前正中线上，分别触诊肝缘并在平静呼吸时分别测量其与肋缘或剑突根部的距离，以厘米表示。

2. 触诊内容　触到肝脏时，应注意大小、质地、表面及边缘、压痛、搏动等情况。

(1)大小：正常成人，肋缘下一般触不到肝脏，在腹壁松软者，深吸气时可于肋弓下触及肝下缘，但不超过1cm；在剑突下可触及肝脏，但下缘距剑突不超过3cm，边缘薄、质地软、表面光滑、无压痛。如超出上述标准，可能是肝脏下移，亦可能为肝脏肿大，可借助叩诊进行鉴别。

(2)质地：一般将肝脏质地分为三级：质软(如触口唇)、质韧(如触鼻尖)、质硬(如触前额)。正常肝脏质地柔软，慢性肝炎质韧，急性肝炎及脂肪肝稍韧，肝硬化质硬，肝癌时最坚硬。

(3)表面及边缘：正常肝脏表面光滑，边缘整齐，厚薄一致。肝癌、多囊肝时表面不光滑，边缘厚薄不一；脂肪肝及肝淤血时肝脏边缘钝圆。

(4)压痛：正常肝脏无压痛，肝炎、肝淤血、脂肪肝、肝癌、肝脓肿时出现压痛。

(5)搏动：正常肝脏或因炎症、肿瘤等原因引起的肝大均无搏动。当腹主动脉瘤及肝脏肿大压迫腹主动脉时肝脏可出现搏动(单向性搏动)；三尖瓣关闭不全，右心室肥大收缩时，搏动通过右心房、下腔静脉传导至肝脏亦可出现搏动(扩张性搏动)。

知识链接

单向性搏动与扩张性搏动的鉴别方法

评估者把左手放在肿大肝脏的右侧表面，右手平放在肝左侧表面，嘱评估对象暂停呼吸。如仅有右手被推向上的感觉，为单向搏动；如有双手被推向两侧的感觉，则为扩张性搏动。

3. 肝脏增大的临床意义　增大肝脏由于病变性质不同，物理性状各异，故触诊时必须逐项检查，综合判断其临床意义。①急性肝炎：肝脏轻度增大，表面光滑，边缘较钝，质地尚软，轻度压痛；②肝淤血：肝脏明显增大，常以左叶为主，表面平滑，边缘圆钝，有轻度压痛，肝-颈静脉反流征阳性；③脂肪肝：肝脏增大，表面光滑，质地柔软或稍韧，压痛常不明显；④肝硬化：早期肝常增大，晚期则缩小，质较硬，边缘锐利，表面可触及结节，无压痛；⑤肝癌：肝脏明显增大，质坚硬，表面有大小不等的结节及巨块，边缘不整，压痛明显；⑥肝脓肿或肝囊肿：可有局部囊性肿块，前者有明显的压痛和叩击痛，后者则无。

(四)脾脏触诊　正常脾脏不能触及，当脾脏肿大及脾脏向下移位时，可触及脾脏。

1. 触诊方法　常用双手触诊法进行触诊。触诊时，评估对象仰卧，双下肢屈曲，评估者左手自评估对象前方绕过，手掌置于患者左腰部第9～11肋处，将脾向前托起，右手平放于下腹部，与肋弓垂直，如同肝脏触诊，配合呼吸，以稍微弯曲的手指末端由浅入深，由下向上进行触诊，直至左肋弓下缘或脾边缘(图3-59)。

2. 脾脏肿大的测量方法　脾脏轻度肿大时，测量左锁骨中线左肋缘至脾脏下缘间的距离(1线)，脾脏中度以上肿大应加测左锁骨中线与左肋弓交点到脾最远尖端的距离(2线)和脾右缘至正中线的距离(3线)，脾脏肿大超过前正中线，测量脾右缘至前正中线的最大距离；未超过前正中线测量脾右缘与前正中线的最短距离，各线以厘米记录(图3-60)。

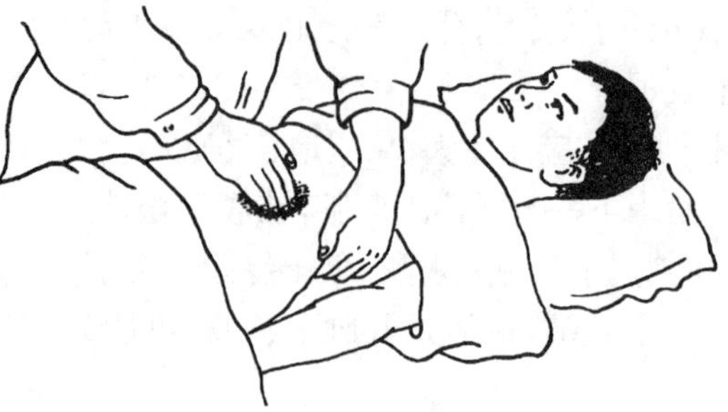

图 3-59 脾脏触诊示意图

3. 脾肿大的分度及临床意义

轻度肿大：深吸气时，脾下缘距肋缘不超过 2cm。

中度肿大：脾下缘距肋缘超过 2cm，但在脐水平线以上。

重度肿大：脾下缘在脐水平线以下。

正常脾脏在肋下不能触及，如脾脏被触及，应视为病理现象。脾中度肿大，质地硬，见于伤寒、败血症、钩端螺旋体病、感染性心内膜炎及肝静脉血栓形成；脾高度肿大、表面光滑者，见于慢性粒细胞白血病、疟疾、血吸虫病等，淋巴肉瘤的脾表面常有结节而不光滑；脾周围炎或脾梗死时，触诊脾脏，可有摩擦感及明显压痛。

(五) 胆囊触诊

可用单手滑行触诊法或钩指触诊法触诊。正常胆囊不能触及，当胆囊肿大时，在右肋缘下腹直肌外缘可触及张力较高的梨形或卵圆形包块，随呼吸上下移动。

胆囊触痛征(Murphy 征)评估，评估者以左手掌平放于评估对象的右肋缘部，左手拇指用力按压在腹直肌右缘与肋弓交界处(图 3-61)，然后让评估对象深吸气，如在吸气过程中因疼痛而突然屏气，则为胆囊触痛征(Murphy sign)阳性，见于急性胆囊炎。

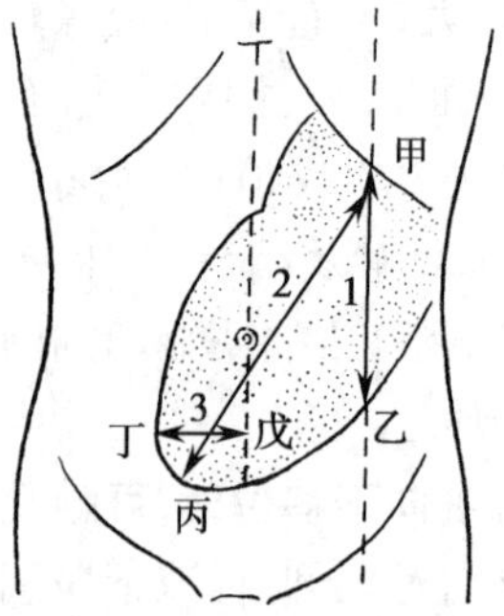

图 3-60 脾肿大测量法

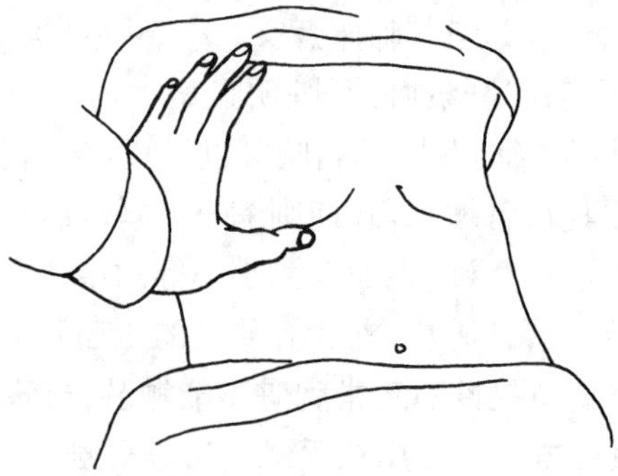

图 3-61 胆囊触痛征检查法

(六) 肾脏触诊

通常采用双手触诊法。正常肾脏一般不易触及，有时可触及肾的下极。在肾肿大、肾下垂可触及肾脏。

在肾和尿路有炎症或其他疾病时，在下列部位出现压痛点：①季肋点：在第 10 肋骨前端；②上输尿管点：腹直肌外缘与脐水平线的交点；③中输尿管点：腹直肌外缘与两髂前上棘连线的交点；④肋脊点：背部第 12 肋骨与脊柱夹角的顶点；⑤肋腰点：第 12 肋骨与腰肌外缘的交点(图 3-62)。

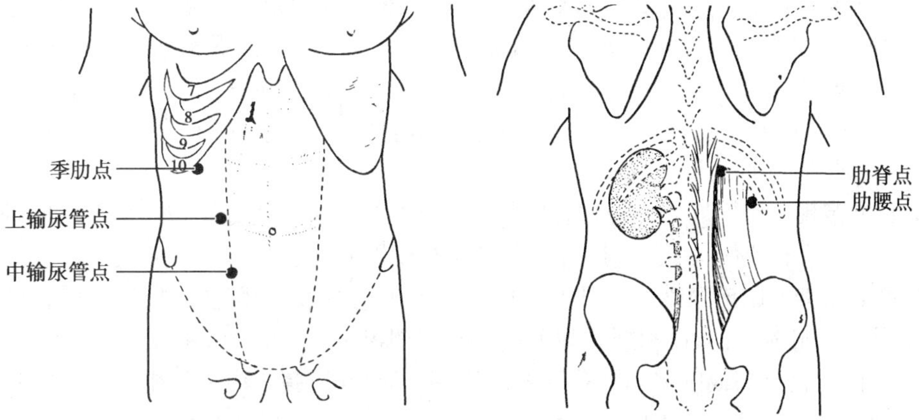

（1）腹面　　（2）背面

图 3-62 肾脏和尿路疾病压痛点示意图

(七) 膀胱触诊

采用单手滑行触诊法。膀胱空虚时,不易触及,当膀胱充盈胀大时,可在下腹正中部触及呈球形或横置的椭圆形的囊性肿物,按压有尿意。常见于尿路梗阻或脊髓病所致的尿潴留;亦可见于昏迷、腰椎或骶椎麻醉后患者。导尿后该肿物消失。

(八) 腹部包块

正常人腹部无包块。当触及包块时,应注意其位置、大小、形态、质地、移动度等,以确定其来源及原因。腹部包块可来自腹壁及腹腔,常见原因有腹腔内器官的肿大、异物、肿瘤、炎症性组织或肿大的淋巴结等。

(九) 波动感

评估对象取仰卧位,评估者以一手掌面贴于患者一侧腹壁,另一手的手指并拢屈曲,用指端叩击对侧腹壁,此时,若贴于一侧腹壁的手掌有被液体波动冲击的感觉,称为波动感(fluctuation),为腹腔内有中等量以上积液的征象。

知识链接

波动感与腹部肥胖的鉴别方法

进行波动感评估时,让一助手将手掌尺侧缘压于脐部腹中线上,评估者贴于腹壁的手掌仍有冲击的感觉,为波动感,肥胖者贴于腹壁的手掌无冲击的感觉。

四、叩　诊

腹部叩诊有直接叩诊法和间接叩诊法两种,一般多采用间接叩诊法。

(一) 腹部叩诊音

正常腹部叩诊除肝、脾区外,均为鼓音,明显鼓音见于胃肠高度充气、麻痹性肠梗阻、胃肠穿孔和气腹等;当肝、脾等脏器肿大,腹腔内有巨大肿瘤或大量腹水时,腹部鼓音范围缩小,局部出现浊音或实音。

(二) 肝脏叩诊

应用叩诊确定肝脏上、下界。肝脏本身不含气体，在不被肺所遮盖的部分，叩诊呈实音，为肝绝对浊音；肝脏上界被肺遮盖，叩诊呈浊音，称为肝相对浊音，是肝脏的真正上界。

1. 叩诊方法 肝上界一般沿右锁骨中线，右腋中线，右肩胛线自上而下进行叩诊，当清音变为浊音时，即为肝上界。肝下界叩诊从腹部鼓音区开始，沿右锁骨中线从下往上叩诊，当鼓音变为浊音时，即为肝下界。

2. 正常范围 正常肝上界在锁骨中线，右腋中线，右肩胛线分别位于第5肋间、第7肋间、第10肋间；肝下界平右肋缘；肝脏上下径在右锁骨中线上为9～11cm。

3. 肝界改变的临床意义 ①肝浊音区缩小见于急性重型肝炎、胃肠胀气等；肝浊音区扩大见于肝炎、肝癌、肝淤血和肝脓肿等；②肝浊音界消失(以在右腋中线上叩诊为准)，代之以鼓音，是消化性溃疡或阑尾炎穿孔等的征象，由于空气至腹腔内横膈下所致，亦可见于人工气腹或间位结肠(结肠位于肝与膈肌之间)；③肝脏叩击痛可辅助诊断肝炎、肝脓肿。

(三) 脾脏叩诊

正常脾浊音界在左腋中线第9～11肋之间，上下径为7～9cm，前方不超过腋前线。脾浊音区缩小见于左侧气胸、胃扩张等，脾浊音区扩大见于各种原因所致的脾肿大，如肝硬化、伤寒等。

(四) 移动性浊音

腹腔内有中等量以上的液体积聚时，液体因重力关系多潴积于腹腔的低凹处，此处叩诊呈浊音。评估时，先让评估对象仰卧，腹中部由于含气的肠管在液面浮起，叩诊呈鼓音，两侧腹部因腹水积聚叩诊呈浊音。评估者自腹中部脐平面开始向评估对象左侧叩诊，发现浊音时，板指固定不动，嘱评估对象右侧卧，再度叩诊，如呈鼓音，表明浊音移动。这种随体位改变而出现浊音区变动的现象，称移动性浊音(shifting dullness)，是评估腹腔有无积液的重要方法之一。当腹腔内游离腹水在1000ml以上时，即出现移动性浊音，常见原因为肝硬化、结核性腹膜炎、心力衰竭、肾病综合征及腹膜转移癌。

(五) 肾脏叩诊

评估对象采取坐位或侧卧位，评估者用左手掌平放在其肋脊处(肾区)，右手握拳用适当的力量叩击左手背。正常时无叩击痛，当有肾盂肾炎、肾结石、肾结核等时，肋脊角出现叩击痛。

(六) 膀胱叩诊

了解膀胱充盈情况，膀胱空虚时，叩诊呈鼓音；膀胱充盈时，在耻骨联合上方可叩得浊音，应注意与妊娠子宫、卵巢囊肿、子宫肌瘤相鉴别。

五、听　诊

腹部听诊的主要内容有：肠鸣音、振水音、血管杂音。方法是将听诊器体件置于腹壁上，全面听诊各区域。

(一) 肠鸣音

当肠管蠕动时，肠内气体和液体随之流动，产生一种断续的咕噜声，称为肠鸣音。正常情况下，每分钟4～5次。当肠蠕动增快增强，每分钟超过10次，音响增强，称肠鸣音活跃，见于急性胃肠炎、服泻药后或消化道大出血时；若次数增多，音响高亢，甚至呈金属音，称肠鸣音亢进，见于机械性肠梗阻。肠蠕动减慢减弱，肠鸣音次数减少，3～5分钟才听到一次或听不到，称肠鸣音减弱或消失，见于肠麻痹。

（二）振水音

评估对象仰卧，将听诊器体件置于上腹部，用并拢的手指连续迅速地冲击患者的上腹部，如能听到胃内气体与液体撞击发出的声音，称为振水音。

正常人在饮入大量液体后可出现振水音，若在空腹时或饭后6～8小时以上仍可听到振水音，表示胃内有液体潴留，见于幽门梗阻，胃扩张，胃液分泌过多等。

（三）血管杂音

正常腹部无血管杂音。腹部出现血管杂音见于肾动脉狭窄，腹主动脉瘤，腹部包块压迫腹主动脉或肝动脉及门静脉高压等。

六、腹部常见疾病的主要症状与体征

（一）消化性溃疡

消化性溃疡是一种常见的消化系统疾病。主要指胃溃疡和十二指肠溃疡。

1. 症状　患者典型的临床表现是慢性、周期性、节律性的上腹痛。秋末、冬季及气温变化时容易发作。胃溃疡疼痛多位于剑突下偏左，其疼痛节律为进食后半小时至1小时开始疼痛，胃完全排空后（约食后4小时）感舒适，即进食-疼痛-缓解。十二指肠球部溃疡疼痛多位于剑突下偏右，其疼痛节律是进食后2小时至4小时疼痛，即饥饿时（胃排空后）开始疼痛，直到下次进食才缓解，即疼痛-进食-缓解，称之为“空腹痛”。此外，常伴有嗳气、胸骨后烧灼感、恶心、呕吐等症状。

2. 体征　发作期如无并发症，可于上腹部有压痛点，程度较轻。缓解期常无明显体征。X线钡餐造影和胃镜检查可确诊。

（二）肝硬化

1. 症状　代偿期症状轻，常见症状有食欲不振、厌食，进食后常感上腹饱胀不适、恶心或呕吐。失代偿期上述症状加重，并可出现腹水、水肿、低热、黄疸、出血及意识障碍等症状。

2. 体征　可见面色晦暗，有肝掌和蜘蛛痣，有肝、脾肿大，肝硬化早期肝脏肿大，可触及，质地较硬；晚期，肝脏缩小变硬，常有脾大、腹水、侧支循环建立与开放。

（三）急性胆囊炎

1. 症状　典型症状为突发性右上腹持续性绞痛，伴向右肩胛下区放射，常伴有恶心、呕吐、发冷、发热、纳差、腹胀；10%患者可有轻度黄疸。一般过去曾有类似病史，常由脂餐饮食诱发。

2. 体征　右上腹肌紧张，有压痛与反跳痛，Murphy征阳性。30%～50%患者可触及肿大的胆囊。

（四）急性阑尾炎

1. 症状　典型症状为转移性右下腹痛，即腹痛开始的部位在上腹部、剑突下或脐周围，约经6～8小时或十多小时后，腹痛部位逐渐下移，最后固定于右下腹部。也有的患者无转移性腹痛，发病一开始就是右下腹。腹痛多呈持续性钝痛、胀痛，亦可为阵发性剧痛或跳痛。此外，常伴有恶心、呕吐。部分患者可感乏力、头痛、头晕，部分患者可出现便秘、腹泻或里急后重。常有发热。

2. 体征　急性阑尾炎腹部评估时，常有腹部压痛、腹肌紧张和反跳痛。典型患者表现为脐与右侧髂前上棘连线的中外1/3交界处（麦氏点）的压痛。在合并弥漫性腹膜炎时，可出现全腹压痛，但仍以右下腹最为明显。若右下腹出现反跳痛，提示出现继发性腹膜炎。

（五）肠梗阻

1. 症状 典型症状为腹痛、腹胀、呕吐、排便、排气停止。单纯性肠梗阻为阵发性绞痛；绞窄性肠梗阻多为持续性腹痛有阵发性加剧，麻痹性肠梗阻则为持续性胀痛。

2. 体征 早期单纯性肠梗阻，全身情况无明显变化，后因呕吐、水、电解质紊乱，可出现脉搏细速、血压下降、面色苍白等中毒和休克征象，尤其绞窄性肠梗阻更为严重。机械性肠梗阻常可见肠型和蠕动波。肠扭转时腹胀多不对称。麻痹性肠梗阻腹胀均匀；单纯性肠梗阻肠管膨胀，有轻度压痛。绞窄性肠梗阻，可有固定压痛和肌紧张，少数患者可触及包块。肠梗阻并发肠坏死、穿孔时出现腹膜刺激征。麻痹性肠梗阻时，则肠鸣音减弱或消失。低位梗阻时直肠指检如触及肿块，可能为直肠肿瘤。

（六）急性腹膜炎

1. 症状 ①腹痛：是腹膜炎最主要的症状，其程度随炎症的程度而异。一般都很剧烈，不能忍受，且呈持续性，以原发病变部位较为显著；②恶心、呕吐：为早期出现的常见症状。开始时因腹膜受刺激引起反射性的恶心、呕吐，呕吐物为胃内容物。后期出现麻痹性肠梗阻时，呕吐物转为黄绿色含胆汁液。甚至为棕褐色粪样肠内容物。由于呕吐频繁可呈现严重脱水和电解质紊乱；③发热：开始时体温可以正常，之后逐渐升高。脉搏通常随体温的升高而加快。如果脉搏增快而体温反而下降，多为病情恶化的征象；④感染中毒：为严重腹膜炎的表现，常出现高热、大汗、口干、脉快，呼吸浅促等全身表现。后期由于大量毒素吸收，患者出现口唇发绀，肢体冰冷，呼吸急促、脉搏细弱、表情淡漠等休克征象。若病情继续恶化，终因肝肾功能衰竭及呼吸循环衰竭而死亡。

2. 体征 腹式呼吸减弱或消失，并伴有明显腹胀。腹胀加重常是判断病情发展的一个重要标志。局部或全腹出现压痛、反跳痛和肌紧张（腹膜炎的主要体征），以原发病灶部位最为显著。腹部叩诊可因胃肠胀气而呈鼓音。胃肠道穿孔时，因腹腔内有大量游离气体平卧位叩诊时常发现肝浊音界缩小或消失。腹腔内积液多时，可以叩出移动性浊音。腹部听诊常发现肠鸣音减弱或消失。直肠指诊时，如直肠前窝饱满及触痛，则表示有盆腔感染存在。

（龙 军）

思考题

1. 患者男性，45岁，因呕血及黑便急诊入院，呕血量约850ml，色鲜红；黑便2次，量约400ml。5年前曾有乙型肝炎病史。

(1)该患者可能发生什么情况？

(2)腹部评估可能有哪些阳性体征？

2. 患者男性，25岁，2年前经胃镜检查，诊断“十二指肠球部溃疡”。因餐后突然出现上腹部持续性剧烈疼痛急诊入院。

(1)该患者最可能发生了什么情况？

(2)腹部评估有哪些阳性体征？

第十节 肛门、直肠与生殖器评估

学习目标

了解 肛门和直肠的检查方法及内容,男女生殖器的检查方法。

肛门、直肠与生殖器检查是临床身体评估中重要的组成部分,由于其特殊性,在临床实际中应注意:①嘱评估对象排尿以减少不适;②评估对象若为女性,男性评估者必须有女医护人员或患者家属陪同方能检查。

一、肛门与直肠

肛门与直肠检查以视诊和触诊为主,辅之以内镜检查。检查时根据评估对象病情及检查目的,可采取不同的体位。常安置的体位见表 3-26。

表 3-26 常见安置体位

体位	安置方法	适用范围
肘膝位	评估对象两肘屈曲,置于检查台上,胸部尽量靠近检查台,膝关节屈曲成直角跪在检查台上,抬高臀部(图 3-63)	前列腺、精索和内镜检查
左侧卧位	评估对象左侧卧位,左腿伸直,右腿向腹部屈曲,臀部靠近检查台(图 3-64)	病重、年老体弱或女性
截石位	评估对象仰卧于检查台上,垫高臀部,两腿屈曲并抬高外展	重症体弱者、膀胱直肠窝检查或直肠双合诊检查
蹲位	评估对象下蹲,屏气向下用力,呈排大便的姿势	直肠脱出、内痔和直肠息肉的检查

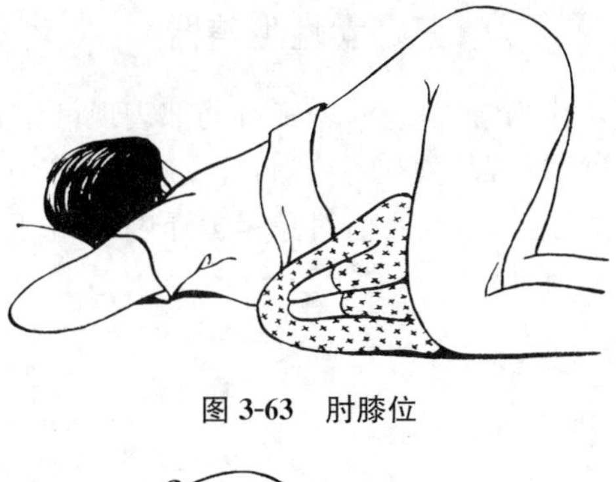

图 3-63 肘膝位

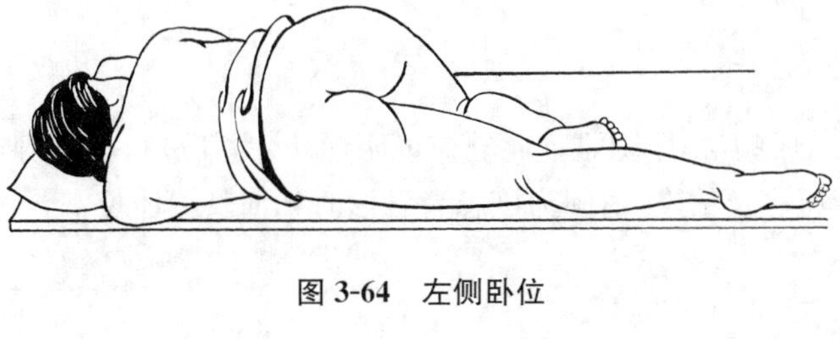

图 3-64 左侧卧位

(一) 视诊

评估者应观察肛门及其周围皮肤的颜色、皱褶以及有无皮肤损伤、黏液、脓血、肛裂、脓肿、外痔和瘘管口等。正常颜色较深,皱褶呈放射状。

(二) 触诊

肛门与直肠的触诊称为肛诊或直肠指诊。评估者戴手套(或指套)涂润滑剂(如肥皂液、凡士林、液状石蜡等)。评估时先以示指轻轻按摩肛门外口,待评估对象肛门括约肌放松后,将示指徐徐插入肛门、直肠内。评估肛门的紧张度以及肛管、直肠内壁有无压痛,黏膜是否光滑,有无包块及搏动感等。男性可触诊前列腺与精囊,女性可配用双合诊检查子宫颈、子宫、输卵管等。此外还可评估盆腔其他疾病如阑尾炎,髂窝脓肿等。

直肠指诊时应注意以下异常改变:①触痛:可见于肛裂及感染,若伴有波动感常由脓肿引起;②包块:若包块柔软、光滑有弹性多为直肠息肉;若包块坚硬、凹凸不平,应考虑直肠癌;③指套表面有黏液、脓液或血液,应作细菌学检查或涂片镜检。

二、男性生殖器

男性生殖器评估包括阴茎、阴囊、前列腺以及精囊等。阴囊内有睾丸、附睾及精索等。评估时应嘱评估对象充分暴露下身,双下肢外展,评估者先评估外生殖器后评估内生殖器。

知识链接

前列腺疾病的危害及预防

前列腺是男性生殖泌尿系统中最常出现问题的部位,前列腺疾病可以引起局部甚至全身的症状,对男性的危害较大,且是多方面的。如由于炎症刺激引起精神上的烦躁不安,影响生育,引发配偶的妇科炎症,重者可发展为尿毒症。常见的疾病有前列腺炎、前列腺肥大及前列腺癌,可发生于各个年龄段,青壮年较为多见,但近年来前列腺疾病的发病年龄有提前的趋势,因此对于前列腺的保健显得尤为重要。日常生活中应注意少吸烟尽量戒烟、不饮酒,多喝水不憋尿,保持会阴部清洁,性生活适度,多锻炼身体等。

三、女性生殖器

女性生殖器评估一般不作为常规检查,若疑有局部表现可作外生殖器如阴阜、大阴唇、小阴唇、阴蒂及阴道前庭的检查;疑有妇产科疾病时应进行妇产科检查。评估前嘱评估对象排空膀胱,评估时评估者戴无菌手套,评估对象暴露下身仰卧于检查台上,同时两腿屈膝外展。

(陈铭佳)

思考题

患者,男,55 岁,尿频,排尿困难,(此处应说明症状)为其进行前列腺触诊时发现正中沟消失,表面光滑,无压痛及粘连,请问为该患者触诊时如何安置体位?

第十一节　脊柱与四肢评估

学习目标

掌握　匙状甲，杵状指，指关节变形，膝关节变形，膝内、外翻及足内、外翻畸形的特点及临床意义。

熟悉　脊柱弯曲度及活动度异常表现的临床意义。

了解　四肢与关节运动的功能障碍。

学会　脊柱、四肢形态与关节运动的评估方法。

一、脊　　柱

脊柱评估可运用视诊、触诊和叩诊进行，用于了解脊柱有无姿势或形态的异常、活动受限、压痛和叩击痛等。

（一）脊柱弯曲度

脊柱弯曲度可了解评估对象有无脊柱侧弯或脊柱前后凸出畸形。评估时嘱评估对象取坐位或直立位，双臂自然下垂。①从背面观察脊柱有无侧弯，或以手指沿脊椎棘突由上而下适当轻划，以皮肤出现一红色充血痕为度，观察此红痕借以了解脊柱有无侧弯。正常人在标准体位下脊柱无侧弯；②从侧面观察脊柱有无前后凸出。正常人脊柱侧面呈"S"形生理弯曲，即颈段稍向前凸，胸段稍向后凸，腰椎明显向前凸，骶椎明显向后凸。若脊柱过度前后凸出称为病理性弯曲，包括：

1. 脊柱后凸（kyphosis）：也称"驼背"，多发生于胸段。常见于佝偻病、结核病、强直性脊柱炎、脊柱退行性变，或脊柱骨折等。

2. 脊柱前凸（lordosis）：多发生于腰段。常见于晚期妊娠、大量腹水、腹腔有巨大肿瘤者，多由于腹部明显向前突出，而臀部明显向后突起所致。

3. 脊柱侧弯（scoliosis）：根据侧弯的性状分为姿势性和器质性两种：①姿势性侧弯：侧弯可在评估对象平卧位或向前弯腰时消失，脊柱结构无异常。多见于儿童发育期姿势不良、椎间盘突出症及脊髓灰质炎后遗症等；②器质性侧弯：侧弯在评估对象改变体位后不能得到纠正，多见于佝偻病、肌肉麻痹、慢性胸膜肥厚粘连、肩部或胸廓畸形等。

（二）脊柱活动度

脊柱的活动度主要体现在颈椎段和腰椎段，此处活动范围最大；胸椎段活动范围较小；骶椎及尾椎段活动范围最小，几乎不活动。脊柱各段活动范围参考值见表 3-27。

表 3-27　颈、胸、腰椎活动范围

	前屈	后伸	左右侧弯	旋转度
颈椎	35°～45°	35°～45°	45°	60°～80°
胸椎	30°	20°	20°	35°
腰椎	75°	30°	35°	8°

评估时嘱评估对象做前屈后伸、左右侧弯及旋转动作，观察脊柱的活动度。脊柱活动受限常见于相应节段软组织损伤、骨关节病、结核、骨折、关节脱位等。

（三）脊柱压痛与叩击痛

1. 脊柱压痛 嘱评估对象取端坐位或俯卧位，身体稍前倾。评估者以右手拇指自上而下逐个按压脊椎棘突及椎旁肌肉，正常人均无压痛。若有压痛常提示压痛部位有脊柱或肌肉劳损的病变，常见于脊柱结核、椎间盘突出、脊柱外伤及骨折，急性腰肌劳损。

2. 叩击痛 常采用两种叩击方法。

（1）直接叩击法：评估者用手指或叩诊锤垂直叩击各脊柱棘突，适用于胸椎与腰椎的评估。颈椎疾病，尤其是颈椎骨关节损伤时需慎用。

（2）间接叩击法：评估对象取坐位，评估者左手掌置于其头部，右手握拳以小鱼际部位叩击左手背，了解脊柱各部位有无疼痛。

叩击痛阳性部位多为病变部位。常见于脊柱结核、骨折及椎间盘突出等。

知识链接

脊柱的特殊评估方法在颈椎病中的应用

颈椎病又称颈椎综合征，可由于颈椎长期劳损、外伤、姿势不良以及骨质增生等原因引起，临床上可以用几种特殊的评估方法辅助诊断。如 Jackson 压头试验，即双手在评估对象头顶部向下加压；颈静脉加压试验，双手按压评估对象两侧颈静脉；前屈旋颈试验，嘱评估对象头颈前屈并左右旋转；旋颈试验，嘱评估对象头稍后仰并左右自动旋转，上述试验若出现相应部位疼痛或头晕等症状为阳性表现，有助于颈椎病的诊断。

二、四肢与关节

评估四肢与关节常运用视诊与叩诊的方法。

（一）四肢与关节的形态

正常人四肢与关节左右对称，形态正常。形态异常多见于：

1. 匙状甲（koilonychia） 又称反甲，特点为指甲中部凹陷，边缘翘起，指甲变薄，表面有条纹（图 3-65）。常见于缺铁性贫血、高原疾病等。

2. 杵状指（趾）（acropachy） 特点为手指或足趾末节明显增宽增厚，指甲从根部到末端拱形隆起，呈杵状（图 3-66）。其发生可能与肢端慢性缺氧、代谢障碍及中毒损害有关。常见于慢性肺脓肿、支气管肺癌、支气管扩张、发绀型先天性心脏病、亚急性感染性心内膜炎、肝硬化、克罗恩病、溃疡性结肠炎等。

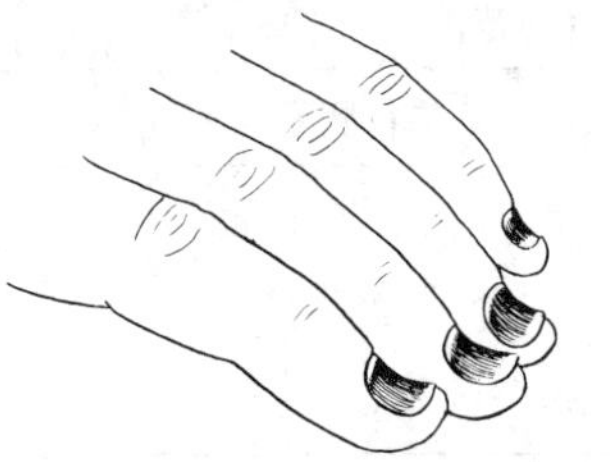

图 3-65 匙状甲

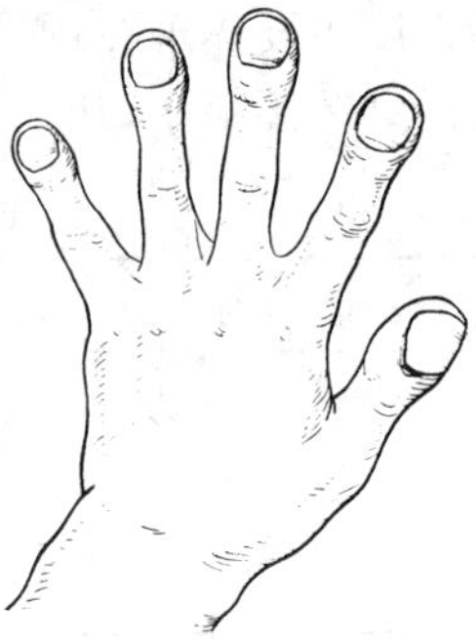

图 3-66 杵状指

3. 肢端肥大症　成人腺垂体功能亢进，生长激素分泌过多，由于骨骺已闭合，身体不再生长，而使骨骼末端及韧带等软组织增生、肥大，肢端明显较正常人粗大，称为肢端肥大症。

4. 指关节变形

(1)梭形关节：指关节呈梭形畸形，重者手指向尺侧偏移，活动受限，多为双侧性(图 3-67)，见于类风湿性关节炎。

(2)爪形手：掌指关节过伸，指间关节屈曲，大小鱼际和骨间肌均萎缩，呈鸟爪样(图 3-68)，见于尺神经损伤、进行性肌萎缩等。

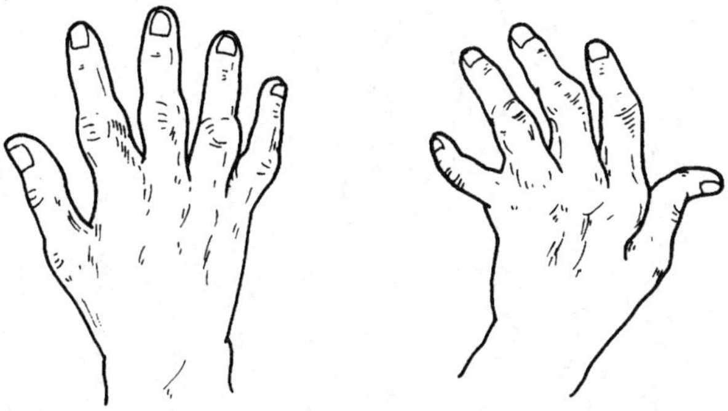

图 3-67　梭形关节

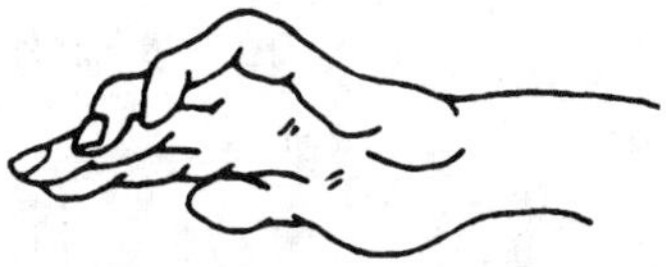

图 3-68　爪形手

5. 膝关节变形　膝关节红、肿、热、痛及运动障碍，多由炎症所致。当关节腔内产生一定量积液时，触诊可出现浮髌现象。浮髌现象的评估方法：嘱评估对象平卧，评估者一手拇指与其余四指分别固定在膝关节上方两侧并适当加压，另一手示指垂直按压髌骨并迅速抬起，连续数次。若按压时有髌骨与关节面的碰触感，抬手时髌骨浮起，为浮髌试验阳性，提示关节积液在中度(即 50ml)以上(图 3-69)

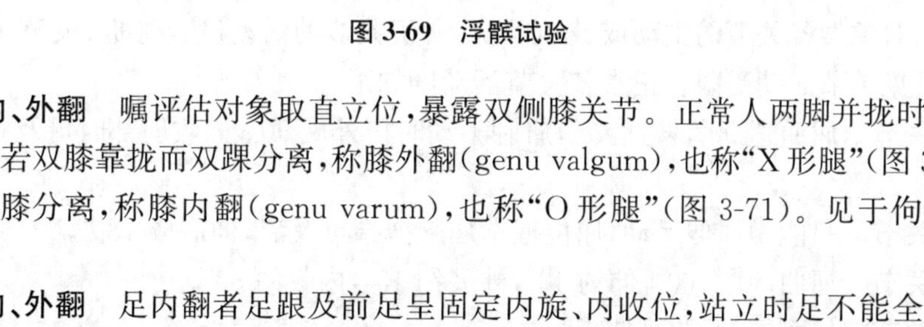

图 3-69　浮髌试验

6. 膝内、外翻　嘱评估对象取直立位，暴露双侧膝关节。正常人两脚并拢时，双膝及双踝可靠拢。若双膝靠拢而双踝分离，称膝外翻(genu valgum)，也称“X 形腿”(图 3-70)；若双踝靠拢而双膝分离，称膝内翻(genu varum)，也称“O 形腿”(图 3-71)。见于佝偻病、大骨节病。

7. 足内、外翻　足内翻者足跟及前足呈固定内旋、内收位，站立时足不能全面着地(图 3-72)，常见于小儿麻痹后遗症；足外翻者足跟及前足呈固定外旋、外展位，跟腱延长线在跟骨内侧(图 3-73)，见于胫前胫后肌麻痹。

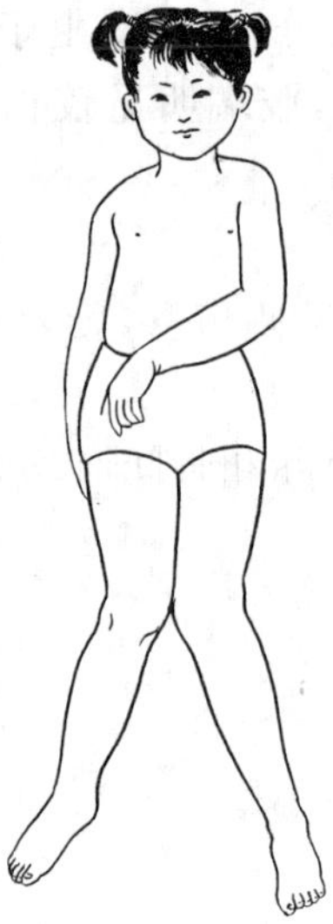

图 3-70 膝外翻

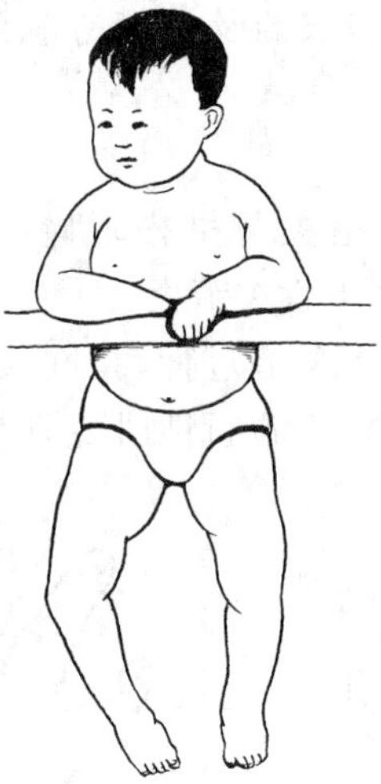

图 3-71 膝内翻

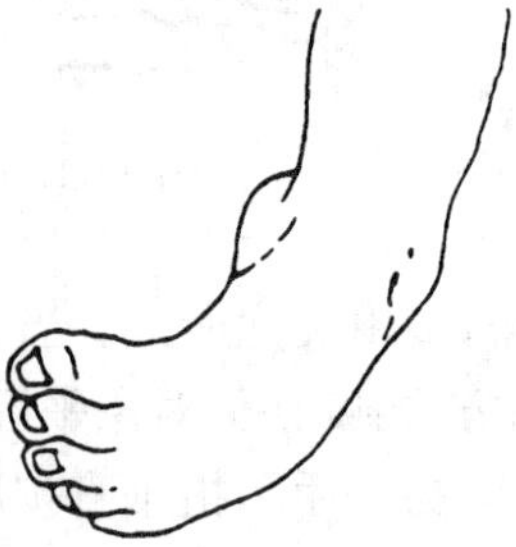

图 3-72 足内翻

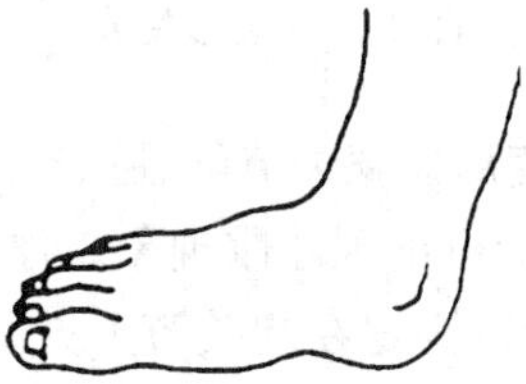

图 3-73 足外翻

8. 肌肉萎缩 肌肉萎缩即机体部分或全部肌肉组织体积缩小、松弛无力，系中枢或周围神经病变、肌炎或肢体废用所致。常见于脊髓灰质炎后遗症、偏瘫、外伤性截瘫、多发性神经炎、周围神经损伤等。

9. 下肢静脉曲张 小腿静脉呈蚯蚓状弯曲、怒张，重者感腿部肿胀、局部皮肤颜色暗紫，可有色素沉着及下肢浅部溃疡。常见于栓塞性静脉炎或长期从事直立性工作者。

（二）四肢与关节的运动

嘱评估对象做各关节的主动或被动运动，观察关节的活动度。骨折、关节脱位、软组织等损伤时可见关节活动受限。正常各关节活动度如下。

1. 肩关节 屈曲达 90°，伸达 45°，肩胛不动时可外展 90°，内收肘部时可及正中线，外旋 30°，内旋 90°。

2. 肘关节 只能做屈伸运动，屈位握拳屈腕拇指可及肩，伸展成 180°。

3. 腕关节 屈曲 50°～60°，伸约 40°，外展约 15°，内收约 30°。

4. 指关节 屈可握拳，伸可伸直。

5. 髋关节 屈曲可达 130°～140°，后伸达 15°～30°，外展达 30°～45°，内收达 20°～30°，外旋与内旋各可达 45°。

6. 膝关节 屈曲 120°～150°，伸则 5°～10°，外旋 20°，内旋 10°。

7. 踝关节　跖屈 45°，背屈 35°，内、外翻各约 35°。

（陈铭佳）

思考题

患者，女，62 岁。患有风湿性关节炎 20 余年，近期膝关节红、肿、热、痛再次发作，浮髌试验阳性。请问如何进行浮髌试验检查，有何临床意义？

第十二节　神经系统评估

学习目标

掌握　运动功能评估和神经反射评估的内容及临床意义。
熟悉　感觉功能评估的内容和临床意义。
了解　脑神经及自主神经评估的内容及临床意义。
熟练掌握　运动功能和神经反射评估的方法。
学会　脑神经、感觉功能及自主神经评估的方法。

一、脑　神　经

脑神经共 12 对，评估脑神经对颅脑病变的定位诊断有重要意义。评估时应按序进行，注意两侧对比（表 3-28）。

表 3-28　脑神经功能及损伤后临床表现

脑神经	功能	损伤后临床表现
Ⅰ 嗅神经	嗅觉	嗅觉障碍
Ⅱ 视神经	视觉	全盲
Ⅲ 动眼神经	眼球运动、瞳孔收缩、晶状体调节	单侧上睑下垂、复视、瞳孔散大、集合反射与调节反射消失
Ⅳ 滑车神经	眼球运动	复视，眼球向外、向下运动减弱
Ⅴ 三叉神经	面部、头皮、牙齿感觉、咀嚼运动	感觉减退、丧失或过敏，角膜反射消失，咀嚼肌肌力减弱
Ⅵ 展神经	眼球运动	眼球不能外展
Ⅶ 面神经	面部表情，味觉，泪腺、下颌下腺、舌下腺分泌	面肌瘫痪、舌前 2/3 味觉丧失、泪腺丧失分泌功能、口干
Ⅷ 位听神经	听觉、平衡	耳鸣、耳聋、眩晕、眼球震颤
Ⅸ 舌咽神经	味觉、咽耳感觉、腮腺分泌、上抬腭	舌后 1/3 味觉减退，咽部肌肉收缩和舌收缩反射迟钝或消失，口干，悬雍垂不居中、偏向健侧，双侧软腭上抬不一致、患侧减弱

续表

脑神经	功能	损伤后临床表现
Ⅹ 迷走神经	味觉、咽喉耳感觉、吞咽、发声、心及腹部脏器的交感神经	吞咽困难、发音困难、声音嘶哑、耳部皮肤感觉障碍、心率加快
Ⅺ 副神经	头、颈、肩的运动	头不能转向健侧、患侧肩胛骨不能耸起
Ⅻ 舌下神经	舌的运动	伸舌时舌尖偏向患者、舌瘫痪、萎缩

二、运动功能

运动包括随意运动和不随意运动两种。

(一) 随意运动与肌力

随意运动是受意识支配的动作，主要由锥体束完成。肌力是随意运动时肌肉的最大收缩力。嘱评估对象做肢体伸、屈动作，评估者从相反方向加以阻力，测试评估对象对阻力的克服力量，判断其肌力。

肌力的记录采用 0～5 级的六级分级法：

0 级　完全瘫痪。

1 级　可见肌肉收缩，但无肢体动作。

2 级　肢体能在床上水平移动，但不能抬起。

3 级　肢体能抬离床面，但不能抵抗阻力。

4 级　能抵抗阻力，但较正常差。

5 级　正常肌力。

随意运动功能丧失则发生瘫痪，按瘫痪程度可分为不完全性瘫痪和完全性瘫痪。不完全性瘫痪不易被发现，可嘱评估对象双侧上肢或下肢同时平行抬高，若经一段时间肢体逐渐下落则说明该侧肢体存在不完全性瘫痪。

按瘫痪部位可分为中枢性瘫痪和周围性瘫痪，见表 3-29。

表 3-29　中枢性瘫痪与周围性瘫痪的鉴别

鉴别点	中枢性瘫痪	周围性瘫痪
瘫痪范围	整个肢体	肌群
肌萎缩	无	有
肌张力	增强	减弱或消失
深反射	亢进	减弱或消失
病理反射	阳性	阴性
肌束颤动	无	可有

按瘫痪形式可分为四型：

1. 单瘫　单一肢体瘫痪，见于大脑皮质运动区损害。

2. 偏瘫　一侧肢体瘫痪，伴同侧中枢面瘫和舌瘫，见于内囊损害。

3. 截瘫　双侧下肢瘫痪，见于脊髓横贯性损害。

4. 交叉瘫　患侧脑神经周围性麻痹，对侧肢体中枢性瘫痪，见于脑干病变。

（二）肌张力

肌张力是肌肉在静息状态时的紧张度。评估时触摸评估对象肌肉的硬度及被动伸屈其肢体感知肌肉的阻力用以判断肌张力。

1. 肌张力增高　肌肉坚实，被动伸屈时阻力增大，关节运动的范围缩小。常见有：①痉挛状态（spasticity）：也称折刀现象。评估对象上肢屈肌和下肢伸肌的张力明显增高，表现为被动伸屈其肢体时，开始阻力大，终末阻力突然减弱，见于锥体束损害；②铅管样强直（lead-pipe rigidity）：评估对象伸肌和屈肌的肌张力均增高，被动伸屈时所遇到的阻力均匀一致，见于锥体外系损害。若伴有震颤，出现规律且断断续续的停顿，称为齿轮样肌张力增高，亦由椎体外系损害所致。

2. 肌张力降低　肌肉弛缓柔软，被动运动时阻力减退，关节运动的范围扩大，见于下运动神经元病变及小脑病变等。

（三）不随意运动

不随意运动也称不自主运动，是指在评估对象意识清楚的情况下随意肌不自主的收缩所发生的一些无目的的异常动作。

1. 震颤（tremor）　是由两组拮抗肌交替收缩引起的肢体摆动动作，常见以下几种类型：

（1）静止性震颤（static tremor）：表现为静止时明显，运动时减轻，睡眠时消失，动作如同“搓丸”样，伴肌张力增高，见于帕金森病。

（2）动作性震颤（intentional tremor）：表现为休息时消失，运动时产生，且愈接近目标愈明显，见于小脑疾病。

（3）扑翼样震颤（flapping tremor）：嘱评估对象双臂向前平举，双手及腕部悬空，若出现双手快落慢抬的动作与飞鸟扑翼相似，称为扑翼样震颤，见于肝性脑病。

2. 舞蹈样动作（choreic movement）　为面部肌肉及肢体的一种快速、不规则、无目的、不对称的运动，表现为面部做鬼脸、耸肩、转颈、肢体伸屈等舞蹈样动作，见于儿童期脑风湿病变。

知识链接

舞蹈样动作与小舞蹈病

舞蹈样动作可见于小舞蹈病、慢性进行性舞蹈病以及老年性舞蹈病等，其中小舞蹈病与风湿病的关系密切，多见于儿童，常在情绪激动时发作，休息睡眠时减轻或消失。早期症状不明显，加重时可表现为上肢关节扭转、屈伸，下肢步态颠簸，躯干扭曲，面部表现为挤眉、眨眼、吐舌、撅嘴等“扮鬼脸”的动作，甚至出现语言、呼吸等功能障碍。

3. 手足徐动（athetosis）　表现为手指或足趾缓慢持续的伸展扭曲动作，见于脑性瘫痪、肝豆状核变性和脑基底核变性。

（四）共济运动

机体任一动作的完成均依赖于一定肌群的参与，如主动肌、拮抗肌、协同肌以及固定肌等，这些肌群协调一致的运动称为共济运动。这种协调主要靠小脑的功能，此外也需要椎体外系、前庭神经系统、视神经等共同参与才能使动作准确。如上述部位发生损伤，协调动作即会出现障碍，称为共济失调。常用评估方法：

1. 指鼻试验(finger-to-nose test) 嘱评估对象手臂外展伸直,用示指触碰自己的鼻尖,由慢至快,先嘱其睁眼再闭眼重复上述动作。小脑病变时同侧指鼻不准;感觉性共济失调者睁眼时指鼻准确,闭眼时出现障碍。

2. 跟膝胫试验(heel-to-knee-to-shin test) 嘱评估对象仰卧,抬起一侧下肢,将足跟放置另一下肢膝盖下方,然后沿该侧胫骨前缘向下移动直至踝部,先睁眼后闭眼重复上述动作。小脑病变时动作不稳,感觉性共济失调者闭眼时出现动作障碍。

3. 轮替试验(alternating movement) 嘱评估对象手掌伸直,并以前臂作快速旋前旋后动作。共济失调者动作缓慢、不协调。

4. 闭目难立征(Romberg test) 嘱评估对象足跟并拢站立,闭目,双手向前平伸。小脑病变时身体摇晃或倾斜;感觉性共济失调者睁眼时可站稳,闭目则站立不稳。

三、感觉功能

感觉是作用在各个感受器的各种形式刺激在人脑的直接反映。评估时需注意:①评估对象意识必须清晰,精神状态正常,能充分配合评估者;②向评估对象阐明评估的目的和方法;③评估时嘱评估对象闭目,以免受暗示,且应注意对比左右侧和远近端的差异。

(一) 浅感觉

指皮肤和黏膜的感觉。

1. 痛觉 用大头针轻刺评估对象皮肤,痛觉障碍见于脊髓丘脑侧束损害。

2. 触觉 用棉签轻触评估对象皮肤或黏膜。触觉障碍见于后索病损。

3. 温度觉 将盛有热水(40～50℃)和冷水(5～10℃)的试管分别轻触评估对象皮肤。温度觉障碍见于脊髓丘脑侧束损害。

(二) 深感觉

肌肉、肌腱和关节等深部组织的感觉,深感觉障碍均见于后索病损。

1. 位置觉 评估者将评估对象一侧肢体摆放成某一姿势,嘱其说出姿势或用另一侧肢体模仿。

2. 运动觉 评估者轻轻夹住评估对象的手指或足趾,并向上或向下移动,嘱其说出手指或足趾的移动方向。

3. 震动觉 用C128震动着的音叉柄置于评估对象骨突起处(如内、外踝,桡骨茎突等),询问其有无震动感觉,注意感受时间并两侧对比。

(三) 复合感觉

复合感觉又称皮质感觉,是经过大脑皮质分析综合的结果。常用方法:

1. 体表图形觉 评估对象闭目,用钝物在其皮肤上画图形或写简单的字,嘱其识别,左右对比。出现障碍多为丘脑水平以上的病变。

2. 实体辨别觉 评估对象闭目,将其熟悉的某种物品置于一侧手中,嘱评估对象说出其名称。出现障碍见于皮质病变。

3. 两点辨别觉 将双脚规分开,同时置于评估对象皮肤上,若评估对象能辨别为两点再将双脚规距离缩小,以此直至其感觉为一点时止,测此时实际间距,两侧对比。人体以鼻尖、舌尖、手指对两点辨别觉的敏感性最强,四肢近端和躯干最差。出现障碍见于额叶病变。

4. 皮肤定位觉 评估者用手指轻触评估对象皮肤某处,让其指出被触部位。出现障碍见于皮质病变。

四、神经反射

反射是机体对刺激的非自主性反应，是最简单、最基本的神经活动。神经反射是通过反射弧完成的，反射弧包括感受器、传入神经、中枢、传出神经和效应器五部分，并受高级神经中枢控制。若反射弧中任一环节病变或高级中枢病变均可影响反射，使反射减弱、消失或亢进。

(一) 生理反射

正常人均具有的反射称为生理反射。根据刺激的部位，可分为浅反射和深反射两种。

1. 浅反射 刺激皮肤或黏膜引起的反射。

(1)角膜反射(corneal reflex)：嘱评估对象睁眼并注视内上方，评估者用细棉絮轻触一侧角膜外缘，正常反应为被刺激侧眼睑迅速闭合，称为直接角膜反射；对侧眼睑亦闭合，称为间接角膜反射。直接与间接角膜反射皆消失，见于三叉神经病变；直接角膜反射消失，间接角膜反射存在，见于病侧面神经瘫痪；角膜反射完全消失见于深昏迷患者。

(2)腹壁反射(abdominal reflex)：评估对象取仰卧位，双下肢稍屈曲，使腹肌松弛。评估者用钝头竹签迅速轻划两侧腹部皮肤，部位分别为肋缘下、平脐及腹股沟上，正常反应为受刺激处腹肌收缩(图 3-74)。上部反射消失见于胸髓 7～8 节段病损，中部反射消失见于胸髓 9～10 节段病损，下部反射消失见于胸髓 11～12 节段病损。一侧上、中、下部腹壁反射减弱或消失见于同侧锥体束病损，双侧均消失见于昏迷和急性腹膜炎患者。肥胖者、老年人以及经产妇由于腹肌松弛腹壁反射亦会减弱或消失。

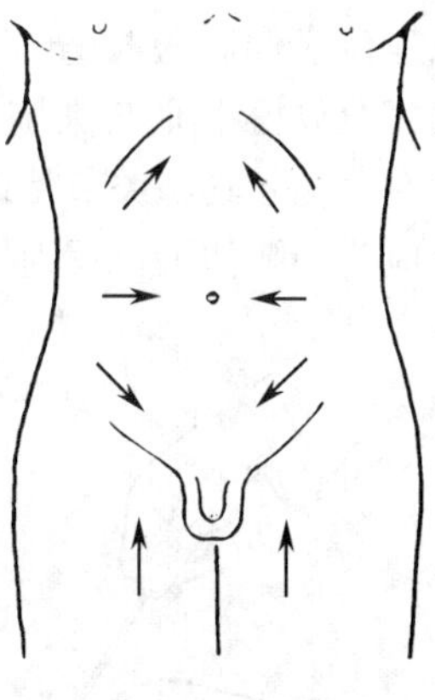

图 3-74 腹壁反射和提睾反射检查示意图

(3)提睾反射(cremasteric reflex)：评估对象仰卧，评估者用钝头竹签自下而上轻划股内侧上方皮肤，正常反应为同侧提睾肌收缩使睾丸上提(图 3-74)。一侧提睾反射减弱或消失见于同侧锥体束受损，双侧均消失见于腰髓 1～2 节段病损。局部病变如睾丸炎、阴囊水肿、腹股沟疝也可影响提睾反射。

(4)跖反射(plantar reflex)：评估对象仰卧，双下肢伸直。评估者一手持其踝部，一手用钝头竹签由足跟向前划其足底外侧，直至小趾跖关节处再转向拇指。正常反应为足跖屈曲，反射消失见于骶髓 1～2 节段病损。

(5)肛门反射(anal reflex)：用钝头竹签轻划评估对象肛门周围皮肤，可使肛门外括约肌收缩。反射消失为骶髓 4～5 节段病损。

2. 深反射 刺激骨膜、肌腱引起的反射，又称腱反射。评估对象肢体放松；评估者的叩击力量要均等，注意两侧对比。两侧深反射不对称是神经损害的重要定位体征。

(1)肱二头肌反射(biceps reflex)：评估者左手托持评估对象肘部，并以拇指按住肱二头肌肌腱，嘱其前臂屈曲，然后右手持叩诊锤叩击评估者左手拇指，正常反应为肱二头肌收缩，前臂快速屈曲。反射中枢为颈髓 5～6 节段(图 3-75)。

(2)肱三头肌反射(triceps reflex)：评估者左手托持评估对象肘部，嘱其前臂稍屈曲，右手持叩诊锤叩击鹰嘴上方的肱三头肌肌腱，正常反应为肱三头肌收缩，前臂伸展。反射中枢为颈髓 6～7 节段(图 3-76)。

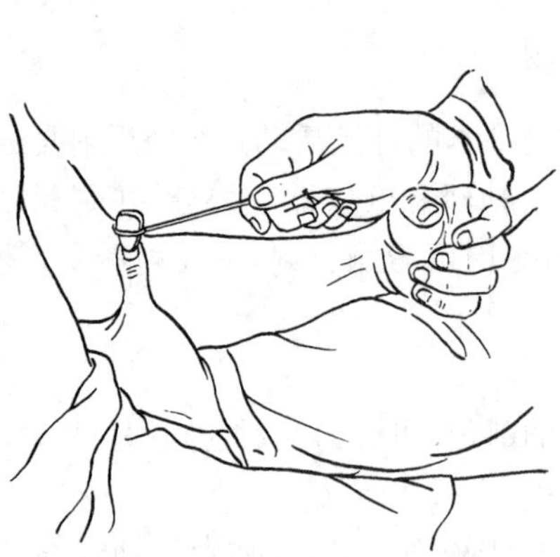

图 3-75 肱二头肌反射检查示意图

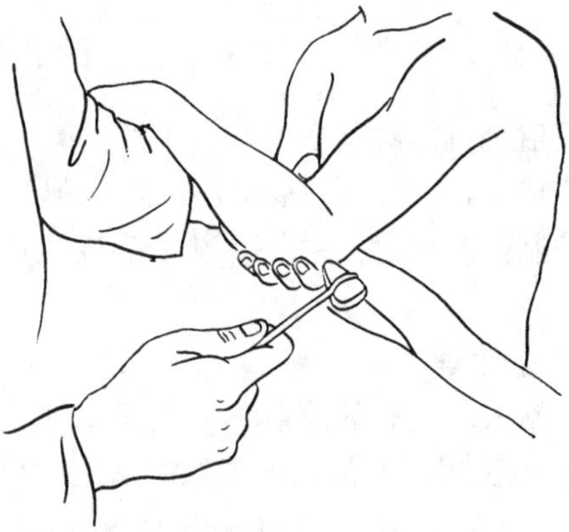

图 3-76 肱三头肌反射检查示意图

(3)桡骨骨膜反射(radioperiosteal reflex):评估对象前臂呈半屈半旋前位,评估者左手轻托评估对象腕部,使腕关节自然下垂,右手持叩诊锤叩击其桡骨茎突上方或桡骨下1/3处,正常反应为前臂旋前、屈肘。反射中枢为颈髓5～6节段(图3-77)。

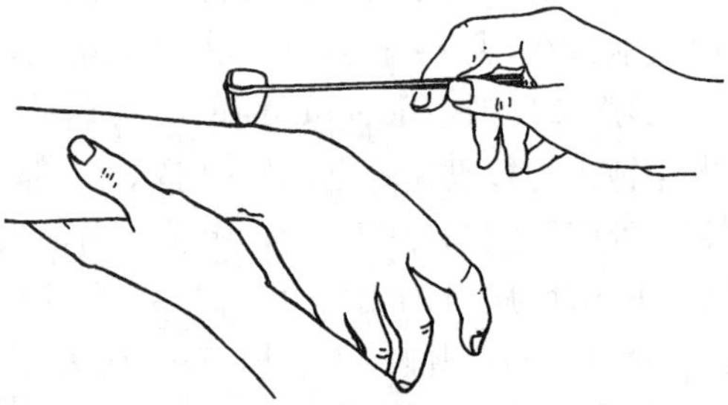

图 3-77 桡骨骨膜反射检查示意图

(4)膝腱反射(knee reflex):评估对象可取坐位或仰卧位检查。坐位时,被检查侧小腿完全放松下垂与大腿成直角;卧位时评估者左手托起其膝关节使之成120°,右手持叩诊锤叩击膝盖髌骨下方的股四头肌肌腱,正常反应为小腿伸展。反射中枢为腰髓2～4节段(图3-78)。

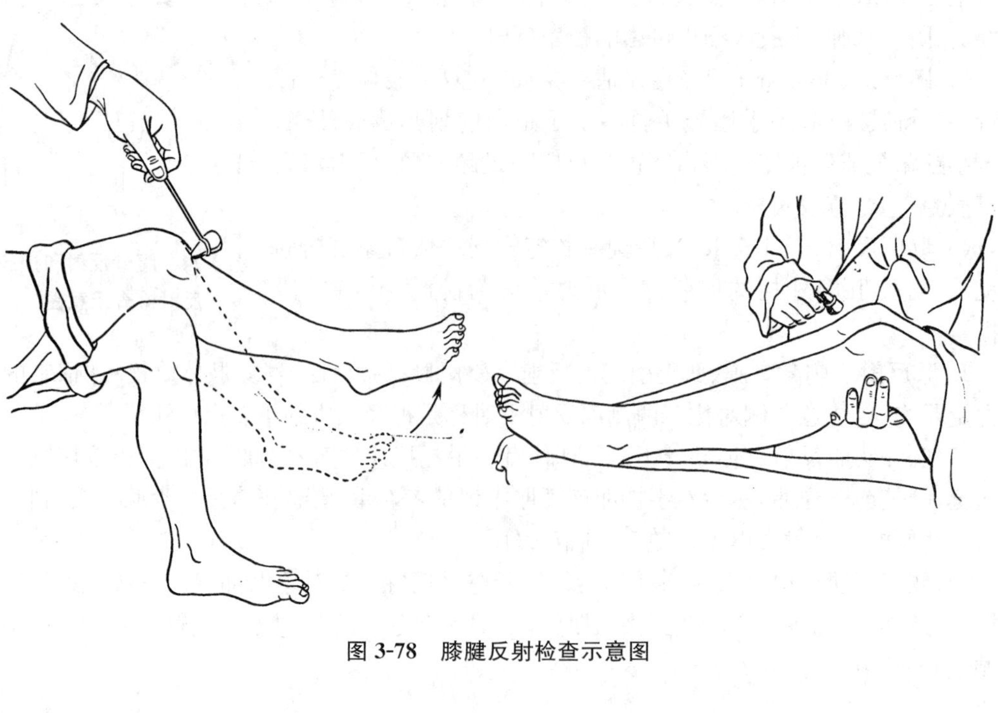

图 3-78 膝腱反射检查示意图

(5)跟腱反射(achilles tendon reflex):即踝反射。评估对象取仰卧位,屈髋屈膝,下肢外展外旋。评估者左手持其足掌使足部背屈成90°,右手持叩诊锤叩击跟腱,正常反应为腓肠肌收缩,足向跖面屈曲。若不易引出,可嘱评估对象跪于凳上,足悬凳边,叩击其跟腱,反应同前。反射中枢为骶髓1～2节段(图3-79)。

(6)霍夫曼征(Hoffmann sign):评估者左手持评估对象腕关节上方,右手中指与示指夹住评估对象的中指并稍向上提,使腕部轻度过伸,其余四指自然弯曲。然后评估者以拇指迅速弹刮评估对象的中指指甲,若其余四指轻微掌曲为霍夫曼征阳性。现在认为霍夫曼征是深反射亢进的表现,也见于腱反射活跃的正常人。反射中枢为颈髓7节～胸髓1节(图3-80)。

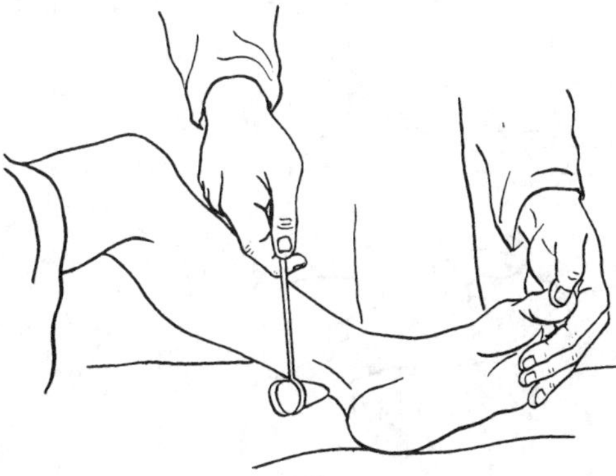

图3-79 跟腱反射检查示意图

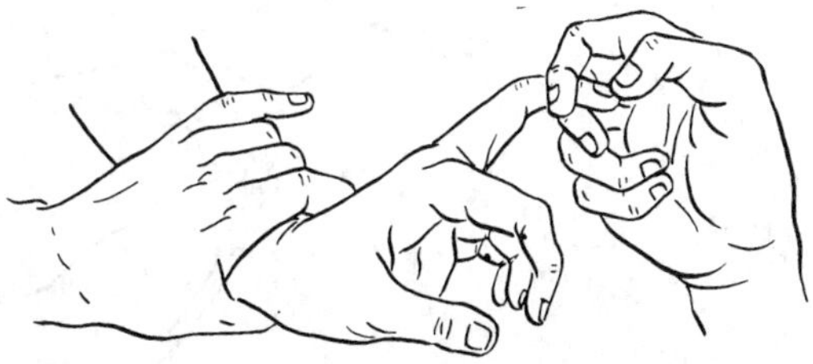

图3-80 霍夫曼征检查示意图

(7)阵挛(clonus):深反射亢进时,用力使被评估的肌肉持续保持紧张时可发生肌肉节律性的收缩,称为阵挛。常见以下两种:①踝阵挛(ankle clonus):嘱评估对象仰卧,髋和膝关节稍屈曲,评估者一手持其小腿,一手持足掌前端,突然用力使踝关节持续背屈。阳性表现为腓肠肌与比目鱼肌发生连续而有节律性的收缩,使足部出现交替性屈伸动作(图3-81)。②髌阵挛(patellar clonus):嘱评估对象下肢伸直,评估者以拇指和示指置于髌骨上缘,用力向远端快速连续地推动数次并维持推力。阳性表现为股四头肌节律性收缩使髌骨上下移动。

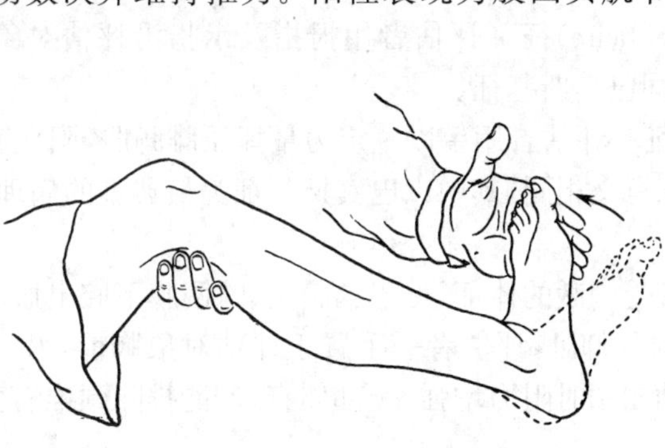

图3-81 踝阵挛检查示意图

深反射减弱或消失是下运动神经元瘫痪的一个重要体征,肌肉本身病变如重症肌无力等也影响深反射。深麻醉、深睡眠、大量的镇静药物以及脑脊髓损害的神经性休克期亦可使深反射减弱或消失。评估时需使评估对象精神放松,尽量转移其注意力,若评估对象精神紧张或注意力集中于检查部位,可使反射受到抑制而无法引出。深反射亢进是上运动神经元受损的重要体征，可见于脑血管病、高位脊髓病损恢复期者。

（二）病理反射

正常人病理反射为阴性，当锥体束受损时，大脑失去了对脑干和脊髓的抑制作用，出现异常现象称为病理反射，又称锥体束征。1 岁半以内婴幼儿由于神经系统发育尚不成熟，也会出现类似现象，则属正常。临床上常见四种病理反射，见图 3-82。

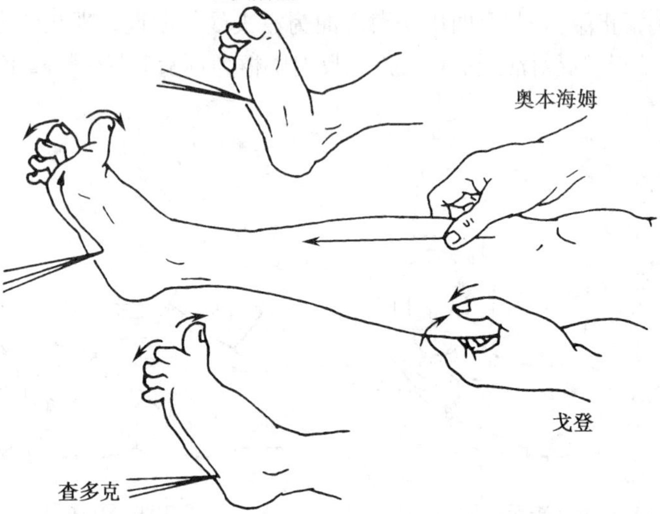

图 3-82 病理反射检查示意图

1. 巴宾斯基(Babinski)征 评估对象仰卧，双下肢伸直。评估者一手持其踝部，一手用钝头竹签由足底沿外侧缘向前划至小趾根部，再转向内侧。阳性反应为拇指背伸，其余足趾呈扇形展开。

2. 查多克(Chaddock)征 评估者用钝头竹签从外踝下方向前划至足背外侧，再由后向前划至趾跖关节处，阳性表现同巴宾斯基征。

3. 奥本海姆(Oppenheim)征 评估者用拇指及示指沿评估对象胫骨前缘用力由上向下加压推移，阳性表现同巴宾斯基征。

4. 戈登(Gordon)征 评估者用手以一定力量捏压腓肠肌，阳性表现同巴宾斯基征。

以上四种体征临床意义相同，其中以巴宾斯基征为最典型的病理反射。

（三）脑膜刺激征

脑膜刺激征是脑膜受刺激的体征，见于脑膜炎、蛛网膜下腔出血、颅内压增高等。

1. 颈强直 评估对象仰卧，评估者一手置于评估对象胸前，另一手托其枕部作屈颈动作。颈强直表现为被动屈颈时阻力增强，颈部僵直，若能排除颈椎病变和肌肉损伤即可认为是脑膜刺激征。

2. 凯尔尼格(Kernig)征 评估对象仰卧，评估者将其一侧下肢抬起，屈髋屈膝均成 90°，再用手抬高小腿。正常人膝关节可伸达 135°以上。阳性表现为伸膝受限并伴有疼痛（图 3-83）。

3. 布鲁津斯基(Brudzinski)征 评估对象仰卧，下肢自然伸直，评估者一手置于评估对象胸前，另一手托其枕部作屈颈动作。阳性表现为头部前屈时双侧髋关节和膝关节同时屈曲（图 3-84）。

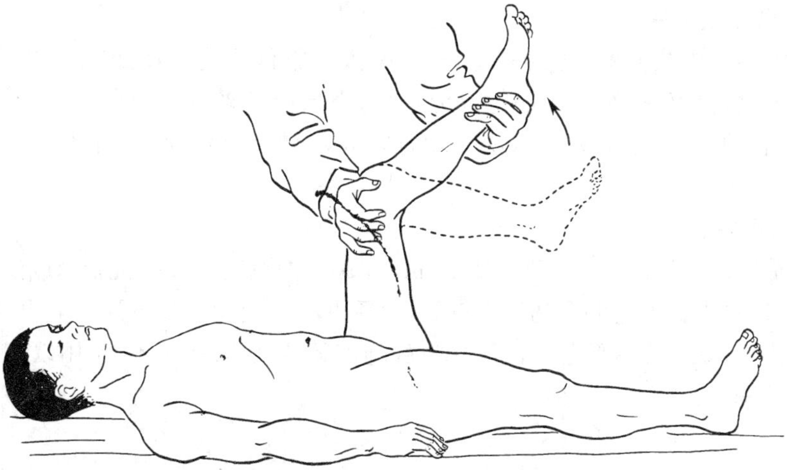

图 3-83 凯尔尼格征检查示意图

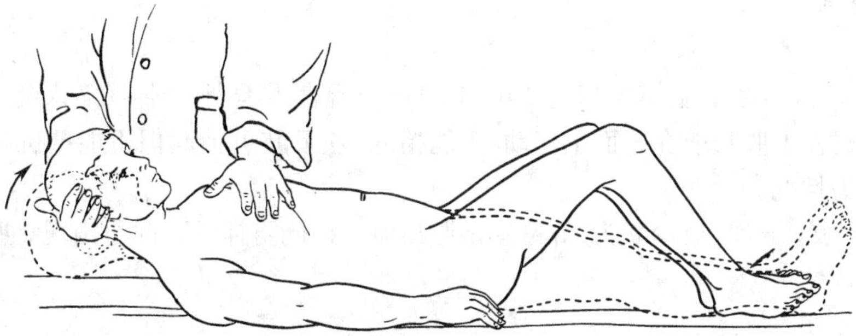

图 3-84 布鲁津斯基征检查示意图

五、自主神经

自主神经又称植物神经，包括交感和副交感两个系统，可调节内脏、血管以及腺体的功能活动。临床常用的评估方法有以下几种。

（一）眼心反射

评估对象仰卧，双眼自然闭合，计数脉率。然后评估者再以左手中指和示指分别置于患者眼球两侧，逐渐加压，加压力以患者不痛为度。加压 20～30 秒后再次计数脉率，正常人可减少 10～12 次/分。若减少超过 12 次/分则提示副交感神经功能增强，若加压后脉率不减反增则提示交感神经功能亢进。

（二）卧立位试验

嘱评估对象先仰卧位计数脉率，再直立位计数脉率。若由卧位到立位脉率增加超过 10～12 次/分提示交感神经兴奋性增强，若由立位到卧位脉率减慢超过 10～12 次/分则提示副交感神经兴奋性增强。

（三）竖毛反射

评估者将冰块置于评估对象的颈后或腋窝，数秒后竖毛肌收缩，毛囊处隆起。根据竖毛反射障碍的部位来判断交感神经功能障碍的范围。

（四）皮肤划痕试验

用钝头竹签在皮肤上稍加压划一条线，正常人在数秒后，会先出现高于皮面白色划痕，然后变红。若白色划痕持续时间超过 5 分钟，为交感神经兴奋性增高；若红色划痕迅速出现，且持续较长的时间，划痕处皮肤明显增宽隆起，为副交感神经兴奋性增高或交感神经麻痹。

（五）发汗试验

常用碘淀粉法。用碘 1.5g，蓖麻油 10ml，与 95%的酒精 100ml 混合制成淡碘酊。嘱评估对象取仰卧位，先将上述混合物涂于皮肤，干后再涂以淀粉。皮下注射毛果芸香碱 10mg 使评估对象出汗，观察皮肤颜色。出汗处为黄色，无汗处皮肤颜色不变，用以判断交感神经功能障碍的范围。

（陈铭佳）

思考题

1. 患者，男，69 岁。脑卒中病史 2 年，昨日因出现言语不利，肢体瘫痪入院，为其进行肌力检查时发现左上肢只能在床面上移动，不能抬起，左下肢可抬起但不能抵抗阻力，请分析该患者的肌力情况。

2. 患者，女，45 岁，被诊断为“蛛网膜下腔出血”，请问身体评估时可出现哪些阳性体征？阳性表现如何？

第四章　心理与社会评估

健康评估的对象是人，人是生理、心理、精神、文化的统一整体，因为人的生理、心理、社会等方面相互作用，互为影响，其中任何一方的变化均可在一定程度上引起其他方面功能的变化。因此，要对评估对象做出完整的评估，不能只关注生理方面的变化，更要从心理、社会等多方面去综合评估。

第一节　心理评估

学习目标

1. 掌握　心理评估的内容。
2. 熟悉　自我概念、认知、情绪和情感、个性、压力和压力应对的基础知识。
3. 了解　心理评估的目的。
4. 学会　心理评估的方法。

心理评估的内容包括自我概念评估、认知评估、情绪和情感评估、个性评估、压力和压力应对的评估。心理评估的目的有：①不仅可以判定评估对象是否存在心理健康问题，还有利于寻找恰当的护患沟通方式和制定护理计划；②发现评估对象在疾病发展过程中的心理活动，包括认知、自我概念、情绪等，可以判断评估对象的心智状态，识别其心理现存或潜在的健康问题；③了解评估对象的个性心理特征，有利于选择恰当的护患沟通方式；④寻找评估对象的压力源、压力反应及压力应对方式，可以指导护理计划的制定。

常用的心理评估方法有交谈法、观察法、心理测量学方法、医学检测法（表 4-1），其中最基本方法是交谈。

表 4-1　心理评估常用方法

方法	分类	评价
交谈法	正式交谈	事先预约，按照计划有目的、有计划、有步骤的交谈
	非正式交谈	日常生活或工作中两人间的自然交谈
观察法	自然观察法	在自然条件下对表现心理现象的外部活动进行观察
		在特殊的实验环境下观察患者对特定刺激的反应

续表

方法	分类	评价
	标准情形下观察法	在标准情形下，用统一的测量手段测试患者对测量项目的反应
心理测量学方法	心理测量法	用一套量表来测量某方面心理品质
医学检测法	评定量表法	包括身体评估和实验室检查，作为对资料真实性和准确性的验证

一、自我概念评估

（一）概述

自我概念（self-concept）包括人的身体自我（即体像）、社会认同、自我认同和自尊四部分。

1. 身体自我 是个体对自己身体的外形以及身体各部分功能的认识与评价，如自觉高矮胖瘦、虚弱或强壮等。身体自我是自我概念中最不稳定的部分，容易受疾病、手术、药物的影响。

2. 社会认同 是个体对自己的社会人口特征的认识与评价。

3. 自我认同 指个体对自己智力、能力、性格、道德水平等的认识与判断，如“我是家庭的顶梁柱”等。

4. 自尊 是指个体尊重自己、维护自己的尊严与人格，不容他人任意歧视、侮辱的一种心理意识与情感体验。任何负性认识和评价都会影响个体的自尊，自尊与自我期望也密切相关，当自我评价与期望自我一致，自尊得以提高，反之，则下降。

（二）评估的方法与内容

疾病常常会引起个体的自我概念出现不同程度的紊乱，所以护士需掌握如何评估患者的自我概念。

自我概念的评估有相当强的主观性，不能单纯凭借评估对象的主诉，要综合各种评估方法进行分析，透过现象看本质。可采用交谈、观察、评定量表测评等方法对自我概念进行评估。

1. 交谈法 通过询问评估对象相关问题的方式来获取个体自我概念的主观资料，常见问题见表 4-2。

表 4-2 自我概念评估的主要交谈内容

自我概念	具体询问内容
1. 身体自我	①对你来说，身体的哪一部位最重要？②你最喜欢身体哪些部位而最不喜欢哪些部位？③在外表方面，你希望自己什么地方有所改变而他人又希望你什么地方有所改变？④这些改变对你的影响有哪些？⑤你认为这些改变会影响他人对你的看法吗？⑥你目前面临的身体外表方面的威胁有哪些？⑦这些改变对你有哪些影响？你认为这些改变是否影响他人对你的看法？（对健康状况和生活方式已有改变的人）
2. 社会自我	①你从事什么职业？②你对自己接受的教育程度满意吗？③你的家庭及工作情况如何？④你最自豪的个人成就有哪些？
3. 自我认同与自尊	①你觉得自己是怎样的一个人？②你处理工作和日常问题的能力如何？③你对你的个性特征、心理素质和社会能力满意吗？不满意的有哪些？④你周围的人如何评价你？⑤总体来说，你对自己满意吗？

2. 观察法　通过观察评估对象外形、非语言行为以及与他人的互动等，可收集评估对象有关自我概念的客观资料。交谈的时候观察评估对象的外表是否整洁得体，表情是否放松，有没有过激反应，情绪是否焦虑，与评估者有没有目光交流，有没有消极的语言如"我不行了"、"我真没用"等。

3. 评定量表法　在评估自我概念方面，常用的量表有：Tennessee 针对有中级以上阅读能力的人设计的自我概念量表、Sears 自我概念量表、Michigan 青少年自我概念量表、Rosenberg 自尊量表（表 4-3）等。每个量表都有其特定的适用范围，应用时应仔细斟酌。

表 4-3　Rosenberg 自尊量表

项目	应答方式			
1. 总的来说，我对自己满意。	SA	A	D*	SD*
2. 有时，我觉得自己一点也不好。	SA*	A*	D	SD
3. 我觉得我有不少优点。	SA	A	D*	SD*
4. 我和绝大多数人一样能干。	SA	A	D*	SD*
5. 我觉得我没什么值得骄傲的。	SA*	A*	D	SD
6. 有时，我真觉得自己没用。	SA*	A*	D	SD
7. 我觉得我是个有价值的人。	SA	A	D*	SD*
8. 我能多一点自尊就好了。	SA*	A*	D	SD
9. 无论如何我都觉得自己是一个失败者。	SA*	A*	D	SD
10. 我总以积极的态度看待自己。	SA	A	D*	SD*

使用指南：该量表含 10 个有关自尊的项目，回答方式为非常同意（SA）、同意（A）、不同意（D）、很不同意（SD）。凡选标有 * 号的答案表示自尊低下

二、认知评估

（一）概述

认知（cognition）是个体推测和判断客观事物的心理过程，是在过去经验及相关线索分析的基础上形成的对信息的理解、分类、归纳、演绎及计算，是一种对信息进行加工的过程。认知活动包括感觉、知觉、记忆、思维、语言、定向。认知水平受个体的年龄、教育、文化背景、疾病、生活经验等很多因素的影响。一般个体从出生到成人期认知水平逐渐增强，到老年期又逐渐减退。

（二）评估的方法与内容

1. 感知觉　询问和观察评估对象的视力、听力、味觉、嗅觉等，从而了解有无感知觉异常。

2. 记忆　记忆可分为短时记忆和长时记忆。评估短时记忆时，可让评估对象重复听到的一句话或一组由 5～7 个数字组成的数字串。评估长时记忆时，可让评估对象回答其家人的姓名，当天发生的事物或回忆孩提时代的事件等。

3. 注意　注意是指心理活动对一定对象的指向和集中，分为有意注意和无意注意。评估有意注意时可指派一些任务让评估对象完成，观察其执行的专注程度，如请患者填写入院

记录。评估无意注意可通过观察评估对象对周围环境的变化有无反应来进行判断,如对病室光线的明暗变化有无反应。

4. 概念 概念是人脑反映客观事物本质特性的思维形式。评估方法灵活,如在数次健康教育后,请评估对象概括总结其所患疾病的特征、所需的自理知识等。

5. 理解力 理解力的评估,可请评估对象按指示做些从简单到复杂的动作,观察理解和执行指令的情况。如要求评估对象坐起、躺下、将右手放在腹部按顺时针方向按摩等。

6. 推理 推理是由已知判断推出新判断的思维过程,包括演绎、归纳两种形式。归纳指从特殊事例到一般原理的推理;演绎则相反。推理能力的评估首先要考虑评估对象年龄特征再提出问题,如对6～7岁的儿童可问"一切木头做的东西丢在水中会浮起来,现在这个东西在水里浮不起来,这个东西是什么做的"?如果儿童能回答"不是木头做的",表明他的演绎推理能力已初步具备;如果儿童回答:"是铁或石头",表明他的思维尚不具备演绎推理能力。

7. 洞察力 洞察力是识别和理解客观事物真实性的能力。评估洞察力时可请评估对象描述所处情形,再与实际情形做比较看有无差异,如让新入院患者描述其对病房环境的观察。

8. 判断力 判断力是肯定或否定某事物具有某种属性或某行动方案具备可行性的思维方式。评估主要通过交谈,如请评估对象谈谈对个别问题的看法和实施计划等。判断力常受个体的年龄、情绪、智力、教育程度、社会经济状况、文化背景等方面的影响,评估时应充分考虑到这些因素的干扰。

9. 语言能力 语言能力的评估对判断认知有很重要的价值。可通过提问、复述、自发性语言、命名、阅读和书写等方法来评估检测,如发现语言能力异常者,应进一步明确其语言障碍的类型。常见的语言障碍类型有:

(1)运动性失语:不能说话,或只能讲一、两个简单的字,并用词不当,但能理解他人的语言和书面文字。

(2)感受性失语:自述流利,但内容不正常,不能理解他人的语言,也不能理解自己所言,发音用词错误,严重时他人完全听不懂。

(3)命名性失语:称呼原熟悉的人名、物品名的能力丧失,但他人告知名称时,能辨别对错,能说出物品使用方法。

(4)失写:能听懂他人语言及认识书面文字,但不能书写或写出的句子有错误,抄写能力尚存。

(5)失读:丧失对文字、图画等视觉符号的认识能力,不能识别词句、图画,常与失写并存。

(6)构音困难:由发音器官病变和结构异常所致,常表现为发音不清但用词准确。

10. 定向力 定向力包括时间、地点、空间和人物定向力。时间定向力的评估可询问评估对象"现在大约几点?今年是哪一年?"等;地点定向力的评估可询问"你现在人在哪里?你家住哪里?"等;空间定向力的评估可询问"我站在你的左边还是右边?呼叫器在哪里?"等。人物定向力的评估可询问"你叫什么名字?你认识我是谁吗?"等。定向障碍者不能将自己与时间、空间、地点联系起来。一般首先丧失的是时间定向力,然后是地点、空间和人物定向力。

三、情绪与情感评估

(一) 概述

情绪(emotion)和情感(feeling)是个体对客观事物的主观体验。一般来说,能满足人的需求或符合人的愿望的事物,会引起愉快、喜欢、热爱等积极的情绪和情感;反之则引起厌恶、愤怒、悲哀等消极的情绪和情感。人类情绪情感复杂多样,我国春秋时期的思想家荀子把情绪情感分为好、恶、喜、怒、哀、乐六大类,中医更有喜、怒、忧、思、悲、恐、惊的"七情"说法。现代心理学家把情绪情感划分为五类,包括基本情绪情感、与接近事物有关的情绪情感、与自我评价有关的情绪情感、与他人有关的情感体验、正性情绪情感和负性情绪情感。在临床护理工作中,焦虑和抑郁是最常见的也是最需要护理干预的负性情绪状态。

(二) 评估的方法与内容

1. 交谈法 是评估情绪、情感最常用的方法,可向评估对象提问,如"你此时的情绪如何?有什么事情使你感到这么高兴(焦虑或沮丧)?这样的情绪持续多久了?"。对于情绪原因的评估可通过提问:"是什么事让你有这种情绪?"。评估者应注意将所获取的主观资料向评估对象关系密切的人(如亲人或朋友)核实。

2. 观察法 指通过观察评估对象的表情及其通过神经系统所引起的一系列生理变化来评估个体的情绪情感,如观察评估对象有无微笑、皱眉、哭泣、面色苍白、呼吸和心跳加速、血压升高、出冷汗、流泪、食欲减退、体重下降等表现,必要的时候还可通过测量心电图、脑电图等方法来验证交谈所获得的主观资料。

3. 量表评定法 是评估情绪情感较为客观的方法,常见的有焦虑状态自评量表(附表 1)及抑郁自评量表(附表 2)等,适用于文化水平比较高的评估对象。

四、个性评估

(一) 概述

个性(individuality)为具有一定倾向性的心理特征的总和,具有整体性、独特性、稳定性和社会性。个性心理特征主要包括能力、气质、性格。

1. 能力 是指人们顺利完成某种活动所必需的个性心理特征。能力不仅包括已经表现出来的实际能力,如会讲英语、修理机器等,还包括潜在能力,即通过学习、训练后可能发展起来的能力。另外,能力可分为一般能力与特殊能力。一般能力是指从事一般活动需要的能力,如观察能力、语言能力、记忆能力、想象能力等;特殊能力是指在特殊活动领域从事某些特别活动所必需的能力,如数学能力、写作能力、音乐能力等。

2. 气质 是个体心理活动稳定的动力特征,该动力特征主要表现在心理过程的速度、稳定性、强度、灵活性及指向性等方面。常见的气质类型分为多血质、黏液质、胆汁质、抑郁质。

3. 性格 是人对客观现实稳定的态度以及与之相适应的习惯化行为方式中表现出的个性心理特征。性格有许多种类型,19 世纪英国心理学家培恩等人根据理智、情绪和意志三种心理功能在性格结构中何者占优势,把人的性格划分为理智型、情感型和意志型三种;瑞士心理学家荣格把性格分为外向型和内向型;美国心理学家魏特金将人的性格分为场独立型和场依存型。

知识链接

场独立型和场依存型

美国心理学家魏特金将人的性格分为场独立型和场依存型。场独立型是指有主见，不易受暗示，具有坚定的信念，能独立地判断事物、发现问题、解决问题，社会敏感性差，对他人不感兴趣，不善于社会交往；场依存型是指缺少主见，易受暗示，社会敏感性强，对朋友和群体的依赖性较强，善于交际。

（二）评估的方法与内容

1. 交谈法 通过交谈了解评估对象在各种情况下的态度和行为表现。可询问评估对象"一般情况下，面对困难时你采取什么态度和行动？遇到不愉快或伤心的事，你是喜欢说出来还是闷在心里？"等问题来评估患者的性格是否内向。

2. 观察法 观察评估对象的言行、情感、意志、态度的外部表现，如开朗还是内向、感情内藏还是外露，意志坚强还是脆弱，做事情习惯依赖别人还是独立完成。

3. 作品分析法 收集评估对象的书信、日记等作品，从文字作品中分析其态度和观点。

五、压力与压力应对评估

（一）概述

压力(stress)又称应激或紧张，是机体对内外环境的刺激所做出的一种非特异性的反应。

压力源(stressor)又称应激源或紧张源，是指使机体产生压力反应的所有刺激因素。包括以下四类：①生理性：指各种机体功能失调或组织结构缺损，如饥饿、疼痛、疲劳、失眠、手术、外伤、衰老等；②心理性：指各种心理挫折或心理冲突，如焦虑、恐惧、孤独、自卑等；③环境性：如寒冷、炎热、射线、噪声、空气污染、生活环境改变等；④社会文化因素：如职业压力、经济困难、家庭矛盾等。

压力应对是指个体处理压力的认知和行为措施。个体应对压力的有效性受很多因素的影响，包括压力源的数量、强度、持续时间、个体的性别、年龄、文化、职业、社会支持、经济资源等。

（二）评估的方法与内容

1. 交谈法 重点了解评估对象面临的压力源、压力感知、压力应对方式及压力缓解情况。交谈时评估者可提的问题见表4-4。

表4-4 压力及压力应对评估交谈的主要内容

压力及压力应对	具体询问内容
压力源	①目前让你感到压力的事件有哪些？ ②日常生活中你感到有压力的事件有哪些？ ③近来你的生活有哪些改变？ ④疾病或住院给你带来的压力大小如何？ ⑤你所处的环境是否让你紧张或烦恼？ ⑥你与家人的关系如何？ ⑦你是否感到工作压力很大？你的经济状况如何？
压力应对方式	①通常情况下你减轻压力的措施有哪些？ ②过去碰到类似情况，你的应对办法及效果？ ③当你遇到困难时，你的家人、亲友和同事谁能帮你？

2. 观察法　观察评估对象的压力反应，如有无失眠、头痛、疲乏、厌食、胃痛等生理反应；有无焦虑、恐惧等情绪反应；有无记忆力下降、思维迟钝等认知反应；有无逃避、依赖、酗酒、自杀等行为反应。

3. 量表评定法　常用量表有住院患者压力评定量表（附表3），用于测评患者住院期间可能经历的压力。

（王　莉）

思考题

患者男性，38岁，已婚，因上腹部饱胀不适1年余入院，入院后诊断为胃癌。患者入院后沉默寡言，不愿与同病室人交流，喜欢独处。请你对这位患者做出心理评估计划，为完整评估患者心理状态，还应采集哪些资料？如何采集？

第二节　社会评估

学习目标

1. 掌握　社会评估的内容及方法。
2. 熟悉　社会评估的目的。
3. 了解　家庭、文化、环境、角色和角色适应评估的基础知识。
4. 学会　社会评估的方法。

人是社会中的人，与周围的人有各种各样的社会关系，如生产关系、亲属关系、同事关系等等，这就是人的社会属性。当人与社会相互作用时，其社会适应性会影响着个体的健康。

社会评估的内容包括角色与角色适应评估、文化评估、家庭评估和环境评估。社会评估的目的有：①评估家庭状况，找出影响评估对象健康的家庭因素，有助于制定有针对性的家庭护理计划；②了解评估对象的文化需求，有利于选择恰当的护理方法；③评估环境，可以明确存在的或潜在的环境危险因素，指导制定环境干预措施；④评估患者角色与角色适应，了解有无角色功能紊乱和角色适应不良，从而可以采取针对性的护理干预，降低或消除不利影响，提高个体的社会适应能力，维持和促进健康。

社会评估的方法除了交谈法、观察法和量表评定外，还可进行实地考察和抽样调查等方法。

一、角色与角色适应评估

（一）概述

角色（role）指社会对处于某种特定社会位置的个体所规定的行为模式和行为期待。角色的形成包括角色认知与角色表现两个阶段。

1. 角色的分类　角色可分为三类：①第一角色：即基本角色，它决定个体的主体行为，由每个人的年龄、性别所赋予，如妇女、儿童、老人等；②第二角色：也称一般角色，是个体完成每个生长发育阶段的特定任务所必须承担的、由所处社会情形和职业所决定的角色，如母亲角色、医生角色、护士角色等；③第三角色：也称独立角色，为完成某些暂时性发展任务而临时承担的角色，如各种学会的会员、患者角色。

2. 角色适应不良 指当个体的角色表现与角色期望不协调或无法达到角色期望的要求时发生的身心行为反应。角色适应不良会给个体带来一系列的不良反应：①在生理方面可有头痛、头晕、睡眠障碍、心律失常、血压升高等表现；②心理上可产生一些不良情绪如紧张、焦虑、伤感、甚至绝望等。

当评估对象被诊断患有某种疾病时，原有的心理和行为模式以及社会对他的期望和责任都随之发生了相应的变化，这个变化常常会导致其出现角色适应不良。常见的类型有角色冲突、角色模糊、角色匹配不当、角色负荷过重和角色负荷不足。

知识链接

角色适应不良常见类型

角色适应不良的常见类型有：①角色冲突是指角色期望与角色表现之间差距太大，使个体难以适应而发生的心理冲突和行为矛盾。②角色模糊是指个体对于某种角色的行为标准不清楚，不知道承担这一角色应该如何行动而造成的不适应反应。③角色匹配不当是指个体的自我概念、自我价值观或自我能力与其角色期望不匹配。④角色负荷过重是指个体角色行为难以达到过高的角色期望。⑤角色负荷不足是指对个体的角色期望过低而使其能力不能完全发挥。

（二）评估方法与内容

1. 交谈法 了解评估对象所承担的角色数量，对所承担角色的感知和满意度，如通过询问“你担任什么职务？有没有孩子？对你承担的角色是否清楚？“来了解评估对象的角色种类；通过询问“您对自己的角色行为是否满意？你觉得自己所承担的角色数量与责任是否合适？你是否感到角色任务过重、过多或不足？”来了解评估对象的角色适应程度；还可以通过询问“住院后，你认为你的角色发生了哪些改变，对你有影响吗？是否感到期望的角色受挫？作为患者你是否安于养病，积极配合治疗、护理并努力使自己尽快康复？”来了解评估对象是否存在患者角色适应不良的状况。

2. 观察法 观察评估对象有无角色适应不良的行为，如一位住院的高血压病患者，得知患癌症的老伴想吃水果，于是偷偷跑出医院买苹果送到家中，结果因劳累使病情加重，这是典型的患者角色消退行为。另外，注意观察评估对象有无角色适应不良的生理和心理反应，如失眠、疲乏、焦虑、心悸、易激惹等。

二、文化评估

（一）概述

文化（culture）是一个社会及其成员所特有的物质和精神财富的总和，即特定人群为适应社会环境和物质环境而具有的共同的行为和价值模式。文化的要素包括价值观、意义体系、信念信仰、规范、习俗等，其中以价值观、信念信仰、习俗为核心要素，并与健康密切相关。

（二）评估方法与内容

1. 价值观的评估 价值观存在于潜意识中，不能直接观察，也很难言表，评估比较困难。评估者可以通过询问:“你属哪一个民族？你信奉的做人原则是什么？行为准则是什么？患病以后,你以上的价值观念有无改变？有哪些改变？”等问题来了解评估对象的价值观。

2. 信念与信仰的评估

(1)健康信念:常用的方法为 Kleinman 的健康信念评估模式,该模式主要通过询问几个关于健康信念的问题来引出患者对健康问题的认识,如:“对你来说健康是什么？不健康又是什么？你怎样、何时发现你有该健康问题的？你认为你该接受何种治疗？你希望通过治疗达到哪些效果？”等。

(2)宗教信仰:通过观察评估对象的外表、服饰,有无宗教信仰活动及宗教信仰的改变,来获取个体有关宗教信仰的信息。还可通过询问评估对象:“你有宗教信仰吗？如果有请告诉我是哪一种？住院对你参加以上宗教活动有何影响？你的宗教信仰对你在住院期间的检查、治疗、饮食、起居、用药等方面有何特殊要求？”等问题来获取资料。

(3)习俗:主要评估饮食习俗和语言沟通。可通过交谈法获取信息,同时观察评估对象与人交流时的表情、眼神、手势等,对其非语言沟通文化进行评估。

三、家庭评估

(一)概述

家庭(family)是社会的基本构成单位,是建立在婚姻、血缘、收养关系基础上的社会共同体。

1. 家庭结构 家庭结构(family structure)包括家庭人口结构、权利结构、角色结构、家庭沟通过程和家庭价值观。

(1)家庭人口结构:即家庭类型,指家庭的人口组成。按家庭的规模和人口特征可分为七类,见表 4-5。

表 4-5 家庭人口结构类型

类型	人口特征
核心家庭	夫妻俩及其婚生或领养的子女
主干家庭	核心家庭成员加上夫妻任何一方的直系亲属如祖父母、外祖父母、叔、姑等
单亲家庭	夫妻任何一方及其婚生或领养的子女
重组家庭	再婚夫妻与前夫和(或)前妻的子女及其婚生或领养的子女
无子女家庭	仅夫妻俩
同居家庭	无婚姻关系而长期居住在一起的夫妻及其婚生或领养的子女
老年家庭	仅老年夫妇,其婚生或领养的子女离家(空巢家庭)

(2)权利结构:指家庭中夫妻间、父母与子女间在影响力、控制权和支配权方面的相互关系,其基本类型有传统权威型、工具权威型、分享权威型、感情权威型。

(3)角色结构:指家庭对每个占有特定位置的家庭成员所期待的行为和规定的家庭权利与义务。如父母有抚养未成年子女的义务,也有要求成年子女赡养的权利。

(4)家庭沟通过程:沟通最能反映家庭成员间的相互作用与关系,家庭内部沟通良好是家庭和睦和家庭功能正常的保证。

(5)家庭价值观:指家庭成员对家庭生活的行为准则和生活目标的共同态度和基本信念。它决定了家庭成员的行为方式,而且影响着家庭的权利结构、角色结构和沟通方式。

2. 家庭功能 家庭的功能主要是满足家庭成员和社会的需求,包括生育、经济、情感、健康照顾等方面。家庭功能的健全与否与个体身心健康密切相关,一般来说,家庭功能越健全,家庭成员的社会适应性越好,健康状况越容易维持。

3. 家庭压力 家庭内部的主要压力源有:①家庭成员关系的改变与终结,如离婚;②家庭经济收入低下或减少,如失业;③家庭成员角色的改变,如退休等;④家庭成员道德颓废,如吸毒、犯罪等;⑤家庭成员生病、残疾、无能等。当家庭压力超过家庭资源,会导致家庭功能失衡即家庭危机。

(二) 评估方法与内容

1. 观察法 对于评估对象的家庭结构支持最好能实地观察,了解家庭的人口结构和权力结构对身心健康有无影响,家庭功能是否健全,找出家庭压力源如经济收入低下、家庭暴力等,并做出护理干预。此外,注意观察评估对象的家庭居住条件,了解家庭设备、装修、布局是否对健康有利,尤其对有老弱病残成员的家庭,要注意观察其家庭布局是否方便生活,如截瘫者有无轮椅、门厅过道宽窄是否便于轮椅通过。

2. 交谈法 通过询问评估对象"你觉得你家庭的收入够用吗?能否满足衣食住行等基本生活需要?"了解家庭的经济压力情况;询问"你的家和睦快乐吗?你依恋你的家吗?你的家庭成员间能否彼此照应,尤其对患病的家庭成员?"来了解家庭功能是否健全;询问"除你的家人外,你还可以从哪些方面得到帮助,比如说亲戚、朋友、同事、单位等?"等问题来采集家庭资源情况。

3. 量表评定法 常用 Procidanao 与 Heller 的家庭支持量表(附表 4)及 Smilkstein 的家庭功能量表(附表 5)。

四、环 境 评 估

(一) 概述

环境(environment)主要指影响人的生存和发展的所有情况。环境可分为内环境和外环境,内环境主要指生理环境和心理环境,外环境则包括物理环境、社会环境。本部分重点阐述外环境的评估。

(二) 评估方法与内容

1. 物理环境的评估 通过交谈及观察等方法评估个体的社区环境、家庭环境、工作环境、病室环境。在评估环境时,需要用实地观察或抽样调查等方法,如观察病房环境是否宽敞、明亮、通风,地面是否湿滑,有无安全隐患等,空气取样检查致病菌浓度、菌落数等。

2. 社会环境的评估 通过交谈和观察法可以评估个体的经济状况、受教育水平、生活方式、社会关系与社会支持。

(1)经济状况:通过与评估对象或家属交谈、以了解评估对象的经济状况。如询问"能否告诉我你的经济来源有哪些?你觉得你的收入够用吗?医疗费用支付的形式是什么?你是公费、自费、还是部分报销?有何困难?"等。

(2)教育水平:通过与评估对象或家属交谈,了解评估对象及其主要家庭成员的受教育程度以及是否具有健康照顾所需的知识与技能。

(3)生活方式:在评估生活方式时,不仅要明确评估对象的生活方式,还应了解与其接触密切的人的生活方式。可通过与评估对象及其家属、朋友、同事交谈，也可以通过直接观察法来评估其饮食、睡眠、活动、娱乐方式等，尤其需注意有无吸烟、酗酒等不良生活方式。

(4)社会关系与社会支持：可通过交谈或直接观察了解评估对象是否有支持性的社会关系网络。对住院患者，还应了解医院相关支持系统的情况，如患者是否得到应有的尊重和关怀，医院提供的服务是否安全有效、医院工作常规和制度是否向患者解释并合理灵活应用等。

（王　莉）

思考题

患者，女性，23 岁，无业，因右下腹疼痛伴腹泻 2 天入院，入院后诊断为急性阑尾炎，予阑尾切除术，术后 3 天患者始终不愿意下床活动，不愿多说话，常唉声叹气。请评估患者的角色有哪些？有无角色障碍？为提供全面的护理干预还应该做哪些社会评估？

第五章 实验室检查

实验室检查(laboratory examination)是运用物理学、化学、生物化学、分子生物学、微生物学、细胞学、免疫学及遗传学等实验室检查手段,对人体的血液、体液、排泄物、分泌物以及组织细胞等标本进行检测,以获得反映人体功能状态、病理变化、病因等方面的资料,对协助疾病诊断、观察病情、判断预后、制定防治措施等均有重要作用。实验室检查是健康评估时的重要客观资料之一,与临床护理有着十分密切的关系,一方面大部分实验室检查的标本需护士采集;另一方面实验室检查的结果作为客观资料的重要组成部分之一,又可协助和指导护士观察、判断病情,作出护理诊断。护士在临床护理工作中,必须熟悉常用实验室检查的目的、标本采集方法、要求以及结果的临床意义。

第一节 血液学检查

学习目标

1. 掌握　血液一般检查的参考值及临床意义。
2. 熟悉　网织红细胞计数、血细胞比容的参考值及临床意义。
3. 了解　红细胞沉降率、出血时间、凝血时间、血浆凝血酶原时间的参考值及临床意义。
4. 学会　血液一般检查标本的采集。
5. 熟练掌握　网织红细胞计数、血细胞比容、红细胞沉降率、出血时间、凝血时间、血浆凝血酶原时间的标本采集方法。

一、血液标本采集与处理

1. 若需要抽取空腹血,应该提前告知患者禁食。
2. 抽血清标本须用干燥注射器、针头和干燥试管。
3. 采全血标本时,需加入抗凝剂,血液注入容器后,立即轻轻旋转摇动试管,使血液和抗凝剂混匀,避免血液凝固,影响检验结果。
4. 采集血培养标本时,应防污染。除严格执行无菌技术操作外,抽取前应检查培养基是否符合要求,瓶塞是否干燥,培养液不宜太少。
5. 若同时需抽取不同种类的血液标本,应先注入血培养瓶,再注入抗凝管,最后注入干燥管，动作应迅速准确。

6. 严禁在输液、输血肢体上抽取血标本，必须另换肢体采集。

7. 根据检验项目不同，分别选择毛细血管采血或静脉采血。

二、血液一般检查

（一）红细胞计数和血红蛋白

【标本采集】 毛细血管采血。

【参考值】 见表5-1。

表5-1　红细胞计数和血红蛋白参考值

	红细胞计数	血红蛋白
成年男性	$(4.0\sim5.5)\times10^{12}/L$	120～160g/L
成年女性	$(3.5\sim5.0)\times10^{12}/L$	110～150g/L
新生儿	$(6.0\sim7.0)\times10^{12}/L$	170～200g/L

【临床意义】

1. 生理性变化

(1)年龄：新生儿出生前，在宫内长期处在相对性缺氧状态，促红细胞生成素分泌增多，胎儿骨髓腔内全为红骨髓，因此，其造血旺盛，红细胞和血红蛋白高于成人。出生后发生了生理性溶血，于生后15天逐渐降至正常。儿童期由于生长迅速，红细胞和血红蛋白处在较低的水平，至青春期增高。老年人由于造血功能有所减退，红细胞和血红蛋白略有减少。

(2)性别：男性由于雄激素有促进造血的作用，而女性雌激素抑制造血，加之月经、生育、哺乳等影响，因此男性红细胞和血红蛋白均高于女性。

(3)妊娠：妊娠中晚期，由于血容量明显增多，导致血液稀释而引起生理性贫血。

(4)气压：高原居民，由于氧分压低，相对缺氧，体内分泌促红细胞生成素增多，引起红细胞和血红蛋白代偿性增多，海拔每增高1000m，血红蛋白升高约4%，故高原居民红细胞和血红蛋白量高于平原居民。

2. 病理性变化

(1)红细胞和血红蛋白增高：分为三种情况：①相对性增高：又称假性增高，是由于血液浓缩而引起，见于休克、严重吐泻和大面积烧伤引起的脱水，通过输液、补充血容量，红细胞及血红蛋白可恢复，动态观察红细胞和血红蛋白的变化，可作为补液是否恰当的指标；②继发性增高：又称代偿性增高，见于肺源性心脏病、先天性心脏病；③原发性增高：见于原因不明的骨髓增殖性疾病如真性红细胞增多症。

(2)红细胞和血红蛋白减少：见于各种原因引起的贫血，如①造血物质缺乏所引起的缺铁性贫血和巨幼红细胞性贫血；②红细胞丢失过多所引起的失血性贫血；③红细胞破坏增多所引起的溶血性贫血；④骨髓功能衰竭所引起的再生障碍性贫血等。

（二）白细胞计数及分类

1. 白细胞计数(WBC)　是计数周围血5种白细胞的总数。

【标本采集】 显微镜计数法和半自动血液分析仪可以采用毛细血管末梢采血；而全自动血液分析仪则只能采用静脉抗凝血。

【参考值】 成人(4～10)×10^9/L

儿童(5～12)×10^9/L

新生儿(15～20)×10^9/L

2. 白细胞分类计数(DC) 是对周围血白细胞进行分门别类的计数，求出每一种白细胞的百分比，根据白细胞总数和分类计数的百分比，可计算每一种白细胞的绝对数，其公式为：某种白细胞绝对数＝WBC×某种白细胞分类计数的比例。

【标本采集】 同白细胞计数。

【参考值】 见表5-2。

表5-2 白细胞分类计数参考值

白细胞种类	百分比	绝对值(×10^9/L)
中性粒细胞杆状核	0.01～0.05	0.04～0.05
中性粒细胞分叶核	0.5～0.7	2～7
嗜酸性粒细胞	0.005～0.05	0.05～0.5
嗜碱性粒细胞	0～0.01	0～0.1
单核细胞	0.03～0.08	0.12～0.8
淋巴细胞	0.2～0.4	0.8～4

3. 白细胞计数及分类计数的临床意义

(1)中性粒细胞增减的临床意义：在白细胞总数中，以中性粒细胞占绝大多数，它的增减对总数影响大，在通常情况下，白细胞的增减反映了中性粒细胞的增减。

1)生理性变化：①年龄的影响：如新生儿白细胞总数较高，一般在(15～20)×10^9/L，个别可达30×10^9/L；②日间变化：如安静休息时低，进餐和活动后较高，午后高于清晨；③疼痛和情绪激动：可使白细胞数量增高到15×10^9/L或更高；④妊娠和分娩期：如妊娠期白细胞轻度增高，分娩时，由于疼痛和出血等产伤，可使白细胞进一步增高。

2)白细胞和中性粒细胞病理性增多：白细胞总数＞10×10^9/L为白细胞增多，常为中性粒细胞增多所致，可见于下列情况：①急性感染：为引起中性粒细胞增多最常见的原因，如金黄色葡萄球菌、肺炎链球菌、溶血性链球菌等化脓性细菌引起的败血症、急性风湿热、扁桃体炎、阑尾炎等疾病；②严重的组织损伤或大量的血细胞破坏：如在大手术12～36小时后，白细胞常增高；在急性心肌梗死1～2天后常见白细胞明显增高，且可持续1周左右。此外，在急性溶血时，也可见白细胞和中性粒细胞的明显增高；③急性大出血：特别是内出血，白细胞迅速增高，常可达20×10^9/L以上；④急性中毒：如急性安眠药中毒、农药中毒、糖尿病酮症及尿毒症时，也常见白细胞和中性粒细胞比例增高；⑤白血病及恶性肿瘤：白血病时白细胞常增高。各种恶性肿瘤，特别是消化道肿瘤可引起中性粒细胞增高。

3)白细胞和中性粒细胞病理性减少：当白细胞＜4×10^9/L为白细胞减少，通常为中性粒细胞减少，常见于下列情况：①某些革兰染色阴性杆菌感染：如伤寒、副伤寒；②某些病毒感染：如流感病毒感染；③某些原虫感染：如疟疾、黑热病；④某些血液病：如再生障碍性贫血、非白血性白血病、粒细胞减少及缺乏症；⑤理化因素损伤：如接触放射线，应用氯霉素、抗肿瘤药物，接触苯、有机磷、汞、铅等化学毒物，可因骨髓受损而致白细胞减少；⑥其他：如系统性红斑狼疮、脾功能亢进。

(2)嗜酸性粒细胞增减的临床意义:嗜酸性粒细胞虽然在周围血所占比例不大,但其增减对于疾病的诊断却有重要意义。

1)生理性变化:肾上腺皮质激素对嗜酸性粒细胞的影响很大,它能抑制组胺的产生,阻止骨髓释放嗜酸性粒细胞,并促使血液中嗜酸性粒细胞向组织转移,从而导致外周血嗜酸性粒细胞减少。因此,正常人可因一天之内肾上腺糖皮质激素分泌的改变而有波动,如白天低、晚上高,上午波动较大、下午恒定,情绪激动、劳动、饥饿等,可引起交感神经兴奋,通过腺垂体,产生促肾上腺皮质激素(ACTH),使肾上腺分泌皮质激素,因而引起嗜酸性粒细胞减少。

2)嗜酸性粒细胞增多:①过敏性疾病,如支气管哮喘、风疹、血管神经性水肿、食物过敏;②寄生虫病,如蛔虫、钩虫、肺吸虫、血吸虫、肝吸虫等;③皮肤病,如湿疹、剥脱性皮炎、银屑病;④某些恶性肿瘤,如淋巴瘤、肺癌、慢性粒细胞白血病、宫颈癌、鼻咽癌等;⑤嗜酸性粒细胞白血病,可见嗜酸性粒细胞显著增高,以幼稚型增高为主;⑥在传染病中,猩红热可见嗜酸性粒细胞增高,这可能是由于本病的病原体乙型溶血性链球菌所产生的酶能激活补体成分,继而引起嗜酸性粒细胞增多所致;⑦肾上腺皮质功能低下的疾病亦可引起嗜酸性粒细胞增多。

3)嗜酸性粒细胞减少:①长期使用肾上腺糖皮质激素、ACTH 和肾上腺皮质功能亢进者;②伤寒、副伤寒、严重烧伤、大手术后、传染病的极期等机体处于应激状态时,可引起嗜酸性粒细胞减少甚至消失;③作为发热待查的鉴别指标,当持续高热时,如果嗜酸性粒细胞不减少,在能排除寄生虫感染的情况下,可以排除伤寒的诊断。

(3)嗜碱性粒细胞增多的临床意义:嗜碱性粒细胞在周围血很少,其减少无临床意义。嗜碱性粒细胞增多可见于:①慢性粒细胞白血病,特别在慢粒急变时,血液中嗜碱性粒细胞增高,是与急性白血病鉴别的重要指标;②嗜碱性粒细胞白血病,嗜碱性粒细胞异常增高,多为幼稚型;③某些转移癌及骨髓纤维化。

(4)单核细胞增多的临床意义:单核细胞增多见于:①某些感染,如亚急性感染性心内膜炎、疟疾、黑热病、结核活动期及急性感染的恢复期,粟粒型肺结核时单核细胞明显增多,可高达 30%;②某些血液病,如粒细胞减少或粒细胞缺乏症的恢复期,淋巴瘤、恶性组织细胞病,且多为成熟型;③单核细胞白血病时,白细胞总数显著增高,分类出现大量的原始及幼稚单核细胞,可达 90%以上。

(5)淋巴细胞增减的临床意义

1)淋巴细胞增多:①相对性增多,绝对数并不增多,仅因分类时由于中性粒细胞减少而引起淋巴细胞比例相对增高,见于再生障碍性贫血、粒细胞减少或粒细胞缺乏症;②绝对增多,见于某些病毒或细菌感染性疾病,如风疹、流行性腮腺炎、传染性单核细胞增多症、百日咳、结核病;③淋巴细胞性白血病则淋巴细胞显著增多,急性淋巴细胞性白血病以原、幼淋巴细胞增生为主,慢性淋巴细胞性白血病以白血病性成熟淋巴增多为主。

2)淋巴细胞减少:①相对减少见于急性化脓性感染时,因中性粒细胞比例显著增高,分类时淋巴细胞比例减少;②绝对减少主要见于接触放射线和应用肾上腺糖皮质激素之后。

4. 外周血白细胞的形态改变及核象变化

(1)中性粒细胞毒性变:常见于感染、中毒时,有如下形态改变:①中性粒细胞大小不均匀:见于某些病程较长的化脓性炎症,是内毒素使骨髓内中性粒细胞增殖发生顿挫性不规则分裂的结果；②中毒颗粒：见于严重的化脓性感染、大面积烧伤和中毒等，其特点为中性粒细胞胞质中出现粗大、大小不等、分布不均匀、染深紫黑色的颗粒；③空泡变性：在中性粒细胞胞质中出现一个或数个空泡，常见于严重感染，是细胞质脂肪变性的结果；④杜勒体：是中性粒细胞胞质中局部嗜碱性区域，其形态可呈圆形、梨形或云雾状天蓝或灰蓝色，直径约1～2μm，是由于胞质局部不成熟，核浆发育不平衡的表现；⑤核变性：可呈现核肿胀、溶解或核固缩等改变。

(2)中性粒细胞的核象变化：中性粒细胞在骨髓中由原始细胞发育至成熟的中性粒细胞，核经历了由圆形到出现凹陷、变成杆状、最后分叶的变化。正常人周围血主要以分叶核为主，杆状核不到5%，无原始和幼稚细胞。病理情况下，周围血白细胞的核象发生如下两种变化：

1)核左移：核左移(shift to left)是指周围血中性粒细胞杆状核增多，其比值>5%，有时还可出现晚幼粒、中幼粒或早幼粒等细胞时称为核左移。核左移常见于各种病原体所致的感染、急性溶血、急性中毒和白血病。核左移可同时伴有白细胞总数增多或减少，以及细胞出现毒性变等形态改变。核左移伴白细胞总数增高表示骨髓造血功能旺盛，释放功能好，是具有一定抵抗力的表现，如急性化脓性感染；核左移伴白细胞数量减少为抵抗力低的表现，与骨髓功能受到一定程度的抑制有关，常见于伤寒。

2)核右移：核右移(shift to right)周围血中5叶的中性粒细胞>3%时称核右移。此时常伴有白细胞总数减少，是造血功能衰退的表现。核右移可由维生素B_{12}或叶酸缺乏所致的DNA合成障碍继而引起细胞分裂障碍所致，见于营养性巨幼红细胞贫血、恶性贫血和应用抗代谢药物治疗肿瘤时。在罹病期突然出现核右移表示预后不良，而在炎症恢复期可出现一过性核右移。

(三)血小板计数(Plt)

【标本采集】 毛细血管采血。

【参考值】 (100～300)×10^9/L。

【临床意义】

1. 血小板计数的生理变化

(1)新生儿血小板较低，出生3个月才达到成人水平。

(2)清晨血小板低，午后血小板较高，进食和剧烈运动后血小板增高，休息后可恢复原有水平。

(3)月经早期血小板降低，月经后期逐渐升高，妊娠中晚期升高，分娩后1～2天降低。

(4)冬季高于夏季。

(5)动脉血高于静脉血，静脉血高于末梢血。

2. 病理性变化

(1)血小板增多：血小板>300×10^9/L称血小板增多，血小板增多可增加血液的黏滞性，使血液处在血栓前状态，此时应采取必要的防栓措施。血小板增多常见于慢性粒细胞白血病早期、溶血性贫血、脾切除术后、特发性血小板增多症、真性红细胞增多症、急性出血等疾病。

(2)血小板减少：血小板<100×10^9/L称血小板减少。血小板减少可见于下列疾病：①各种致病因素损害骨髓而致造血功能障碍时，如急性白血病、再生障碍性贫血、化学品及药物的毒性作用等；②血小板破坏过多和分布异常，如特发性血小板减少性紫癜、自身免疫

性疾病、血栓性血小板减少性紫癜、弥散性血管内凝血(DIC)、脾功能亢进等;③某些细菌和病毒感染如伤寒、败血症和麻疹等。

三、其他血液检查

(一) 网织红细胞(Ret)

网织红细胞(reticulocyte)是介于晚幼红细胞到成熟红细胞之间尚未完全成熟的红细胞。

【标本采集】 毛细血管采血。

【参考值】 百分数:成人 0.005～0.015;新生儿 0.02～0.06;

绝对值:(24～84)×10^9/L

【临床意义】 周围血网织红细胞是反映骨髓造血功能敏感的指标,对骨髓造血功能的评价、贫血的诊断、鉴别诊断及疗效判断等均具有重要的意义。

1. 作为评价骨髓造血功能的指标

(1)网织红细胞增高:是骨髓造血活跃的标志,见于增生性贫血,尤以溶血性贫血为著,一般可达 10%～25%,溶血急进期可达 70%。

(2)网织红细胞减少:说明骨髓造血抑制,见于增生不良性贫血,如再生障碍性贫血,尤以急性再生障碍性贫血为著,其绝对值可降至 15×10^9/L 以下,当采用放疗和化疗治疗肿瘤时,亦可造成对骨髓的抑制而致网织红细胞降低。

2. 作为贫血疗效观察的指标

(1)增生性贫血和巨幼红细胞性贫血经抗贫血治疗有效时,网织红细胞增高先于红细胞和血红蛋白增多,于治疗 1～2 天网织红细胞即见升高,8～9 天达高峰,随贫血的好转逐渐恢复正常。

(2)再生障碍性贫血,经一般抗贫血治疗无效,网织红细胞不增高,若有效时,则网织红细胞逐渐回升乃至轻微升高。

(二) 血细胞比容(Hct)

血细胞比容(hematocrit)是指抗凝血在一定条件下,经离心沉淀压紧后,红细胞在全血标本中所占体积的比值。

【参考值】 成年男性 0.40～0.50;成年女性 0.37～0.48;1～3 岁 0.35～0.47;新生儿 0.47～0.67。

【临床意义】 血细胞比容是影响全血黏度的主要因素之一,血细胞比容增高可致全血黏度增高。严重的黏度增高,可造成黏滞综合征,引起组织血流量不足,造成缺氧和易致血栓形成等后果。凡引起红细胞绝对或相对增高的病因均可引起血细胞比容增高,反之则减少,与红细胞及血红蛋白测定的临床意义相同。

(三) 红细胞沉降率(ESR)

红细胞沉降率简称血沉,是指红细胞在一定条件下沉降的速率。它是反映红细胞聚集性的一项常用指标,凡影响红细胞悬浮稳定性的因素就会影响红细胞聚集性,并引起红细胞沉降率的改变。影响红细胞沉降率的因素归纳起来有两大类,即红细胞因素和血浆因素。

1. 红细胞因素　正常情况下,因红细胞表面唾液酸带负电荷,红细胞彼此互相排斥而不易聚集,这是维持红细胞悬浮稳定性的基础。由于重力的作用,离体抗凝血中的红细胞仍会缓慢下沉。当红细胞数量减少时，红细胞下沉的阻力减小，红细胞沉降率增快，反之红细胞数量增多，红细胞沉降率则减慢。病理情况下，如使红细胞表面负电荷减少，则聚集性增强，聚集的红细胞比重增加，下沉速度加快，红细胞沉降率就会加快。

2. 血浆因素 血浆蛋白比例对红细胞沉降率的影响很大，纤维蛋白原和球蛋白对红细胞有显著的桥联作用，促使红细胞聚集成缗钱状，导致红细胞沉降率加快；白蛋白带负电荷，可增强红细胞的负电性，阻止红细胞聚集，而使红细胞沉降率减慢。

【参考值】 魏氏法(Westergren 法)：成年男性 0～15mm/1h 末；成年女性 0～20mm/1h 末。

【临床意义】

1. 生理性增快 婴幼儿由于生理性贫血，孕妇及 60 岁以上老年人由于纤维蛋白原增高，老年人还可因胆固醇增高，均可引起红细胞沉降率增快。

2. 病理性增快 见于①炎症性疾病：急性细菌性炎症、结核病、风湿热等；②严重组织损伤及坏死：如大手术、大面积烧伤、心肌梗死等；③恶性肿瘤、白血病等；④高球蛋白血症：如亚急性感染性心内膜炎、黑热病、系统性红斑狼疮、慢性肾炎、多发性骨髓瘤、巨球蛋白血症等；⑤各种贫血；⑥高胆固醇血症。

(四) 出血时间(BT)

出血时间是指皮肤微血管经刺伤引起出血到其自然停止所需的时间。出血时间的长短取决于早期止血功能的好坏，与毛细血管壁的完整性、血管的舒缩功能、血小板数量和功能等因素有关。

【参考值】 Duke 法：1～3 分钟，＞4 分钟为异常；Ivy 法：2～6 分钟，＞7 分钟为异常。

【临床意义】

1. 出血时间延长 ①血小板显著减少(＜50×10^9/L)：如特发性血小板减少性紫癜(ITP)、白血病、再生障碍性贫血等；②血小板功能异常：如血小板无力症及巨大血小板综合征等；③毛细血管异常：如坏血病、遗传性出血性毛细血管扩张症；④其他：如服用阿司匹林、血浆中抗凝物质增多、DIC、低纤维蛋白或无纤维蛋白血症、血管硬化和高血压病等。

2. 出血时间缩短 见于严重的高凝状态和血栓性疾病。

(五) 凝血时间(CT)

血液离体后至完全凝固所需时间称凝血时间，用以测定血液的凝固能力。凝血时间长短与各凝血因子的含量和活性有关，常用于检查凝血第一阶段内源性途径有无障碍。有试管法和硅管法两种测定方法。

【参考值】 试管法：4～12 分钟；硅管法：15～32 分钟。

【临床意义】

1. 凝血时间延长 见于各型血友病、纤维蛋白原或凝血酶原缺乏症、抗凝物质过多、纤溶亢进及应用肝素等抗凝药物。

2. 凝血时间缩短 见于 DIC 早期、血栓性疾病等。

(六) 血浆凝血酶原时间(PT)

在血浆中加入组织凝血活酶(兔脑粉)和钙离子后，测定的血浆凝固时间，即为凝血酶原时间。

【参考值】 11～13 秒，超过正常对照 3 秒为异常。

【临床意义】

1. 凝血酶原时间延长见于　①先天性外源性凝血因子缺乏：如纤维蛋白原、凝血酶原、Ⅴ因子、Ⅶ因子、Ⅹ因子缺乏症；②获得性外源性凝血因子缺乏：主要见于维生素K缺乏、阻塞性黄疸、肝疾患、胃肠功能紊乱等；③其他：抗凝物质过多、弥散性血管内凝血等。

2. 凝血酶原时间缩短　见于高凝状态，如弥散性血管内凝血早期、心肌梗死、脑血栓等。

知识链接

血细胞自动计数仪简介

血细胞自动计数仪类型很多，根据其原理结构，大致分为光学型和电学型2类。血细胞自动计数仪测定速度快、准确，已成为我国许多大中型医院血液检测的主要仪器。现以血细胞自动仪F-800型为例，每次可自动打印15项测验项目(表5-3)。

表5-3　血细胞自动仪参数值

项目	英文缩写	参考值
白细胞计数	WBC	$(4\sim10)\times10^9$/L
红细胞计数	RBC	男性$(4\sim5.5)\times10^{12}$/L
		女性$(3.5\sim5.5)\times10^{12}$/L
血红蛋白	HGB	男性120～160g/L
		女性110～150g/L
血细胞比容	HCT	男性0.4～0.5，平均0.45
		女性0.37～0.48，平均0.4
平均红细胞容积	MCV	82～95fl
平均血红蛋白	MCH	27～31pg
平均血红蛋白浓度	MCHC	320～360g/L
血小板计数	PLT	$(100\sim300)\times10^9$/L
小细胞(淋巴细胞)	W-SCR	0.20～0.40
大细胞(粒细胞和单核细胞)	W-LCR	0.60～0.80
大细胞绝对值	W-LCC	$(2\sim7)\times10^9$/L
红细胞直径分布的变异系数	RDW-CV	6.9～7.7μm
平均血小板容积	MPV	7～11fl

(李玉明)

思考题

患者，男性，30 岁，因胃溃疡行“胃切除术”2 年，经常头晕、心悸，体力逐渐下降半年，经检查诊断为缺铁性贫血。请问诊断贫血的实验室检查指标是什么？

第二节　尿液检查

学习目标

1. 掌握　尿液常规检查的参考值及临床意义。
2. 熟悉　尿酮体、尿胆红素与尿胆原检查的参考值及临床意义。
3. 了解　尿淀粉酶检查的参考值及临床意义。
4. 学会　尿液常规检查标本的采集。
5. 熟练掌握　尿酮体检查、尿胆红素与尿胆原检查、尿淀粉酶检查标本采集方法。

一、标本采集注意事项

1. 收集尿液标本，容器要求清洁、干燥、一次性使用，开口较大便于收集。

2. 成年女性留取尿液时，避免阴道分泌物、月经血等污染，必要时可留取中段尿送检。

3. 做细菌培养时，应在无菌条件下，用无菌容器收集中段尿液。

4. 做好姓名、病室等必要的标记。

5. 尿标本收集后及时送检，以免发生细菌繁殖、蛋白变性、有形成分溶解等。同时也应避免强光照射，以免尿胆原等物质因光照或氧化而减少。留尿至开始检测的时间最好不要超过 30 分钟，夏季最长不能超过 1 小时。

6. 根据检查目的不同，可收集晨尿、随机尿、餐后尿、3 小时、12 小时、24 小时尿等。一般不加化学防腐剂保存，在特殊情况下，可放置 4℃冰箱冷藏或根据检查项目选择恰当的防腐剂如加入麝香草酚 0.5g/L、每升尿液加入 40％甲醛 5ml 等。

二、尿液常规检查

（一）一般性状检查

1. 尿量　正常成人 24 小时尿量约为 1～2L，平均为 1.5L。尿量多少取决于肾小球滤过率、肾小管浓缩与稀释功能，也与气温、年龄、精神因素、活动量、出汗量、饮水量、食物中水分及用药等因素有关。

(1)多尿：成人尿量＞2.5L/24h 称为多尿。

1)生理性多尿：见于饮水过多、饮茶、饮酒过量，精神紧张，受寒，服用利尿剂后。

2)病理性多尿：见于糖尿病、慢性肾炎、肾盂肾炎后期、尿崩症等。此外，肾移植术后也可多尿。

(2)少尿：成人尿量＜0.4L/24h(或＜17ml/h)称为少尿。

1)生理性少尿:见于出汗过多、水分摄入不足等。

2)病理性少尿:见于①肾前性:见于严重呕吐、腹泻、烧伤等引起脱水,大出血、休克、心功能不全等导致肾缺血,或严重肝病、水肿和严重创伤、感染等应激状态;②肾性:见于急、慢性肾衰竭、肾移植术后急性排斥反应;③肾后性:见于结石、损伤、肿瘤、畸形、膀胱功能障碍、前列腺增生症引起尿路梗阻等原因,使尿量减少。

(3)无尿:尿量<0.1L/24h 或 12 小时内完全无尿称无尿。主要见于严重的急性肾功能不全及肾移植术后发生排异反应时。

2. 气味 正常尿液的气味因尿中含有挥发性酸而呈特殊芳香气味,久置后由于尿素分解可出现氨臭味。糖尿病因尿中含有大量酮体可有烂苹果味;进食葱、蒜等含特殊气味的食品过多时,尿液也可出现相应的特殊气味。如刚排出的尿液即有氨味,可能为慢性膀胱炎或尿潴留。

3. 外观 正常新鲜尿液为淡黄色透明液体,颜色的深浅与某些食物、药物的摄入和尿量多少有关。异常尿液外观可见下列改变:

(1)血尿:肉眼可见的血尿可呈淡红色、洗肉水样、血红色、血块等。出血很少时肉眼不能察觉,只有镜检才能查出,称镜下血尿。血尿提示泌尿系统有出血,见于急性肾炎、肾结核、肾结石、肾肿瘤、出血性疾病等。

(2)血红蛋白尿:呈酱油色或红葡萄酒色,是血管内溶血所致。镜检无红细胞,但潜血试验阳性可证实。见于阵发性睡眠性血红蛋白尿、蚕豆病、恶性疟疾、血型不合的输血反应等。

(3)胆红素尿:因尿中含有大量的胆红素而呈深黄色,振荡后有黄色泡沫。见于胆汁淤积性黄疸和肝细胞性黄疸。

(4)乳糜尿:因尿中含有大量脂肪微粒而呈乳白色,可用苏丹Ⅲ染色或乙醚提取证实。见于丝虫病、肾周围淋巴管阻塞等。

(5)脓尿:尿内含有大量白细胞或细菌等炎性渗出物,排出的新鲜尿即可混浊,放置后可有白色云絮状沉淀,经离心沉淀镜检可见大量脓细胞。见于泌尿系统的化脓性感染。

4. 比重 尿比重高低因尿中水分、盐类及有机物含量而异,病理情况下受尿糖、尿蛋白及细胞成分影响。

【参考值】 正常成人普通饮食情况下,尿比重在 1.015~1.025 之间,最大波动范围 1.003~1.030,新生儿 1.002~1.004。

【临床意义】

(1)尿比重增高:见于出汗过多、脱水、心功能不全、急性肾小球肾炎、糖尿病等。

(2)尿比重降低:见于慢性肾衰竭、尿崩症等。24 小时连续多次测定尿比重,有助于了解肾的浓缩稀释功能。

(二) 化学检查

1. 尿液酸碱反应 正常尿液一般为弱酸性。可用指示剂法、pH 试纸法或 pH 计来测定。尿液的酸碱改变可受疾病、用药及饮食的影响,尿液放置过久细菌分解尿素,也可使酸性尿变为碱性尿。

【参考值】 pH6.5。

【临床意义】

(1)酸性尿:见于酸中毒、发热或服用氯化铵等药物时,亦可见于糖尿病酮症酸中毒、痛风、白血病时。

(2)碱性尿:见于碱中毒、泌尿系统变形杆菌感染、肾小管性酸中毒等。

2. 尿蛋白 正常人尿中蛋白质含量甚微,尿试条检查呈阴性反应。各种原因造成尿内蛋白质含量超过150mg/24h,蛋白质定性试验呈阳性反应称为蛋白尿。

【参考值】 20~80mg/24h。

【临床意义】

(1)生理性蛋白尿:①功能性蛋白尿:剧烈活动、妊娠期、长时间暴露在严寒中、高热等因素使肾血管痉挛或充血,肾小球通透性增加,尿蛋白定性一般不超过(+),定量多<0.5g/24h;②体位性蛋白尿:又称直立性蛋白尿,在晨尿中无蛋白,较长时间站立后尿中蛋白量增高,而平卧后尿蛋白又减少或消失,系立位时局部因素引起肾脏被动充血所致。

(2)病理性蛋白尿:根据尿蛋白的来源又分为:①肾小球性蛋白尿:当肾小球滤过膜损伤,使其通透性增加,从而导致血浆蛋白的滤出量加大,肾小管不能将滤出的蛋白质完全重吸收时,遂发生蛋白尿,以白蛋白为主,蛋白质排出量常>1g/24h,多见于原发性或继发性肾小球疾病、肾循环障碍、缺氧等;②肾小管性蛋白尿:是指肾小球滤过功能正常,而肾小管重吸收功能障碍所致的蛋白尿;以α_2、β_2微球蛋白为主,白蛋白含量正常或轻度增加,蛋白排出量常<1g/24h。见于肾盂肾炎、急性肾小管坏死、急慢性间质性肾炎等;③混合性蛋白尿:是指肾小球和肾小管均受损,尿中可出现小分子及大分子量的蛋白,见于慢性肾炎、肾小管间质病、糖尿病型肾病综合征、系统性红斑狼疮等;④溢出性蛋白尿:肾小球滤过及肾小管再吸收功能均正常;但由于血浆中异常蛋白质,如免疫球蛋白的轻链,血红蛋白或肌红蛋白增加,这些小分子量的蛋白质经肾小球滤出,肾小管不能完全重吸收而产生蛋白尿,见于多发性骨髓瘤、巨球蛋白血症、急性溶血性疾病;⑤组织性蛋白尿:受炎症、中毒或药物刺激,肾小管对T-H糖蛋白的分泌量增加或因组织破坏释入尿液的蛋白增加所致的蛋白尿。

3. 尿糖

【参考值】 正常人尿液中可有微量葡萄糖,但尿试带检查呈阴性反应。当血糖浓度>8.8mmol/L,超过肾小管重吸收能力的最大限度即肾糖阈,或因近端肾小管回吸收功能障碍时,尿糖增加,糖定性试验呈阳性反应,称为糖尿。

【临床意义】

(1)生理性糖尿:①饮食性糖尿:是由于食糖过多或输注葡萄糖溶液过多过快;②精神性糖尿:由于精神过度紧张、情绪激动,使交感神经兴奋,肾上腺素分泌增多,引起一过性高血糖而致的糖尿;③妊娠性糖尿:有的正常孕妇尤以妊娠晚期可出现糖尿。由于细胞外液容量增加,近曲小管的重吸收功能受到抑制,可使肾糖阈值下降而出现糖尿。

(2)病理性糖尿:①暂时性糖尿:又称应激性糖尿,见于急性心肌梗死、颅脑外伤、脑血管意外等,应激反应时肾上腺素或胰高血糖素分泌过多或延髓血糖中枢受到刺激,产生的暂时性高血糖和糖尿;②血糖正常性糖尿:血糖正常,但因肾小管对葡萄糖重吸收能力减退,肾糖阈值降低引起的糖尿又称肾性糖尿;家族性糖尿是因先天性近曲小管缺损所致;慢性肾炎或肾病综合征也可因肾小管受损,导致对糖的重吸收障碍而出现糖尿;③血糖增高性糖尿:见于糖尿病,因胰岛素分泌量不足和(或)胰岛素抵抗使体内各组织器官对葡萄糖的利用率降低所致;④某些内分泌疾病:如甲状腺功能亢进由于糖吸收增快使饭后血糖增高而出现糖尿。嗜铬细胞瘤,可因肾上腺素及去甲肾上腺素大量分泌致使磷酸化酶活性加强,促使肝糖降解为葡萄糖引起血糖增高而出现糖尿；⑤其他糖尿：哺乳期的乳糖尿、遗传性半乳糖或果糖尿、戊糖尿等。

（三）显微镜检查

1. 尿细胞检查

（1）红细胞：正常尿液中见不到或偶见红细胞。离心沉淀后每高倍视野中红细胞数平均为1～2个，超过3个即为增多；超过3个，尿外观正常者，称为镜下血尿。红细胞增多的意义同血尿。

（2）白细胞：正常尿中可见少量白细胞，男性0～2/HP；女性0～4/HP。增多主要见于泌尿系炎症，如肾盂肾炎、膀胱炎、尿道炎、精囊炎、前列腺炎等。此外，还见于肾结核、肾肿瘤等。

（3）上皮细胞：根据其来源和形态可分为：①小圆上皮细胞：来自尿道后段和肾小管。正常尿中极少见，如在尿中出现，常表示肾小管有病变；②大圆上皮细胞和尾状上皮细胞：来源于肾盂、输尿管、膀胱颈。正常尿中很少见，大量出现见于肾盂肾炎；③扁平上皮细胞：来源于膀胱、尿道、阴道的浅表层。正常男性尿中较少见，成年女性尿中易见，少量出现无临床意义，大量出现并伴有较多白细胞时，提示尿道炎。

2. 尿管型检查　管型是肾小管、集合管中管状铸型样蛋白聚体。它的形成与尿中的蛋白质在肾小管和集合管受浓缩、酸化、盐析等作用有关。肾小管上皮细胞分泌的Tamm-Horsfall糖蛋白（T-H糖蛋白）是形成管型的基质。当已形成管型的肾单位有尿液重新通过时，管型随尿液排出体外。

【参考值】　正常人尿中无管型或偶见少量透明管型0～1/LP（低倍视野）。

【临床意义】

（1）透明管型：偶见于正常清晨浓缩尿中，当肾脏有轻度或暂时性功能改变如剧烈运动、高热、全身麻醉及心功能不全等，尿内亦可见少量透明管型。在肾实质病变如肾小球肾炎时，透明管型明显增多。

（2）细胞管型：①红细胞管型：由于肾小球或肾小管出血，或血液流入肾小管所致，常见于急性肾小球肾炎、慢性肾小球肾炎发作期、急性肾小管坏死、肾移植后急性排斥反应时；②白细胞管型：表示有化脓性炎症，最常见于急性肾盂肾炎、间质性肾炎，亦可见于非感染性炎症如狼疮性肾炎等；③上皮细胞管型：表示肾小管有病变，为肾小管上皮细胞脱落的证据，常见于急性肾炎、急进性肾炎、子痫、肾移植急性排斥反应时。

（3）颗粒管型：细颗粒管型见于慢性肾炎或急性肾炎后期；粗颗粒管型提示肾单位有淤滞现象。

（4）脂肪管型：管型基质中含脂肪变性的肾小管上皮细胞，见于类脂性肾病等。

（5）肾衰竭管型：为在集合管中形成粗大的管型，急性肾功能不全患者，在多尿的早期可大量出现，随着肾功能的改善，肾衰竭管型可逐渐减少而消失。在慢性肾功能不全时，尿内出现此种管型提示预后不良。

（6）蜡样管型：表示肾脏有长期而严重的病变，见于慢性肾小球肾炎的晚期及肾淀粉样变等。

3. 尿结晶检查　尿沉渣中的有机沉淀物，主要是结晶体，多来自食物或盐类代谢，一般来说并无临床意义。但当某种或某些结晶体伴随较多红细胞出现于新鲜尿液时，应怀疑患者有尿路结石的可能。自磺胺药物应用以来，尿中磺胺类结晶的检出，具有一定的临床意义。亮氨酸、酪氨酸及胱氨酸等结晶只有在病理情况下出现，前两种见于严重的肝实质损伤，后一种见于氨基酸代谢障碍。

（四）尿沉渣计数

尿沉渣计数是收集一定时间内的尿液，计数其细胞、管型的数量，用于肾脏病的鉴别诊断和疗效观察。

1. 12小时尿沉渣计数 试验日除正常饮食外不再多饮水。晚7时排空膀胱，准确收集12小时尿量，计数其细胞数和管型的数量。

【参考值】 透明管型＜5000/12h；红细胞＜50万/12h；白细胞＜100万/12h。

【临床意义】 上述细胞、管型数明显增高见于泌尿系感染，如肾盂肾炎、尿路感染、前列腺炎等，肾小球肾炎时可轻度或明显增加。

2. 1小时细胞排泄率测定 嘱患者正常饮食，不得过量饮水或服用利尿剂。于早晨6时排尿弃去，准确收集3小时尿量送检。计数尿中的细胞数，将其结果除以3，即为1小时细胞排泄率。

【参考值】 男性 红细胞＜3万/h；白细胞＜7万/h；

女性 红细胞＜4万/h；白细胞＜14万/h。

【临床意义】 急性肾小球肾炎时红细胞排泄率增加，肾盂肾炎时白细胞排泄率增加。

三、尿液其他检查

（一）尿酮体检查

酮体是脂肪分解代谢的中间产物，包括乙酰乙酸、β-羟丁酸和丙酮三种成分。

【参考值】 正常人尿中酮体定性试验阴性。当血中酮体增高而从尿中排出，尿酮体检查阳性时称为酮尿。

【临床意义】 酮尿见于：

1. 糖尿病酮症酸中毒。

2. 非糖尿病性酮尿见于妊娠剧烈呕吐、子痫、重患者不能进食、消化吸收严重障碍等。

（二）尿胆红素与尿胆原检查

【标本采集】 新鲜尿液20～30ml置于加盖棕色容器，及时送检。定量检测需收集24小时尿液。

【参考值】 尿胆红素定性正常为阴性。尿胆原定性：为阴性或弱阳性；尿胆原定量：0.84～4.2μmol/24h。

【临床意义】

1. 尿胆红素 阳性主要见于胆汁淤积性黄疸，其次是肝细胞性黄疸，溶血性黄疸则为阴性。

2. 尿胆原 阳性（或增加）主要见于溶血性黄疸，肝细胞性黄疸；发热、心功能不全等可呈弱阳性；在饥饿、饭后、运动等稍有增加。尿胆原减少或缺如见于胆道梗阻、黄疸极期、严重肾功能衰竭、新生儿服用抑制肠道细菌的药物等。

（三）尿淀粉酶检查

【参考值】 碘淀粉比色法：1000～1200U/L；DNP法：＜490U/L（37℃）。

【临床意义】 淀粉酶主要由唾液腺和胰腺分泌。流行性腮腺炎，特别是急性胰腺炎时，因胰腺水肿压迫胰腺导管而致胰液渗漏入组织间隙，血和尿中淀粉酶显著增高。一般于发病后6～12小时血液中淀粉酶活性增高，持续3～5天降至正常，于发病后12～24小时尿中淀粉酶活性增高，持续3～10天降至正常。尿淀粉酶增高还可见于休克、创伤、宫外孕、糖尿病酸中毒、腹膜炎等。

知识链接

尿液分析仪的应用

尿液分析仪是利用多联试纸快速检测尿化学成分的电脑化半自动分析仪，其配套试纸是在固定的塑料条上黏附有不同的检测区，即亚硝酸盐(NIT)、酸碱度(pH)、蛋白质(PRO)、葡萄糖(GLU)、潜血(BLD)、酮体(KET)、胆红素(BIL)、尿胆原(URO)、白细胞(LEU)、红细胞(ERY)、尿比重(SG)，其检测结果可提供体内糖代谢、肾功能、肝功能、酸碱平衡和菌尿等情况。目前基层医院已广泛开展。

(李玉明)

思考题

患者女性，25岁，已婚，尿频、尿急、尿痛2天，高热39℃，诊断为急性肾盂肾炎。请问该患者做尿常规检查结果会是如何？

第三节 粪便检查

学习目标

1. 掌握 粪便常规检查的参考值及临床意义。
2. 熟悉 粪便隐血试验的临床意义。
3. 了解 粪便胆红素定性试验临床意义。
4. 学会 粪便常规检查标本的采集。
5. 熟练掌握 粪便隐血试验、粪便胆红素定性试验的标本采集方法。

一、标本采集注意事项

粪便标本的采集与送检直接关系到检查结果的正确性，是护理工作的重要内容。为了保证检验结果准确可靠，在收集标本时，应注意以下几点：

1. 标本要求新鲜并立即送检，器皿应清洁、干燥、不渗不漏。
2. 应尽量取脓血、黏液部分，其量为拇指头大小即可，稀便5ml，集卵或孵化毛蚴时，需收集一次排出的全部大便。
3. 检查溶组织阿米巴滋养体时冬季要注意保温。
4. 做细菌培养需用无菌带盖容器留取标本。
5. 无粪便而必须检查时，不能用灌肠后标本送检，但可用肛诊指套黏附的粪便送检。

二、粪便常规检查

(一) 一般性状检查

1. 量 正常成人一日排便1～2次，排便量约100～300g。胃肠、胰腺有炎症、功能紊乱及消化不良时粪便量增多。

2. 颜色与性状 正常粪便为黄褐色成型软便，其颜色变化可因服药、摄食不同而异。病理情况下粪便的性状常有如下改变：①水样或糊状便：见于急性肠炎、肠结核、食物中毒等；②米泔样便：粪便呈白色淘米水状，见于霍乱、副霍乱；③黏液便：见于过敏性结肠炎；④胶冻状便：见于细菌性痢疾；⑤脓血便：见于细菌性痢疾、溃疡性结肠炎、结肠或直肠癌；⑥果酱样腥臭便：见于阿米巴痢疾；⑦鲜血便：见于肛裂和痔；⑧柏油样大便：见于上消化道出血；⑨白陶土便：见于完全性胆道阻塞；⑩细条状或外形不规则便：为直肠和肛门狭窄所致，可见于直肠癌；⑪乳凝块或绿色便：见于小儿消化不良。

3. 气味 正常粪便中因含蛋白分解产物如吲哚及粪臭素而有臭味。食肉者味重，食素者味轻。直肠癌继发感染常有恶臭或腥臭。

4. 寄生虫体 肠道寄生虫病者在寄生虫多或使用驱虫药后粪便中可出现寄生虫体，如蛔虫、蛲虫及绦虫节片等。

(二) 显微镜检查

1. 食物残渣 正常粪便中的食物残渣为无定形的细小颗粒。肌纤维、植物细胞、结缔组织残屑、淀粉颗粒、脂肪滴等大量出现，提示消化不良或胰腺外分泌功能不全。

2. 细胞 常见的细胞类型有：①红细胞：正常粪便中无红细胞，增多见于下消化道出血、炎症和肠癌；②白细胞或脓细胞：正常粪便中无或偶见，大量出现见于肠炎和痢疾；③上皮细胞：正常粪便中可有少量扁平上皮细胞。大量出现可见于假膜性肠炎；④巨噬细胞：常与脓细胞同时出现。见于溃疡性结肠炎和菌痢。

3. 寄生虫和虫卵 粪便中常见的虫卵有蛔虫卵、蛲虫卵、鞭虫卵、钩虫卵等。

三、粪便其他检查

(一) 粪便隐血试验

肉眼及显微镜均不能发现的胃肠道出血称隐血(或潜血、匿血)。临床上隐血试验的方法分为两大类：一类为化学检查法，根据采用的试剂不同而有许多方法，目前常用邻甲苯胺法或试带法。邻甲苯胺法中度敏感，试带法也多采用此法制备试带。另一类是免疫学方法，此方法特异性高，不需控制饮食。

【临床意义】 正常人隐血试验为阴性，消化道出血时呈阳性反应。消化性溃疡活动期呈阳性，静止期呈阴性。消化道肿瘤如胃癌则呈持续阳性，阳性率可达95%，为此隐血试验可作为提示消化道肿瘤的初筛试验。

(二) 粪便胆红素定性试验

【参考值】 粪胆红素定性阴性，粪胆素定性阳性。

【临床意义】 胆汁淤积性黄疸粪胆素减少或缺如，粪便呈淡黄色或陶土色，粪胆素定性试验阴性。溶血性黄疸粪胆素含量增多，粪色加深，粪胆素定性试验强阳性。

(李玉明)

思考题

患者男性，患有胃溃疡，昨日呕血约400ml，经治疗出血停止，病情缓解。请问该患者出血期间粪便颜色会有何改变？大便隐血试验结果如何？

第四节 肾功能检查

学习目标

1. 掌握 肾小球功能检查的参考值及临床意义。
2. 熟悉 尿浓缩-稀释试验的参考值及临床意义。
3. 了解 酚红排泌试验的参考值及临床意义。
4. 学会 肾小球功能检查的标本的采集方法。
5. 熟练掌握 肾小管功能检查的标本采集方法。

一、标本采集注意事项

1. 内生肌酐清除率测定 检查前连续3日低蛋白饮食，每日蛋白质摄入量应少于40g，禁食肉类，避免剧烈运动。第4日晨8时排净尿液，收集此后24小时尿液，容器内添加甲苯3～5ml防腐，准确记录尿量于化验单上，取10ml送检。实验日抽取静脉血2～3ml，注入抗凝管，与尿液同时送检。

2. 尿素氮和血清肌酐测定 抽取空腹静脉血3ml，注入干燥试管后送检。

3. 尿浓缩-稀释试验 患者如常饮食，每餐含水量应限制在0.5～0.6L，此外不再饮水。早8时排尿弃去，每隔2小时留尿一次，至晚8时(共6次)，各留尿一次。另将晚8时至次晨8时的尿收集在一个容器内，分别测定尿量和尿比重。

4. 酚红排泌试验 静脉注射酚红前30分钟饮水300～400ml，20分钟排空膀胱，立即注射0.6%酚红1.0ml，于注射后15分钟、30分钟、60分钟、120分钟各留尿1次，将4次尿标本加氢氧化钠后与标准酚红管进行比色，测定尿液中酚红含量。注意酚红注射量一定要准确；严格掌握留尿时间，并排空膀胱；试验前及试验中不得饮茶或咖啡，不得用其他药物。

二、肾小球功能检查

(一) 内生肌酐清除率(Ccr)测定

内生肌酐清除率是测定肾小球滤过功能的最常用方法，体内肌酐从肌酸和食物中来。在肌肉容积和活动量相对恒定的条件下，其生成量相对稳定。成人约以1mg/min的速度产生内源性肌酐，肾也以相似的速度将其排出体外，故在排除外源性肌酐(肉类食物中的肌酐)干扰的情况下，血浆和尿液肌酐含量也相当稳定，肌酐绝大部分经肾小球滤出，几乎不被肾小管排泌，也不被重吸收。故内生肌酐清除率能较好地反映肾小球滤过率。

【参考值】 成人80～120ml/min。

【临床意义】

1. 内生肌酐清除率是肾功能损害的早期指标 成人内生肌酐清除率<80ml/min，提示肾小球滤过功能已有损害，而此时血清尿素氮、肌酐测定仍可在正常范围。

2. 评估肾小球功能损害程度 Ccr 70～51ml/min 提示轻度损害；Ccr 50～30ml/min 提示中度损害；Ccr<30ml/min 提示重度损害（肾衰竭），其中 20～11ml/min 属肾衰竭早期，10～6ml/min 为肾衰竭晚期，<5ml/min 属肾衰竭终末期。

3. 指导临床用药 肾小球滤过功能下降时，凡由肾代谢或肾排出的药物均应根据 Ccr 降低的程度调节药物剂量和决定用药时间。

4. 动态观察肾移植术是否成功 移植术后内生肌酐清除率应回升，若回升后又下降，提示可能有急性排异反应。

（二）血清肌酐（Scr）测定

血中肌酐主要由肾小球滤过排出，肾小管排泌量较少，因此血中的肌酐浓度（外源性肌酐摄入稳定的情况下）取决于肾小球的滤过能力，当肾实质损害，肾小球滤过率降低，血肌酐就会升高。

【参考值】 全血肌酐：88.4～176.8μmol/L。

血清或血浆肌酐：男性 53～106μmol/L；女性 44～97μmol/L。

【临床意义】 血肌酐升高见于肾实质性损害，但由于肾贮备能力及代偿能力很强，故不能反映肾早期受损的程度。肾源性肾功能不全时，血肌酐常超过 200μmol/L，心功能不全，肾血流量减少，血肌酐上升一般不超过 200μmol/L。

（三）尿素氮（BUN）测定

血清尿素氮主要由肾小球滤过随尿排出，当肾实质损害，肾小球滤过率降低，使血清尿素氮增加。

【参考值】 成人 3.2～7.1mmol/L，儿童 1.8～6.5mmol/L。

【临床意义】 血清尿素氮增高见于：

1. 肾脏疾病 如慢性肾炎、肾盂肾炎、肾动脉硬化、肾结核或肾肿瘤的晚期。

2. 肾前或肾后引起的尿量显著减少或尿闭 如脱水或循环功能衰竭等。

3. 体内蛋白质分解过多 如上消化道大出血、大面积烧伤等。

三、肾小管功能检查

（一）尿浓缩-稀释试验

肾通过肾小球滤过率、肾小管重吸收以调节水及电解质的平衡。大量饮水时肾小球滤过率加强，肾小管重吸收减少，尿量增多，比重降低，此为肾的稀释功能；饮水量少，肾小球滤过率减少，肾小管重吸收加强，尿量少而尿比重增高，这是肾的浓缩功能。当肾实质损伤时，上述功能减退，引起尿量和尿比重发生相应变化。

【参考值】 尿量：日尿量>夜尿量，比值为 3～4∶1；夜尿量<0.75L。尿比重：最高尿比重应>1.020；尿比重之差>0.009。

【临床意义】

1. 早期肾功能不全 夜尿量>0.75L，夜尿量大于日尿总量。

2. 肾浓缩功能不全 最高尿比重<1.020，尿比重之差<0.009。常见于慢性肾小球肾炎。

3. 稀释功能不全　日尿比重恒定在1.018以上。常见于急性肾小球肾炎等。

(二) 酚红排泌试验

酚红(PSP)是一种无毒染料,又是指示剂,注入人体后约94%由肾近曲小管排泌。因此,测定规定时间内的酚红排泌量,可反映肾小管的排泌功能。

【参考值】 15分钟排泄量≥0.25,2小时排泄总量≥0.55。

【临床意义】

1. 肾小管排泌功能的指标　对肾小管有明显损害的疾病,如肾盂肾炎、慢性肾小球肾炎、肾动脉硬化症等此项检验意义较大,排泌功能降低一般与病变严重程度呈正相关。肾小球肾炎时由于病变主要发生在肾小球,所以病变较重时酚红排泄试验仍可正常或仅轻度下降。

2. 判断肾衰竭的程度　当肾功能损害>50%时,该试验才可降低,因此不能作为早期诊断肾功能改变的指标。但其变化能反映已损害的肾功能病变程度,当15分钟的排泄量<0.25,即使2小时排泄总量正常仍提示肾脏有病理改变;若15分钟排泄量<0.25,2小时总量<0.55提示肾功能已经下降。2小时总排泄量在0.55~0.40为肾功能轻度损害;0.39~0.25为中度损害;0.24~0.11为重度损害;0.10~0为极度损害。进入尿毒症时酚红排泄量常固定在0.05~0.01左右,并伴Ccr、血Cr、BUN等指标的显著改变。

(李玉明)

思考题

患者女性,45岁,多年前反复患上呼吸道感染,近日出现恶心、呕吐、下肢肿、尿少,血压180/105mmHg,尿蛋白(+++),尿红细胞2.5×10^{12}/L,临床诊断为慢性肾炎。请问若想了解该患者的肾小球功能该做何检查?

第五节　肝功能检查

学习目标

1. 掌握　血清蛋白质测定、血清氨基转移酶测定的参考值及临床意义。

2. 熟悉　胆红素测定的参考值及临床意义。

3. 了解　血清碱性磷酸酶测定、血清γ谷氨酰转移酶测定、单胺氧化酶测定的参考值及临床意义。

4. 学会　血清蛋白质测定、血清氨基转移酶测定、胆红素测定的标本采集方法。

5. 熟练掌握　血清碱性磷酸酶测定、血清γ谷氨酰转移酶测定、单胺氧化酶测定的标本采集方法。

一、标本采集注意事项

肝功能检查主要通过采集新鲜静脉血液标本进行生化分析。在采血前必须空腹时抽血，空腹时间一般为 8～12 小时，期间不可以进食进水，亦不宜有较大量的运动。而且在非紧急检查的情况下，肝功能检查前三天不宜饮酒。

二、血清蛋白质测定

（一）血清总蛋白、白蛋白、球蛋白及白蛋白与球蛋白比值测定

【标本采集】 抽取空腹静脉血 2ml，注入干燥试管中送检，不抗凝。

【参考值】 血清总蛋白 60～80g/L，白蛋白 40～55g/L，球蛋白 20～30g/L，白蛋白/球蛋白（A/G）（1.5～2.5）∶1。

【临床意义】

1. 血清总蛋白与白蛋白降低 见于：①肝细胞损害：慢性肝炎、肝硬化、肝癌、亚急性重症肝炎等；②营养不良：摄入不足、慢性胃肠疾患等；③消耗增加：慢性消耗性疾病、甲状腺功能亢进、糖尿病等；④丢失过多：肾病综合征、大面积烧伤、胸腹水、大出血等。

2. 血清总蛋白及白蛋白升高 见于血液浓缩。

3. 血清总蛋白及球蛋白升高 见于：①慢性肝病：如慢性肝炎、肝硬化等；②自身免疫性疾病：类风湿关节炎、风湿热、系统性红斑狼疮等；③恶性肿瘤：多发性骨髓瘤、淋巴瘤等；④慢性感染：黑热病、疟疾、血吸虫病、结核病、亚急性感染性心内膜炎等。

4. 球蛋白减少 见于丙种球蛋白缺乏症、原发性低球蛋白血症、免疫功能抑制等。

5. A/G 比值减低或倒置 常见于严重肝功能损害，如慢性肝炎、肝硬化、肝癌等；A/G 比值愈低，提示病情愈重，病情好转后，A/G 比值逐渐接近正常；因此，动态观察 A/G 比值对疾病发展，疗效监测及预后判断均有一定意义。也可见于多发性骨髓瘤、原发性巨球蛋白血症等。

（二）血清蛋白电泳

【标本采集】 抽取空腹静脉血 2ml，注入干燥试管中送检，不抗凝。

【参考值】 醋酸纤维素膜法：白蛋白 0.62～0.71（62%～71%）；α_1 球蛋白 0.03～0.04（3%～4%）；α_2 球蛋白 0.06～0.10（6%～10%）；β 球蛋白 0.07～0.11（7%～11%）；γ 球蛋白 0.09～0.18（9%～18%）。

【临床意义】

1. 慢性肝病 如慢性肝炎、肝硬化、肝癌等，白蛋白减少，α_1、α_2、β 球蛋白也有减少倾向，γ-球蛋白增高。

2. M 蛋白血症 如多发性骨髓瘤、原发性巨球蛋白血症等，白蛋白轻度减少，单克隆 γ-球蛋白明显增高，在 γ 区带、β 区带或 β 与 γ 区带之间出现明显的 M 蛋白区带。

3. 肾病 如肾病综合征、糖尿病肾病等，白蛋白、γ-球蛋白减少，α_2 及 β-球蛋白升高。

4. 其他 结缔组织疾病白蛋白轻度减少，多克隆 γ 增高；低丙种球蛋白血症时 γ-球蛋白降低。

三、胆红素测定

（一）血清总胆红素和结合胆红素测定

【标本采集】 抽取空腹静脉血 2ml，注入干燥试管中，不抗凝，容器应避光。注意标本切勿溶血。

【参考值】 总胆红素 3.4～17.1μmol/L；结合胆红素 0～6.8μmol/L；非结合胆红素

1.7～10.2μmol/L。

【临床意义】

1. 判断有无黄疸及其程度　总胆红素 17.1～34.2μmol/L 为隐性黄疸；34.2～171μmol/L 为轻度黄疸；171～342μmol/L 为中度黄疸；＞342μmol/L 为重度黄疸。

2. 判定黄疸性质　完全胆汁淤积性黄疸通常＞342μmol/L，不完全胆汁淤积性黄疸为 171～265μmol/L，肝细胞性黄疸为 17.1～171μmol/L，溶血性黄疸很少超过 85.5μmol/L。

3. 鉴别黄疸类型　总胆红素和非结合胆红素增高，见于溶血性黄疸；总胆红素、结合胆红素、非结合胆红素均增高，见于肝细胞性黄疸；总胆红素和结合胆红素增高，见于胆汁淤积性黄疸。

（二）尿内胆红素和尿胆原测定

见本章第二节“尿液检查”。

四、酶学测定

（一）血清氨基转移酶测定

血清中主要用于肝功能检查的氨基转移酶有两种：丙氨酸氨基转移酶（ALT），和天冬氨酸氨基转移酶（AST）。ALT 广泛存在于肝、骨骼肌、肾脏、心肌、脑等组织细胞内，其中以肝内含量最高，较血清高 100 倍。AST 在心肌中含量较高，其次为肝脏（80%存在线粒体内）、骨骼肌、肾脏等组织。轻-中度肝细胞损伤时，ALT 释放入血远高于 AST，严重损伤时，线粒体膜亦损伤，AST 释放入血量增加。因此，ALT 是最敏感的肝功能检测指标，有助于肝病的早期诊断，血清 ALT/AST 比值测定有助于肝病的鉴别诊断。

【标本采集】　抽取空腹静脉血 2ml，注入不抗凝干燥试管中送检，标本切勿溶血。

【参考值】　比色法：ALT 5～25U，AST 8～28U。连续检测法（37℃）：ALT＜40U/L，AST＜40U/L。ALT/AST≤1。

【临床意义】

1. 病毒性肝炎　急性或轻型肝炎时，ALT 和 AST 均升高，但以 ALT 升高明显，ALT/AST＞1；重症肝炎时，AST 升高明显，AST/ALT 比值明显升高，若黄疸进行性加重，酶活性反而下降，即所谓的“胆酶分离”现象，提示肝细胞严重坏死，预后不良；慢性肝炎时，ALT 和 AST 轻度升高或正常，ALT/AST＞1，如果 ALT/AST＜1，提示慢性肝炎进入活动期的可能；肝炎恢复期 ALT 已降至正常水平，而 AST 仍轻度升高，说明尚未痊愈。

2. 非病毒性肝病　ALT 和 AST 轻度升高或正常，ALT/AST＞1。酒精性肝病 AST 升高明显，ALT 接近正常，ALT/AST＜1。

3. 肝硬化、肝癌　早期 ALT 和 AST 正常或轻度升高；晚期 ALT 和 AST 可明显升高，ALT/AST＜1；终末期 ALT 和 AST 可正常甚至降低。

4. 急性心肌梗死　急性心肌梗死时 AST 显著升高，常在发病 6～12 小时开始升高，24～48小时达高峰，3～6 天降至正常。心绞痛时 AST 正常，以资鉴别。

5. 横纹肌疾患、肾炎、肺栓塞和胰腺疾病　AST 暂时增高。

（二）血清碱性磷酸酶（ALP）测定

ALP 广泛存在于人体组织和体液中，以骨、肝、乳腺、小肠、肾中含量较高。血清中大部分 ALP 来自肝脏和骨骼。因此，ALP 测定常用于诊断肝胆及骨骼疾患。

【标本采集】　抽取空腹静脉血 2ml，注入不抗凝干燥试管中送检，标本切勿溶血。

【参考值】 连续检测法(37℃):40～110U/L。

【临床意义】

1. 胆管阻塞 如胆管结石、胰头癌等,ALP明显升高,其增高程度与阻塞轻重成正比。

2. 肝内占位性病变 如肝癌、肝脓肿ALP中度或显著升高。

3. 急慢性肝炎和肝硬化 ALP轻度升高。

4. 骨骼疾病 骨软化症、佝偻病、骨折恢复期、骨肿瘤等血清ALP升高。

(三) 血清γ谷氨酰转移酶(GGT)测定

GGT存在于肾、肝、胰等组织中。在肝脏中主要分布在肝细胞胆管一侧和整个胆管,当肝细胞合成亢进或胆汁排出受阻时,血清中GGT增高。常用于胆汁淤积及肝占位性病变的诊断。

【标本采集】 抽取空腹静脉血2ml,注入不抗凝试管中送检,标本切勿溶血。

【参考值】 连续检测法(37℃):<50U/L。

【临床意义】

1. 胆道梗阻 胆汁淤积、肝癌等GGT明显升高,肝癌时可达500U/L以上。

2. 病毒性肝炎、肝硬化 急性肝炎GGT升高;慢性肝炎及肝硬化稳定期,GGT正常,若GGT持续升高,提示病变活动或病情恶化。

3. 其他 酒精性肝炎、药物性肝炎GGT可中度或明显升高,脂肪肝、胰腺炎、胰腺癌等可轻度升高。

(四) 单胺氧化酶(MAO)测定

MAO广泛分布于人体各器官中,以肝、肾、胰、心等为多。血清中MAO的活性与体内结缔组织增生呈正相关,常用此酶活性测定来观察肝脏纤维化程度。

【标本采集】 抽取空腹静脉血2ml,注入不抗凝试管中送检,标本切勿溶血。

【参考值】 12～40U/ml(12 000～40 000U/L)

【临床意义】

1. 肝脏疾患 急性肝坏死时MAO升高,约半数慢性活动性肝炎MAO升高,80%以上肝硬化患者此酶活性升高,肝癌时明显升高。

2. 肝外疾病 甲状腺功能亢进、糖尿病、慢性心功能不全及结缔组织疾病等也可致MAO增高。

知识链接

对原发性肝癌如何选择肝功能检查项目?

除一般的肝功能试验外,可进行AFP(甲胎蛋白)、GGT(γ-谷氨酰转肽酶)、ALP等测定以帮助临床诊断。

(李玉明)

思考题

男性患者,45岁,曾有慢性肝炎病史,最近3个月来反复出现牙龈、鼻出血,腹胀明显,为明确诊断给患者进行肝功能检查。请问该患者肝功能会有何改变？

第六节　临床常用生物化学检查

学习目标

1. 掌握　电解质、脂质和脂蛋白、血糖及其代谢产物的参考值及临床意义。
2. 熟悉　心肌酶测定的参考值及临床意义。
3. 了解　胰腺酶学测定的参考值及临床意义。
4. 学会　电解质、脂质和脂蛋白、血糖及其代谢产物测定的标本采集方法。
5. 熟练掌握　心肌酶测定、胰腺酶学测定的标本采集方法。

一、标本采集注意事项

1. 防止溶血　造成溶血的因素有注射器和容器不干燥、不清洁；淤血时间过长；穿刺不顺利，组织损伤过多；抽血速度太快；血液注入容器时未取下针头或注入速度过快产生大量泡沫；震荡过于剧烈等。若用普通注射器采血后，未取针头直接将血注入真空管内，也易造成溶血。体内溶血属合格标本，但应在报告单上注明。

2. 避免充血和血液浓缩　采血时应动作迅速，尽可能缩短止血带使用时间。用止血带压迫时间最好不超过半分钟，否则将使生化结果升高或下降。

3. 很多生化成分受膳食影响，因此，采血前要确认患者是否空腹。

二、电解质测定

（一）血清钾（K）测定

【标本采集】　静脉血 2ml，注入干燥试管中及时送检。忌溶血。

【参考值】　3.5～5.1mmol/L。

【临床意义】

1. 增高　见于①钾摄入过多：经静脉补钾过多或输入大量库存血；②钾流入细胞外液：严重溶血、感染、烧伤致组织细胞破坏，胰岛素缺乏，心功能不全、肾功能衰竭、呼吸障碍致组织缺氧与酸中毒；③尿排泄障碍：肾功能衰竭及肾上腺皮质功能减退；④血液浓缩：脱水、休克等。

2. 降低　见于①钾摄入减少：胃肠功能紊乱、长期禁食或无钾饮食；②钾移入细胞内液：碱中毒及使用胰岛素后钾进入细胞内；③钾丢失过多：频繁呕吐、腹泻，用大量排钾利尿剂，肾小管性酸中毒。

（二）血清钠（Na）测定

【标本采集】　静脉血 2ml，注入干燥试管中及时送检。忌溶血。

【参考值】　135～146mmol/L。

【临床意义】

1. 血钠增高　常见于①失水多于失钠：严重脱水、大量出汗、高热、烧伤、糖尿病性多尿；②钠排出减少：肾上腺皮质功能亢进、原发及继发性醛固酮增多症；③肾小管对钠重吸收增加：库欣(Cushing)综合征等。

2. 血钠降低 见于①消化道丢失：严重呕吐、腹泻、胃肠瘘管或引流；②尿液丢失：慢性肾功能不全、糖尿病酮症酸中毒、尿崩症、肾上腺皮质功能不全、大量应用利尿剂；③皮肤丢失：大量出汗、严重损伤；④补充过量无钠液体及假性低钠血症(高血脂，高血浆蛋白等)。

(三) 血清氯(Cl)

【标本采集】 抽静脉血2ml，注入干燥试管中及时送检。忌溶血。

【参考值】 95～106mmol/L。

【临床意义】 钠代谢的异常一般均伴有氯代谢的异常。

1. 增高 见于①排泄减少：尿道或输尿管阻塞，急、慢性肾小球肾炎少尿期，心力衰竭等；②摄入过多：摄食盐或输入氯化钠过量等；③脱水：严重呕吐、腹泻，大量出汗；④呼吸性碱中毒：换气过度；⑤肾小管重吸收增加：库欣综合征等。

2. 减少 见于①丢失过多：剧烈呕吐、腹泻、胃肠造瘘，各种肾病，肾上腺皮质功能不全，糖尿病酮症酸中毒，长期应用利尿剂；②摄入过少，如长期饥饿或无盐饮食等。

(四) 血清钙(Ca)

【标本采集】 抽静脉血2ml，注入干燥试管中及时送检。忌溶血。

【参考值】 成人2.25～2.58mmol/L。

【临床意义】

1. 增高 见于①骨破坏加速：甲状旁腺功能亢进、骨髓瘤、骨萎缩等；②肠道吸收增加：维生素D使用过多等；③肾上腺皮质功能减退：Addison病等。

2. 减低 见于①钙和维生素D摄取不足或吸收不良：慢性腹泻、阻塞性黄疸，维生素D缺乏症；②成骨作用增强：甲状旁腺功能减退等；③其他：急性坏死性胰腺炎、慢性肾炎、尿毒症等。

(五) 血清无机磷(P)

【标本要求】 不抗凝血或肝素抗凝血2ml。

【参考值】 1.0～1.6mmol/L。

【临床意义】

1. 增高 见于甲状旁腺功能减退、维生素D使用过多、骨折愈合期、多发性骨髓瘤、粒细胞白血病、肾功能障碍、甲状腺功能亢进、肾上腺皮质功能减退、急性肝坏死等。

2. 减少 见于甲状旁腺功能亢进、维生素D缺乏、佝偻病、骨软化症、胰岛素过多或用胰岛素治疗后、长期腹泻、重症糖尿病、肾小管疾患等。

三、脂质和脂蛋白测定

(一) 血清总胆固醇

【标本采集】 低脂饮食3天，抽取空腹静脉血2ml于干燥试管内，不抗凝。

【参考值】 成人2.9～6.0mmol/L。

【临床意义】 高胆固醇血症与动脉粥样硬化的发病有关，主要用于冠心病等的诊断。原发性高胆固醇血症、肾病综合征、糖尿病等也可增高。减低主要见于恶性贫血、甲亢、肝坏死、肝硬化等。

（二）血清甘油三酯

【标本采集】 抽取空腹静脉血 2ml 于干燥试管内。前一天低脂饮食。

【参考值】 男 0.45～1.81mmol/L；女 0.40～1.53mmol/L。

【临床意义】 与动脉粥样硬化及血栓形成有密切关系。血清甘油三酯含量增高可见于原发性家族性高脂血症、糖尿病、动脉硬化等；降低可见于甲亢、重症肝病、吸收不良等。

（三）血清高密度脂蛋白胆固醇（HDL-Ch）

【标本采集】 抽取空腹静脉血 2ml 于干燥试管内。

【参考值】 男 1.12mmol/L±0.47mmol/L；女 1.22mmol/L±0.55mmol/L。

【临床意义】 用于判断冠心病的危险性，HDL-Ch 与冠心病的危险呈负相关。减低患冠心病的危险性大。

（四）血清低密度脂蛋白胆固醇（LDL-Ch）

【标本采集】 抽取空腹静脉血 2ml 于干燥试管内。

【参考值】 1.56～5.72mmol/L。

【临床意义】 血清低密度脂蛋白胆固醇为动脉硬化因子，血清低密度脂蛋白胆固醇越高发生动脉粥样硬化的危险性越大。

四、血糖及其代谢产物的测定

（一）空腹血糖（Glu）**测定**

空腹血糖定量是了解体内血糖浓度及糖代谢状况的常用指标。

【标本采集】 空腹（禁食 12 小时）抽静脉血 2ml 于生化抗凝瓶内，立即送检。

【参考值】 3.9～6.1mmol/L。

【临床意义】 主要用于糖尿病的诊断和疗效观察。

1. 血糖增高　见于①生理性：见于饭后 1/2～1 小时，食糖过多，精神紧张等；②病理性：主要见于糖尿病。还见于甲状腺、脑垂体前叶、肾上腺皮质功能亢进，颅内压增高（如颅脑外伤、颅内出血、脑膜炎等），脱水（呕吐、腹泻、高热等）。

2. 血糖减低　见于①生理性或暂时性：饥饿、剧烈运动、注射胰岛素或口服降糖药物等。②病理性：胰岛素分泌过多（如胰岛 B 细胞增生或肿瘤）、升糖激素分泌不足（如甲状腺、脑垂体前叶、肾上腺皮质功能减退等）、血糖来源减少（如严重肝病、长期营养不良）等。

（二）葡萄糖耐量试验（GTT）

葡萄糖耐量试验是检查人体血糖调节功能的一种方法，正常人一次食入定量（75～100g）葡萄糖，其血糖浓度略有升高（一般不高于 9.0mmol/L），2 小时即可恢复正常，此为耐糖现象。有静脉葡萄糖耐量试验（IVGTT）和口服葡萄糖耐量试验（OGTT），现多采用 WHO 推荐的 75g 葡萄糖标准 OGTT。

【标本采集】 患者口服 75g 葡萄糖或按 1.75g/kg 计算，立即记录时间，于 30 分钟、60 分钟、120 分钟、180 分钟各抽静脉血 2ml 于生化瓶内，每次抽血后立即送检。在抽血同时收集尿液作尿糖分析。

【参考值】 30～60 分钟最高，但不超过 9.0mmol/L，120 分钟＜6.6mmol/L。各次尿糖均为（－）。

【临床意义】

1. 2 小时血糖≥11.1mmol/L 可诊断糖尿病。

2. 2 小时血糖在 7.8～11.1mmol/L 之间，为糖耐量异常。

（三）糖化血红蛋白（GHb）测定

糖化血红蛋白是血红蛋白与葡萄糖非酶促缩合的酮氨化合物，其合成速率取决于血糖浓度及血糖与血红蛋白的接触时间。糖化血红蛋白的糖化反应过程非常缓慢，且相对不可逆，不受暂时血糖波动的影响，可反映检测前 2～3 个月内的平均血糖水平。常用于评定糖尿病的控制程度。

【参考值】 按糖化血红蛋白占总血红蛋白的百分比计算。亲和电泳法：3.5%～9.0%。

【临床意义】 糖尿病时糖化血红蛋白较正常升高 2～3 倍，病情控制后，糖化血红蛋白下降比血糖和尿糖晚 3～4 周。故可作为糖尿病长期控制的良好指标，还用于糖尿病性高血糖与应激性高血糖的鉴别，前者糖化血红蛋白升高，而后者则正常。

五、心肌坏死标志物测定

（一）血清肌酸激酶（CK）

肌酸激酶（CK）广泛存在于骨骼肌、心肌和脑组织中，以横纹肌最多，血清中含量甚低。肌酸激酶的同工酶有 CK-BB（脑细胞最多）、CK-MB（心肌细胞较多）、CK-MM（骨骼肌细胞最多）3 种类型。

【标本采集】 抽取空腹静脉血 3ml 于干燥试管内，忌溶血。及时送检。

【参考值】 酶偶联法（37℃）：男性 38～174U/L，女性 26～140U/L。

肌酐显色法：男性 15～163U/L，女性 3～135U/L。

肌酸激酶的同工酶酶谱：CK-BB（CK_1）无或微量；CK-MB（CK_2）<0.04～0.06；CK-MM（CK_3）>0.94～0.96。

【临床意义】

1. 肌酸激酶测定 急性心肌梗死发病 4～10 小时开始升高，12～36 小时达到高峰，72～96 小时恢复正常。其升高幅度较 AST 和 LDH 大，且出现早。动态监测有助于心肌梗死的病情观察和预后估计。进行性肌营养不良、多发性肌炎、肌肉损伤、脑血管意外、脑膜炎、甲状腺功能减退等血清肌酸激酶活性也增高。甲状腺功能亢进则降低。

2. 肌酸激酶同工酶测定 CK-MB 在急性心肌梗死发病 3～6 小时开始升高，12～24 小时达到峰值，48～72 小时恢复正常。CK-MB 亚型分析是早期诊断急性心肌梗死的良好指标。CK-MM 是检查肌肉损伤最敏感的指标，进行性肌营养不良，骨骼肌疾患，横纹肌外伤，广泛肌痉挛等均明显升高。CK-BB 可作为脑损伤的指标，胎儿呼吸窘迫、心搏骤停者也可升高。

（二）血清乳酸脱氢酶（LDH）

LDH 广泛存在于人体组织中，以心、肾、骨骼肌含量最高，肝、脾、胰腺和肺组织次之。乳酸脱氢酶同工酶有 LDH_1、LDH_2、LDH_3、LDH_4、LDH_5 5 种同工酶。LDH_1 和 LDH_2 主要来自心肌、红细胞、白细胞及肾等；LDH_3 主要存在于肝、脾、胰腺、肾上腺、甲状腺、淋巴结及白细胞等；LDH_4 和 LDH_5 主要来自肝、骨骼肌等。

【标本采集】 抽取空腹静脉血 3ml 于干燥试管内，忌溶血。及时送检。

【参考值】 乳酸脱氢酶：Wroblewski 法 55～135IU/L，King 法 225～540U/L。

乳酸脱氢酶同工酶（醋纤膜电泳）：LDH_1 0.18～0.33；LDH_2 0.28～0.40；LDH_3 0.18～0.30；LDH_4 0.06～0.16；LDH_5 0.02～0.13。

【临床意义】 LDH 测定常用于急性心肌梗死的诊断。发病 12～24 小时升高，48～72 小时达高峰，10～12 天恢复正常(比 AST、CK 持续时间长)，可作为急性心肌梗死后期的辅助诊断指标。此外，肝炎、肝硬化、胆汁淤积性黄疸、恶性肿瘤、白血病及某些贫血也可增高。

血清 LDH 同工酶测定有助于组织病变的鉴别诊断。急性心肌梗死时 LDH_1 和 LDH_2 显著升高，尤其以 LHD_1 增高更显著，导致 $LDH_2/LDH_1<1$。病毒性心肌炎、风湿性心肌病、克山病等其同工酶改变与急性心肌梗死相似。肝脏疾病，如急、慢性肝炎，肝硬化，肝癌等 LDH_5 增高，胆汁淤积性黄疸 LDH_4 和 LDH_5 均升高，但以 LDH_4 增高多见。消化道肿瘤 LDH_5 增高为主，但有时 LDH_3、LDH_4、LDH_5 同时升高。肺癌以 LDH_3 增高为主，白血病以 LDH_2、LDH_3 增高为主。

(三) 血清肌红蛋白(Mb)测定

肌红蛋白存在于心肌和骨骼肌中，正常人血中含量很低。当心肌和骨骼肌受损时，血清肌红蛋白升高，故其测定有助于急性心肌梗死的诊断。

【标本采集】 抽取静脉血 2ml 于普通试管内。

【参考值】 ELISA 法：50～85μg/L；RIA 法：6～85μg/L。诊断临界值为＞75μg/L。

【临床意义】 急性心肌梗死发病后 2 小时内血清肌红蛋白开始升高，5～12 小时达峰值，18～30 小时恢复正常水平，故血清肌红蛋白测定可作为急性心肌梗死早期诊断指标。血清肌红蛋白升高还见于急性骨骼肌损伤、肾功能衰竭、心功能衰竭和某些肌病等。

(四) 肌钙蛋白(Tn)测定

肌钙蛋白存在于骨骼肌、心肌和平滑肌细胞内。心肌肌钙蛋白(cTn)包括肌钙蛋白 T(TnT)、肌钙蛋白 I(TnI)和肌钙蛋白 C(TnC)三种，其中 TnT 和 TnI 是心肌特有的，可作为心肌损伤的特异性标志，其敏感性和特异性均优于目前常用的心肌酶。

【参考值】 cTnT 0.02～0.13μg/L，＞0.2μg/L 为诊断临界值；cTnI＜0.2μg/L，＞1.5μg/L 为诊断临界值。

【临床意义】 cTnT 和 cTnI 在急性心肌梗死发病后 3～6 小时均升高，达峰值时间分别为 10～24 小时和 14～20 小时，恢复正常时间分别为 10～15 天和 5～7 天。cTnT 的特异性明显优于 CK-MB 和 LDH，cTnI 较 LD_1/LD_2 比值更敏感。不稳定心绞痛 cTnT 和 cTnI 也可升高，提示有小范围心肌梗死的可能，骨骼肌疾病和肾衰时 cTnT 也可呈假性升高，应予以鉴别。

六、胰腺酶学测定

(一) 淀粉酶测定

血清和尿液淀粉酶的测定是胰腺疾病最常用的诊断方法。尿淀粉酶的波动较大，故对胰腺疾病的诊断采用血清淀粉酶的测定更好。

【参考值】 限定性底物法：血清淀粉酶＜220U/L(37℃)；尿淀粉酶＜1200U/L(37℃)。

【临床意义】

1. 血清淀粉酶增高 最常见于急性胰腺炎，是急性胰腺炎的重要诊断指标之一。急性胰腺炎发病后 2～12 小时血清淀粉酶的活性便开始增高，12～72 小时达高峰，3～4 天后恢复正常。血清淀粉酶超过正常值 3 倍可确诊为急性胰腺炎，血清淀粉酶增高也可见于慢性胰腺炎急性发作，还可见于胰腺癌早期、胰腺囊肿等。

2. 尿淀粉酶增高 多见于急性胰腺炎，其增高在血淀粉酶的增高之前即可出现，且下降较迟。

(二) 脂肪酶测定

【参考值】 BMD 浊度法(30℃)：成人：30～109U/L，60 岁以上 18～180U/L。滴定法：0～0.7U/ml，1.5U/ml 以上有临床意义。

【临床意义】 脂肪酶活性增高见于：

1. 胰腺疾病 尤其是急性胰腺炎时，病后 4～8 小时内即开始增高，24 小时达高峰，持续 8～14 天。在疾病后期测定脂肪酶更有意义。

2. 非胰腺疾病 如慢性肾脏疾病、急腹症等。

(三) 胰蛋白酶测定

【参考值】 阴性。

【临床意义】 阳性见于急性胰腺炎，与血清淀粉酶平行增高。且胰蛋白酶的分布与急性胰腺炎的类型及严重程度相关。

(李玉明)

思考题

患者男性，58 岁。因剧烈心前区疼痛 4 小时就诊。心电图示急性下壁心肌梗死。请问该患者心肌坏死标志物有何改变?

第七节 临床常用免疫学检查

学习目标

1. 掌握 乙型肝炎病毒标志物检测的参考值及临床意义。
2. 熟悉 肿瘤标记物检测的参考值及临床意义。
3. 了解 甲型、丙型、丁型和戊型肝炎标志物测定的参考值及临床意义。
4. 学会 病毒性肝炎标志物测定的标本采集方法。

一、病毒性肝炎标志物测定

病毒性肝炎主要有五型，即甲型(HA)、乙型(HB)、丙型(HC)、丁型(HD)、和戊型(HE)。病毒性肝炎标志物主要包括各型肝炎病毒相关抗原、抗体及核酸。

(一) 标本采集注意事项

抽取静脉血 2ml，不抗凝。止血带结扎时间最好不超过 1 分钟。防止标本溶血，避免在输液时采血，采血后立即送检。

(二) 甲型肝炎病毒标志物检测

甲型肝炎病毒主要通过粪—口途径传播，在肝细胞内进行复制，通过胆汁从粪便排出。

目前主要检测抗 HAV-IgM 和抗 HAV-IgG 两种血清标志物。

【参考值】 酶联免疫吸附测定(ELISA)法：IgM 阴性，IgG 阳性可见于感染后的人群。

【临床意义】

1. 抗 HAV-IgM 型抗体 于发病后 1～2 周内出现，3 个月后滴度减低，6 个月后不易检出。抗体阳性可诊断为急性甲型肝炎。

2. 抗 HAV-IgG 型抗体 较抗 HAV-IgM 出现晚，可终身存在。抗体阳性表示过去曾受过 HAV 感染，但体内已无 HAV，是一种保护性抗体，还可用于甲肝的流行病学调查。

(三) 乙型肝炎病毒标志物检测

乙型肝炎病毒(HBV)感染人体后，形成三种抗原-抗体系统：乙肝表面抗原(HBsAg)-抗体(抗-HBs)，乙肝 e 抗原(HBeAg)-抗体(抗-HBe)，乙肝核心抗原(HBcAg)-抗体(抗-HBc)。因 HBcAg 全部存在于肝细胞中，释放时抗原周围常被 HBsAg 包裹难以直接测定，临床常只对其他两对半进行检查。

【参考值】 酶联免疫吸附测定(ELISA)试验或放射免疫测定(RIA)法：HBsAg(－)，抗-HBs(－)，HBeAg(－)，抗-HBe(－)，抗-HBc(－)。

【临床意义】

1. HBsAg 阳性 HBV 感染的标志，见于乙肝的潜伏期、急性期、慢性乙肝、乙肝病毒携带者。一般在感染 HBV 后 3 周 HBsAg 阳性，持续 6 个月仍不转阴则称为持续阳性或慢性携带状态。HBsAg 阳性持续时间和急性乙肝慢性化的比例与感染者的年龄有关，年龄愈小，形成持续感染或病情慢性化的概率愈大。HBV 感染者血清中 HBsAg 的滴度经常波动，其滴度高低与疾病轻重无直接关系。

2. 抗-HBs 阳性 抗-HBs 是一种保护性抗体，可中和 HBV，抵御再次感染。多数在 HBsAg 消失后数周在血中出现，其出现的早晚和滴度的高低，与重复感染有关。抗-HBs 阳性率在急性乙肝恢复期最高，也见于 HBV 既往感染和乙肝疫苗接种后。慢性乙肝和病毒携带者往往缺乏此抗体。

3. HBeAg 阳性 HBeAg 是 HBV 复制和具有传染性的标志，表明乙型肝炎处于活动期。若 HBeAg 持续阳性，肝损害较大，且病情可能转向慢性肝炎或肝硬化，并与肝癌的发生密切相关。HBeAg 和 HBsAg 阳性的孕妇使新生儿垂直感染的阳性率达 70％～90％。

4. 抗-HBe 阳性 出现于 HBeAg 转阴后，表示 HBV 复制水平较低，病情趋于稳定和恢复，传染性较低。常见于急性乙肝恢复期、慢性乙肝稳定期及 HBsAg 携带者。抗-HBe 阳性的慢性肝病多为非活动性；但急性期即出现抗-HBe(＋)，易发展为慢性；慢活肝出现抗-HBe(＋)可进展为肝硬化；HBeAg 和抗-HBe 同时阳性且 ALT 升高可进展为肝癌。

5. 抗-HBc 阳性 抗-HBc 不是保护性抗体，而是反映 HBV 感染的重要指标。阳性见于急、慢性乙肝和 HBsAg 携带者，表明 HBV 正在复制。抗-HBc 包括抗-HBcIgM 和抗-HBcIgG。高滴度的抗-HBcIgM 说明近期感染，可用于早期诊断和病原学分型；若持续阳性可有慢性化趋势。抗-HBcIgG 出现较晚，持续时间长，是既往感染的指标；持续高滴度则提示 HBV 在体内继续复制，很可能肝内 HBsAg 仍阳性。

知识链接

HBV“两对半”血清标志物检测的结果与分析(表 5-4)

表 5-4 HBV“两对半”血清标志物检测的结果与分析

HBsAg	抗-HBs	HBeAg	抗-HBe	抗-HBc	临床意义
+	-	+	-	+	急性或慢性乙型肝炎,传染性强
+	-	-	-	+	急性、慢性乙型肝炎或慢性 HBsAg 携带者
+	-	-	+	+	急性乙肝趋向恢复或慢性乙肝,传染性弱
-	+	-	-	+	急性 HBV 感染康复期或有既往感染史，目前保持免疫力
-	-	-	+	+	乙肝恢复期,传染性弱
-	-	-	-	+	急性 HBV 感染“窗口期”或既往曾感染过乙肝病毒,有流行病学意义
-	+	-	-	-	疫苗接种后或 HBV 感染后康复
-	+	-	+	+	急性乙肝康复期,开始产生免疫力
-	-	-	-	-	非乙肝感染

(四) 丙型肝炎病毒标志物检测

丙型肝炎病毒主要通过血液传播,是引起输血后肝炎的病原体之一,临床上诊断丙型肝炎的主要依据为丙型肝炎病毒抗体(抗 HCV-IgM 和抗 HCV-IgG)测定。

【参考值】 ELISA 法和 RIA 法均阴性。

【临床意义】

1. 抗 HCV 为非保护型抗体,阳性结果是诊断 HCV 感染的重要依据。

2. 抗 HCV-IgM 阳性见于急性 HCV 感染(是诊断丙肝的早期敏感指标)、病变活动期和传染期。

3. 抗 HCV-IgG 出现晚于抗 HCV-IgM,阳性表明体内有 HCV 感染,但不能作为诊断指标,阴性不能排除 HCV 感染。

(五) 丁型肝炎病毒标志物检测

丁型肝炎病毒(HDV)是 HBV 的共生体,需有 HBV 存在方能复制和传播。

1. 丁型肝炎病毒抗原(HDVAg)测定

【参考值】 ELISA 法和 RIA 法均阴性。

【临床意义】 丁型肝炎病毒抗原(HDVAg)出现较早,但仅持续 1～2 周,由于检测不及时往往呈阴性反应。HDVAg 和 HBsAg 同时阳性,表示丁型和乙型肝炎同时感染,患者可迅速发展为慢性或急性重症肝炎。

2. 丁型肝炎病毒抗体测定 丁型肝炎病毒抗体分为抗 HDV-IgM 和抗 HDV-IgG。

【标本采集】 静脉血 2ml,注入干燥试管中,不抗凝。

【参考值】 ELISA 法和 RIA 法均阴性。

【临床意义】 抗 HDV-IgM 出现较早,一般持续 2～20 周,可用于丁型肝炎的早期诊断。抗 HDV-IgG 只能在 HBsAg 阳性的血清中测得,是诊断丁型肝炎的可靠指标,即使 HDV 感染终止后仍可保持多年。

(六) 戊型肝炎病毒标志物检测

戊型肝炎病毒抗原可产生两种抗体，即抗 HEV-IgM 和抗 HEV-IgG。

【参考值】 ELISA 法和 RIA 法均阴性。

【临床意义】 95%的急性期患者抗 HEV-IgM 呈阳性反应。凡戊型肝炎恢复期抗 HEV-IgG效价超过或等于急性期 4 倍时，提示 HEV 新近感染。

二、肿瘤标志物测定

(一) 标本采集注意事项

抽空腹静脉血 3ml，注入干燥试管中送检，注意标本勿溶血。

(二) 血清甲胎蛋白(AFP)测定

甲胎蛋白是胎儿发育早期由肝脏和卵黄囊合成的一种血清糖蛋白，胎儿出生后不久即逐渐消失。当肝细胞或生殖腺胚胎组织发生恶变时，又恢复合成 AFP 的能力，导致血液中 AFP 明显增高。测定血清 AFP 对诊断原发性肝癌、睾丸及卵巢恶性肿瘤有重要意义。

【参考值】 ELISA 法：＜25μg/L。

【临床意义】

1. 原发性肝癌　＞500μg/L 持续 4 周，或＞200μg/L 持续 8 周，或由低逐渐升高不降。

2. 其他　急、慢性肝炎、肝硬化、妊娠、睾丸及卵巢胚原性癌等，AFP 含量可轻度增加，多不超过 300μg/L，且为一过性。

(三) α-L 岩藻糖苷酶(AFU)测定

【参考值】 生化比色法：395.8μmol/L±26.3μmol/L。

【临床意义】

1. 原发性肝癌患者血清中 AFU 活性明显增高，即使 AFP 阴性者 AFU 也可升高，尤其对小结节肝癌患者，AFU 阳性率显著高于 AFP，两者组合检测可显著提高原发性肝癌的诊断，阳性率高达 90%。

2. 动态观察对判断肝癌疗效、预后、复发有重要意义。

3. 血清 AFU 在转移性肝癌、肺癌、乳腺癌、子宫癌也可增高，在肝硬化、慢性肝炎、消化道出血等也有轻度升高。

(李玉明)

思考题

患者男性，28 岁，有家族原发性肝癌史，若对其进行排查应最先做何检查？

第八节　其他常用实验室检查

学习目标

1. 掌握　脑脊液检查的参考值及临床意义。
2. 熟悉　痰液检查、浆膜腔积液检查的参考值及临床意义。
3. 了解　浆膜腔积液检查的参考值及临床意义。
4. 学会　痰液检查的标本采集方法。
5. 熟练掌握　脑脊液检查、浆膜腔积液检查的标本采集方法。

一、痰液检查

（一）标本采集注意事项

1. 一般检查以清晨第一口痰为宜。采集前先漱口，然后用力咳出痰液，盛于清洁容器内立即送检。

2. 作肿瘤细胞学检查可即时留取新鲜痰。

3. 浓集法查结核杆菌需留取 12 小时痰，且痰量不少于 5ml。

4. 观察 24 小时痰量及分层现象，留取 24 小时痰于无色广口瓶内。必要时加少量苯酚防腐。

5. 支气管肺泡灌洗液检查 常借助纤维支气管镜，用无菌生理盐水对肺泡进行灌洗，收集支气管肺泡灌洗液，主要用于做细胞学检查、生物化学及免疫学检查。

（二）一般性状检查

正常人量少，且透明、水样，含黏液和少量白细胞。

1. 量 大量增加提示慢性炎症和肺脓肿及支气管扩张症继发感染、空洞型肺结核等。

2. 性状 常见性状改变有：①黏液性痰：见于支气管炎、早期肺炎等，呈黏稠、无色或半透明灰白色；②浆液性痰：见于肺水肿，呈稀薄、泡沫状；③脓性痰：见于支气管扩张症、慢性支气管炎、肺脓肿、空洞型结核、脓胸向肺内破溃等，可呈黄色、黄绿色、棕褐色混浊黏稠状；④血性痰：见于肺癌、肺结核、支气管扩张症、肺吸虫病，呈红色。

3. 气味 血性痰液呈血腥味，晚期肺癌有恶臭，厌氧菌感染有显著臭味。

4. 支气管管型 咳出时呈灰白色团块状，置水中展开呈树枝状，是纤维蛋白和黏液在支气管内凝集而成，常见于慢性支气管炎和肺炎球菌肺炎痰中。

（三）显微镜检查

1. 不染色涂片检查 挑起新鲜痰液的异常部分作生理盐水涂片，有意义的病理成分：①大量的脓细胞见于肺部感染、肺癌；②大量红细胞见于肺结核、肺癌、支气管扩张症咯血及呼吸道炎症时；③寄生虫及虫卵，如阿米巴肺脓肿可找到阿米巴滋养体、肺吸虫病可找到虫卵等。

2. 革兰染色标本 可查找致病菌，并可区分病原菌的类型，如革兰阳性菌或革兰阴性菌，结合临床对呼吸道感染的诊断有参考意义。

3. 抗酸染色标本 检出抗酸菌可辅助诊断肺结核，如为阳性，结合临床及 X 线检查等，可诊断开放性肺结核。

4. H-E 染色标本 可检出肺部肿瘤细胞，是检查癌细胞的最好方法。

二、脑脊液检查

（一）标本采集注意事项

脑脊液标本收集一般通过腰椎穿刺获取，腰椎穿刺方法如下：

1. 体位 侧卧于硬板床，头膝向腹部屈曲。

2. 穿刺 一般取两侧髂后上棘的连线与后正中线的交汇（第 3～4 腰椎棘突间隙）处为穿刺点，常规消毒、铺巾、局部麻醉，然后进行穿刺。

3. 标本收集 先作压力测定，正常成人侧卧位压力为 0.88～1.76kPa（90～180mm H_2O），或 40～50 滴/分钟。然后撤去测压管，将脑脊液分别收集于 3 个无菌试管内，每管

1～2ml，分别作细菌学、化学与免疫学、细胞计数与分类检查，如疑为恶性肿瘤，另留一管做脱落细胞检查。

4. 注意事项　标本采集后应立即送检，一般不超过1小时。

（二）适应证与禁忌证

1. 适应证　①有脑膜刺激征者；②疑有颅内出血者；③疑有脑膜白血病者；④不明原因剧烈头痛、昏迷、抽搐或瘫痪而疑为中枢神经系统疾患者。

2. 禁忌证　对颅内高压、疑有颅内占位性病变等不宜作腰椎穿刺。

（三）常见疾病的脑脊液特点

化脓性脑膜炎、结核性脑膜炎、病毒性脑膜炎的脑脊液特点见表5-5。

表5-5　正常人和化脓性、结核性、病毒性脑膜炎的脑脊液比较

	压力(kPa)	外观	蛋白(g/L)	糖(mmol/L)	氯化物(mmol/L)	细胞计数($\times 10^6$/L)与分类
正常人	卧位 0.78～1.76	无色透明	0.2～0.4	2.5～4.4	120～130	0～10，多为淋巴细胞
化脓性脑膜炎	↑↑↑	混浊，可有凝块	↑↑↑	↓↓	↓	>1000，中性粒细胞为主
结核性脑膜炎	↑或↑↑	微混，呈毛玻璃样，形成薄膜	↑↑	↓	↓↓	<500，早期中性粒细胞为主，中晚期淋巴细胞为主
病毒性脑膜炎	↑	透明或微混	↑	正常	正常	<200，淋巴细胞为主

三、浆膜腔积液检查

浆膜腔主要指人体的胸腔、腹腔及心包腔等，正常成人胸腔液在20ml以下，腹腔液少于50ml，心包腔液约为10～50ml，它们在腔内主要起润滑作用，一般不易采集到。病理情况下，腔内液体增多，称为浆膜腔积液。检查浆膜腔积液对疾病的诊断和治疗有重要意义。

（一）标本采集

浆膜腔积液标本采集是通过浆膜腔穿刺方法获取，如胸腔穿刺、腹腔穿刺及心包腔穿刺。采集的标本最好为中段积液，分置于3～4个无菌试管中，常规及细胞学检查约留取2ml，生化检验留2ml，厌氧菌培养留1ml。查结核杆菌则约需10ml，比重测定标本量应在60ml以上。为防止出现凝块、细胞变性、细菌破坏自溶等，除应即时送检外，常规及细胞学检查宜用EDTA-K_2（乙二胺四乙酸钾）抗凝，生化检查标本宜用肝素抗凝。加留1管不加任何抗凝剂用以观察有无凝固现象。

（二）积液的分类

浆膜腔积液按产生的原因及性质不同，分为漏出液和渗出液两大类：

1. 漏出液　为非炎症性积液，其形成常见原因为：①血浆胶体渗透压下降，如肾病综合征、重度营养不良、晚期肝硬化等；②毛细血管流体静脉压升高，如充血性心功能不全、晚期肝硬化、静脉栓塞、肿瘤压迫等；③淋巴回流受阻，如丝虫病阻塞或者肿瘤压迫等；④水、钠潴留，见于晚期肝硬化、充血性心力衰竭和肾病等。

2. 渗出液 多为炎症性积液。炎症时血管通透性增加，以致血管内大分子物质如白蛋白、细胞成分都能通过血管壁而渗出。渗出液产生多为细菌感染所致，如结核杆菌、化脓性细菌等；少数见于非感染病因，如外伤、化学性刺激（胆汁、胰液、胃液）等；恶性肿瘤、风湿性疾病也可引起类似渗出液的积液。

（三）积液的检查项目

1. 一般性状检查 ①外观：漏出液多为淡黄色透明。渗出液呈多色性混浊，血性见于结核、恶性肿瘤、出血性疾病等，绿色见于铜绿假单胞菌感染，脓性或脓血性见于化脓菌感染，乳白色见于胸导管或淋巴管阻塞；②比密：漏出液在 1.018 以下，渗出液在 1.018 以上；③凝固性：漏出液不凝固，渗出液易凝固。

2. 化学检查 ①黏蛋白定性试验：浆膜腔上皮细胞在炎症刺激下，黏蛋白分泌增加，其等电点在 pH3～5 之间，在稀醋酸溶液中出现白色云雾状混浊或沉淀为阳性。漏出液为阴性，渗出液为阳性；②蛋白定量测定：漏出液多在 25g/L 以下，渗出液多在 30g/L 以上；③葡萄糖测定：漏出液中葡萄糖含量与血糖近似。渗出液因受细菌和炎症细胞的酵解作用，葡萄糖的含量降低，甚至缺如。

3. 显微镜检查 ①细胞计数：漏出液常少于 $0.1\times10^9/L$，渗出液常多于 $0.5\times10^9/L$；②细胞分类：漏出液中主要为淋巴细胞和间皮细胞。渗出液因病因不同而不同：急性炎症以中性粒细胞为主，慢性炎症以淋巴细胞为主，过敏性疾患、寄生虫感染则嗜酸性粒细胞增多，肿瘤、结核以红细胞为主，恶性肿瘤可发现肿瘤细胞。

4. 细菌学检查 漏出液无细菌，渗出液可查见致病菌。漏出液与渗出液的鉴别见表 5-6。

表 5-6 漏出液与渗出液的鉴别要点

检查项目	漏出液	渗出液
原因	非炎症性	炎症、肿瘤、理化刺激
外观	淡黄、浆液性透明	血性、脓性、乳糜性混浊
比密	<1.018	>1.018
凝固	不凝	自凝
黏蛋白定性	阴性	阳性
蛋白定量	<25g/L	>30g/L
葡萄糖定量	与血糖相近	低于血糖水平
细胞计数	常 $<0.1\times10^9/L$	常 $>0.5\times10^9/L$
细胞分类	以间皮细胞、淋巴细胞为主	依病因而定，以淋巴细胞、中性粒细胞或红细胞为主，或查到癌细胞
细菌	无	可查到致病菌

（李玉明）

思考题

患者男性，10 岁，因头痛、呕吐、发热、颈强直入院。突然出现全身抽搐，意识丧失，初步诊断为化脓性脑膜炎。请问该患儿脑脊液检查会有何改变？

第六章　心电图检查

第一节　心电图检查的基本知识

学习目标

1. 掌握　心电图各波段的组成和命名。
2. 熟悉　心电图常用的导联体系。
3. 了解　心电图产生原理。
4. 熟练掌握　心电图的描记方法。

一、心电图产生原理

心脏在机械收缩之前，先产生电活动，无数个心肌细胞激动时产生的电位变化形成了心脏的综合电位变化，经人体组织传到体表。利用心电图机从体表记录心脏电位变化所形成的曲线图形称为心电图(electrocardiogram，ECG)。

心肌细胞的生物电变化是由细胞膜内外离子的转运引起的，表现为细胞膜内外的电位变化。

1. 静息状态　心肌细胞在静息状态时，细胞膜内排列带负电荷的阴离子，膜外排列同等数量带正电荷的阳离子，细胞膜内外保持极化状态，不产生电位变化。

2. 除极过程　当细胞膜某一部位受到刺激(强度大于阈刺激)时，其通透性发生改变，细胞外阳离子迅速进入细胞内，受刺激部位的细胞膜出现除极化，使该处细胞膜外正电荷消失呈负电荷，而其前面尚未除极的细胞膜外仍带正电荷，从而形成一对电偶。其正电荷在前，负电荷在后，沿着一定的方向迅速推进，直到整个心肌细胞除极完毕。

3. 除极化状态　当整个心肌细胞除极结束后，心肌细胞膜内带正电荷，膜外带负电荷，称为除极化状态。

4. 复极过程　除极结束后，细胞内阳离子外流，使细胞外正电荷增加，使细胞膜又逐渐复原到极化状态。复极时形成的电偶是负电荷在前，正电荷在后，并缓慢向前推进，直至整个细胞全部复极为止。

检测电极位于正电荷所在的位置，描记向上的波形；位于负电荷所在的位置，则描记向下的波形(图 6-1)。

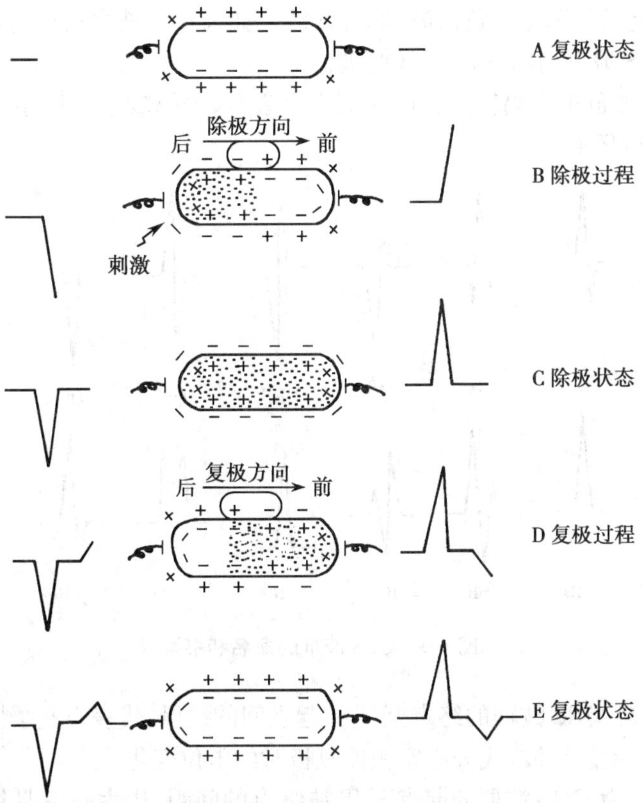

图 6-1　心肌细胞激动时的电位变化及检测电极的位置与波形的关系

二、心电图各波段的组成和命名

心脏电活动的变化与心脏的传导系统密切相关。心脏的传导系统由窦房结、结间束、房室结、希氏束、束支以及浦肯野纤维构成。正常心电活动始于窦房结，激动先传到心房，兴奋心房的同时经结间束传导至房室结，然后沿希氏束、左右束支以及浦肯野纤维顺序传导，最后兴奋心室。这种有序的电激动的传播，引起了一系列电位变化，从而形成了心电图上相应的波形和波段。

在一个心动周期中，常见的波形和波段分别有 P 波、P-R 间期、QRS 波群、ST 段、T 波、U 波(图 6-2)。

1. P 波　为心房除极波，代表心房除极的电位变化。

2. P-R 间期　指从 P 波的起点至 QRS 波群的起点间的距离，代表激动从心房传到心室的时间。

3. QRS 波群　为心室除极波，代表心室肌除极的电位变化。

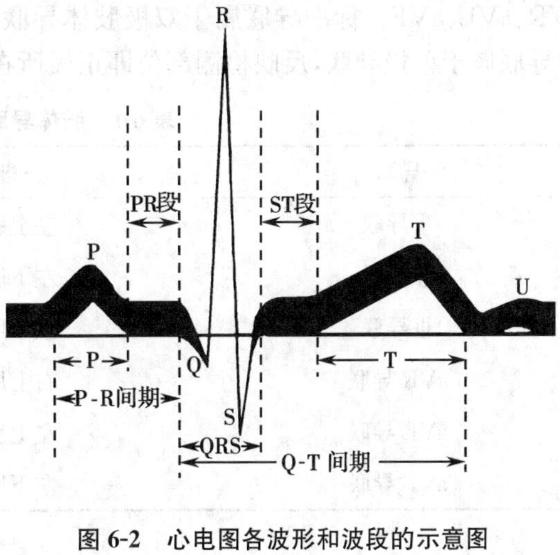

图 6-2　心电图各波形和波段的示意图

将 QRS 波群中位于等电位线以上的第一个波，称为 R 波。R 波之前的负向波，称为 Q 波。R 波之后的第一个负向波,称为 S 波。如果在 S 波之后还有向上的波,称为 R′波。如果整个 QRS 波群均向下,称为 QS 波。

书写时,QRS 波群中振幅较大者用大写字母表示,振幅较小者用小写字母表示。振幅最大的波称为主波(图 6-3)。

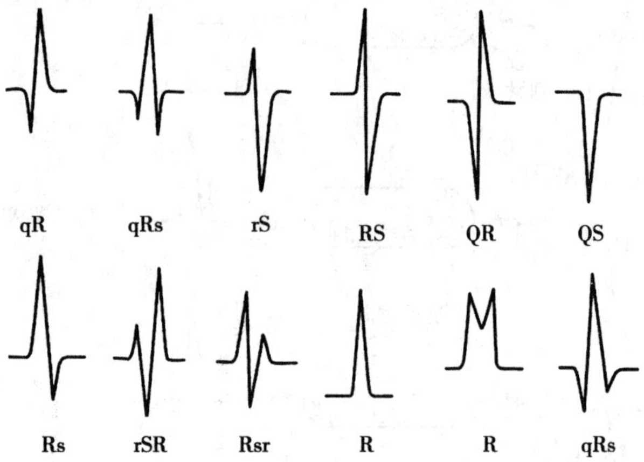

图 6-3 QRS 波群的命名和书写

4. ST 段 指自 QRS 波群的终点至 T 波起点间的线段,代表心室缓慢复极过程。

5. T 波 为心室复极波,代表心室快速复极时的电位变化。

6. Q-T 间期 为 QRS 波群的起点至 T 波终点的间距,代表心室肌除极和复极全过程所需的时间。

7. U 波 代表心室激动的"后继电位"。

三、心电图的导联体系

(一) 常用的心电图导联

将电极板放置在人体表面任意两点,并用导线分别与心电图机的正负极相连,所构成的电路称为导联。目前临床应用最普遍的是国际通用的导联体系,称为常规 12 导联体系。

1. 肢体导联 肢体导联(limb leads)包括标准导联Ⅰ、Ⅱ、Ⅲ和加压单极肢体导联 aVR、aVL、aVF。标准导联属于双极肢体导联,反映两肢体间的电位差变化。加压单极肢体导联属于单极导联,反映检测部位即正极所在部位的电位变化。其电极的位置见表 6-1。

表 6-1 肢体导联电极的位置

导联	正极	负极
Ⅰ导联	左上肢	右上肢
Ⅱ导联	左下肢	右上肢
Ⅲ导联	左下肢	左上肢
aVR 导联	右上肢	左上肢+左下肢
aVL 导联	左上肢	右上肢+左下肢
aVF 导联	左下肢	左上肢+右上肢

2. 胸导联　胸导联(chest leads)属于单极导联,常用 V_1～V_6 导联。负极位于中心电端,其电位接近零电位且比较稳定,由心电图机的内部自动设置。其检测电极的位置见表 6-2和图 6-4。

表 6-2　胸导联检测电极的位置

导联	正极
V_1	胸骨右缘第 4 肋间
V_2	胸骨左缘第 4 肋间
V_3	V_2 与 V_4 两点连线的中点
V_4	左锁骨中线与第五肋间的交点
V_5	左腋前线与 V_4 水平线的交点
V_6	左腋中线与 V_4 水平线的交点

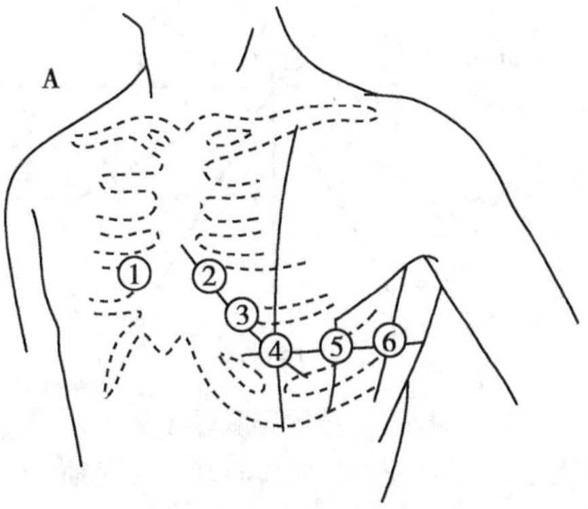

图 6-4　胸导联检测电极的位置

心电图机的肢体导联线有红、黄、绿(或蓝)、黑几种颜色。红线连接右上肢、黄线连接左上肢、绿线(或蓝线)连接左下肢、黑线连接右下肢。

胸导联为白色导线,其末端标明 V_1～V_6 或 C_1～C_6,分别通过钟形电极吸附在胸壁的相应位置。

知识链接

非常规导联

一般情况下，常规 12 导联即可满足临床工作需要。必要时可加做 V_7~V_9 和 V_3R~V_5R 导联。诊断后壁心肌梗死可加做 V_7、V_8、V_9 导联,其电极的位置分别位于左腋后线与 V_4 水平线的交点、左肩胛线与 V_4 水平线的交点、左脊旁线与 V_4 水平线的交点。诊断右心病变如右室心肌梗死时可加做 V_3R~V_5R 导联，其电极的位置分别位于右胸部与 V_3~V_6 的对称处。

(二) 导联轴

某导联正负极之间设想的连线,称为该导联的导联轴。

1. 肢体导联轴(额面六轴系统) 将Ⅰ、Ⅱ、Ⅲ导联的导联轴平行移动,使之与aVR、aVL、aVF导联的导联轴通过中心点O,就构成了额面六轴系统(图6-5)。该系统的每一条轴由中心点分为正、负两段,相邻的两条轴之间的夹角为30°。肢体导联轴主要反映在额面的心电变化。

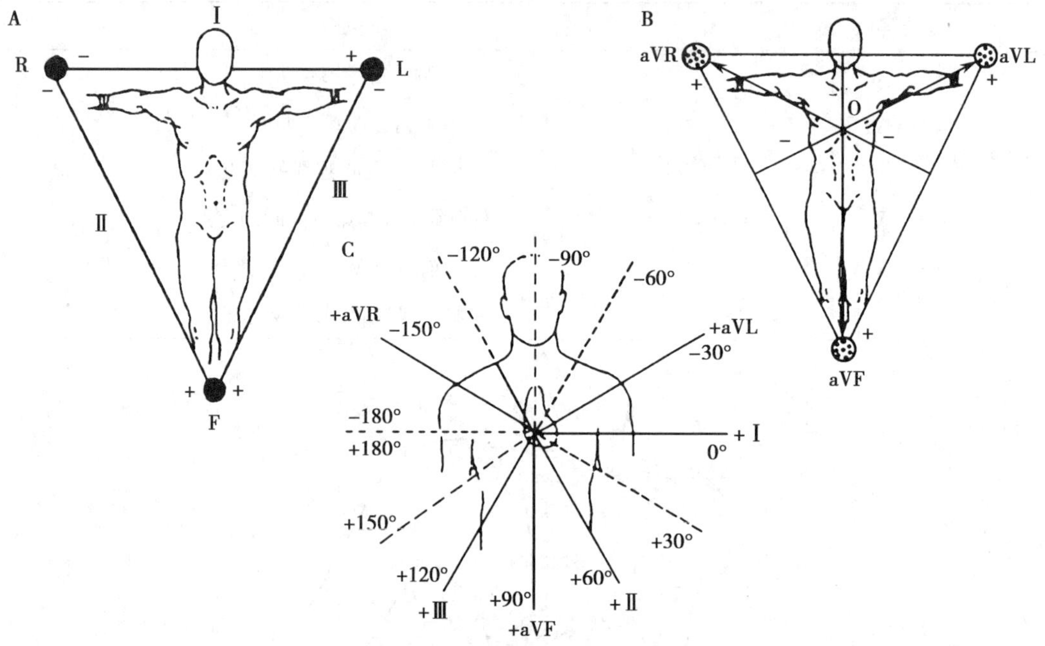

图 6-5 肢体导联轴系统

A. 标准导联的导联轴 B. 加压单极肢体导联的导联轴 C. 肢体导联轴系统

2. 胸导联轴 因胸导联的探查电极放置的位置大多在同一水平面上,主要反映横面的心电变化,故又称为横面导联轴(图6-6)。

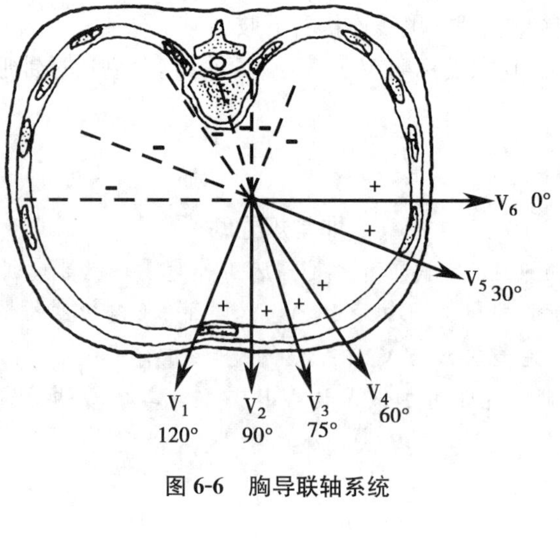

图 6-6 胸导联轴系统

(李靖环)

思考题

患者女性，50 岁。因心悸、胸闷 2 天就诊。查体：T 36.5℃，P 85 次/分，R 20 次/分，BP 150/80mmHg。心律不齐，心音强弱不等，其余未见异常。为明确诊断，医生建议做心电图检查。请问如何正确描记心电图？

第二节　正常心电图

学习目标

1. 掌握　正常心电图波形和波段的特点。
2. 熟悉　心率的计算方法；目测法判断心电轴，心电图记录纸的组成和意义。
3. 了解　查表法、自动分析法和振幅法判断心电轴。
4. 学会　测量心电图；判断正常心电图。

一、心电图测量

(一) 心电图记录纸的组成

心电图是直接描记在由纵横线条划分为边长为 1mm 的小方格纸上(图 6-7)。横向距离代表时间，常规心电图的走纸速度为 25mm/s，故横向 1mm 代表 1/25 即 0.04 秒。纵向距离代表电压，当输入 1mV 的电压使定标电压曲线移动 10mm 时，则纵向 1mm 代表 1/10 即 0.1mV。当走纸速度和定标电压曲线的高度发生改变时，横向和纵向 1mm 代表的数值也发生相应的变化。

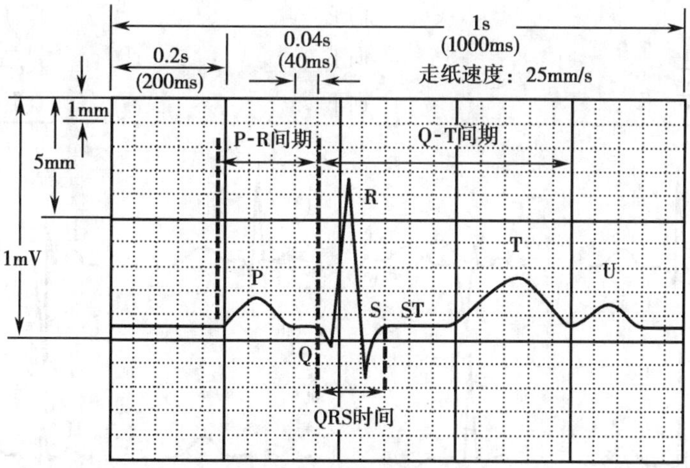

图 6-7　心电图各波段的测量

(二) 心电图的测量方法

1. 时间的测量　测量各波时间应自波形起点的内缘测至波形终点的内缘。

2. 振幅的测量 P 波振幅的测量以 P 波起始前的水平线作为参考水平。测量 QRS 波群、ST 段、T 波和 U 波振幅，统一以 QRS 起点作为参考水平。

测量正向波形的高度时，应从参考水平线上缘垂直测量到波形的顶端；测量负向波形的深度时，应从参考水平线下缘垂直测量到波形的底端。测双向的波，则将正向波和负向波的电压的绝对值相加即可。

对 ST 段的测量，一般以 PR 段作为基线。若 ST 抬高，则从基线的上缘垂直测至 QRS 波结束后 0.06～0.08 秒处 ST 段的位置。若 ST 压低，则从基线的下缘垂直测至 QRS 波结束后 0.06～0.08 秒处 ST 段的位置。

（三）心率的计算

1. 心律规则时 测量一个 R-R（或 P-P）间期即两个相邻的 QRS 波或 P 波起点间的距离，然后被 60 除即可求出心室率和心房率或查心率推算表获得。

2. 心律不齐时 需要测量 5 个以上的 R-R（或 P-P）间期，取其平均值来进行计算。如果记录了一段够 6 秒（一般为 30 大格）长的心电图，数出 6 秒内的 QRS 波个数，乘以 10，即为心室率。

（四）心电轴的测量

1. 概念 心电轴一般指的是平均 QRS 电轴，它是指心室肌除极过程中综合电位的方向和大小，通常指其在额面上的投影，一般用心电轴与Ⅰ导联轴正侧段之间的角度表示心电轴的方向。

2. 测量方法 有目测法、查表法、计算机自动分析法、振幅法。

（1）目测法：根据Ⅰ、Ⅲ导联 QRS 波群的主波方向，估计电轴是否偏移。是一种简单但粗略的方法（表 6-3，图 6-8）。

表 6-3 目测法测量心电轴

Ⅰ导联 QRS 波主波方向	Ⅲ导联 QRS 波主波方向	心电轴
向上	向上	不偏
向下	向上	右偏
向上	向下	左偏
向下	向下	不确定

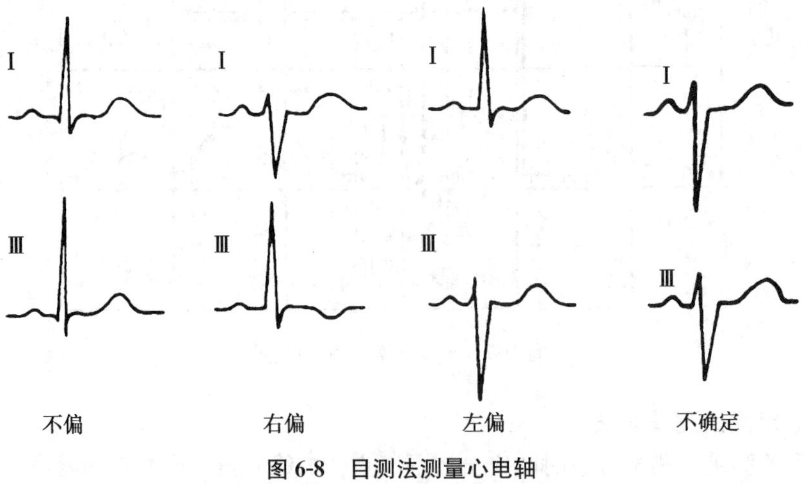

图 6-8 目测法测量心电轴

(2)查表法：将测算的Ⅰ、Ⅲ导联 QRS 波群振幅代数和的值直接查表求得心电轴。心电图室的工作人员多采用此方法。

(3)计算机自动分析法：由计算机自动计算出心电轴的度数并直接打印在心电图上。

(4)振幅法：一种较为准确但复杂的方法。临床较少应用。

3. 临床意义　正常心电轴的范围为－30°～＋90°。－30°～－90°为心电轴左偏；＋90°～＋180°为心电轴右偏，－90°～＋180°之间为不确定电轴(图 6-9)。

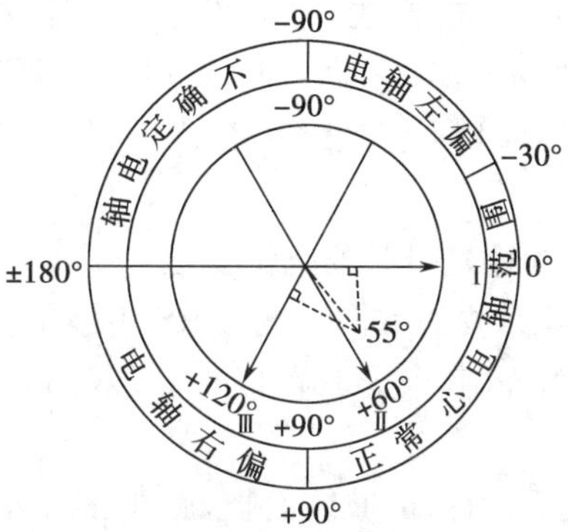

图 6-9　正常心电轴及其偏移

心电轴的偏移，一般受心脏在胸腔内的解剖位置、两侧心室的质量比例、心室内传导系统的功能、激动在室内传导状态以及年龄、体型等因素影响。心电轴左偏可见于左心室肥大和左前分支阻滞等；而心电轴右偏可见于右心室肥大和左后分支阻滞等；不确定电轴可见于正常人或某些病理情况，如肺心病、冠心病、高血压等。

二、正常心电图的波形特点与正常值

(一) P 波

P 波为心房除极波。

1. 方向与形态　在Ⅰ、Ⅱ、aVF、V_4～V_6导联直立，aVR 导联倒置，其余导联呈双向、倒置或低平均可。P 波一般呈钝圆形，有时可能有轻度切迹。

2. 时间　一般小于 0.12 秒。

3. 振幅　P 波在肢体导联一般小于 0.25mV，胸导联一般小于 0.2mV。

(二) P-R 间期

P-R 间期代表激动从心房传到心室的时间。

正常成人的 P-R 间期为 0.12～0.20 秒。P-R 间期的长短与年龄和心率有关，心动过速时 P-R 间期相应缩短。在老年人及心动过缓时，P-R 间期可略延长，但不超过 0.22 秒。

(三) QRS 波

为心室除极波，代表心室肌除极的电位变化。

1. 波形与振幅

(1)肢体导联：Ⅰ、Ⅱ、aVF 导联的 QRS 波群主波一般向上，aVR 导联的 QRS 波群主波向下，Ⅲ、aVL 导联的 QRS 波群变化较多。其中 R_{I} 小于 1.5mV，R_{aVL}小于 1.2mV，R_{aVF}小于 2.0mV，R_{aVR}小于 0.5mV。

(2)胸导联：正常人从 V_1至 V_6导联，R 波逐渐增高，S 波逐渐变小。V_1、V_2导联多呈 rS 型，$R_{V1}\leqslant$1.0mV；在 V_3、V_4导联，R 波和 S 波的振幅大体相等；V_5、V_6导联可呈 qR、qRs、Rs

或 R 型，R_{V5}或 R_{V6}不超过 2.5mV。

2. Q 波 除 aVR 导联外，其他以 R 波为主波的导联，其 Q 波振幅应小于同导联中 R 波的 1/4，时间应小于 0.04 秒。

3. 时间 正常成年人 QRS 波群时间小于 0.12 秒，多数在 0.06～0.10 秒。

（四）ST 段

ST 段指自 QRS 波群终点至 T 波起点间的线段，代表心室缓慢复极过程。

正常的 ST 段多为一短暂的等电位线，亦可有轻微的偏移。但在任何导联，ST 段向下偏移不应超过 0.05mV；ST 段向上偏移在 V_1和 V_2导联一般不应超过 0.3mV，V_3不应超过 0.5mV，在 V_4～V_6导联及肢体导联不应超过 0.1mV。

（五）T 波

为心室复极波，代表心室快速复极时的电位变化。

1. 方向 在正常情况下，T 波的方向多与 QRS 主波的方向一致。T 波方向在Ⅰ、Ⅱ、V_4～V_6导联直立，aVR 导联倒置，其余导联可以直立、双向或倒置。若 V_1的 T 波直立，则 V_2～V_6导联则不应倒置。

2. 形态 正常 T 波两肢不对称，前肢缓而长，后肢陡而短。

3. 振幅 在以 R 波为主的导联 T 波一般不应低于同导联 R 波的 1/10。T 波在胸导联有时可高达 1.2～1.5mV 也属正常。

（六）Q-T 间期

Q-T 间期代表心室肌除极和复极全过程所需的时间。

Q-T 间期长短与心率的快慢密切相关，心率越快，Q-T 间期越短，反之则越长。心率在 60～100 次/分时，Q-T 间期的正常范围为 0.32～0.44 秒。

（七）U 波

U 波的方向多与 T 波一致。U 波在胸导联较易见到，以 V_3、V_4导联较明显。

知识链接

小儿正常心电图的特点

小儿的生理发育迅速，其心电图的变化较大。具体特点如下：

1. 小儿心率较快，P-R 间期较成人短。

2. P 波电压于新生儿较高，以后较成人低。

3. QRS 波形常呈右室占优势的图形特征，如 V_1 导联多呈高 R 波，而 V_5、V_6 导联常出现深 S 波；Q 波较成人深；Ⅰ导联有深 S 波，心电轴可轻度右偏。

4. T 波变异较大，其肢体导联及右胸导联可出现 T 波低平或倒置。

（李靖环）

思考题

患者男性，40 岁。因急性胆囊炎入院。术前常规行心电图检查，其结果如图 6-10，试分析此心电图并判断其是否正常。

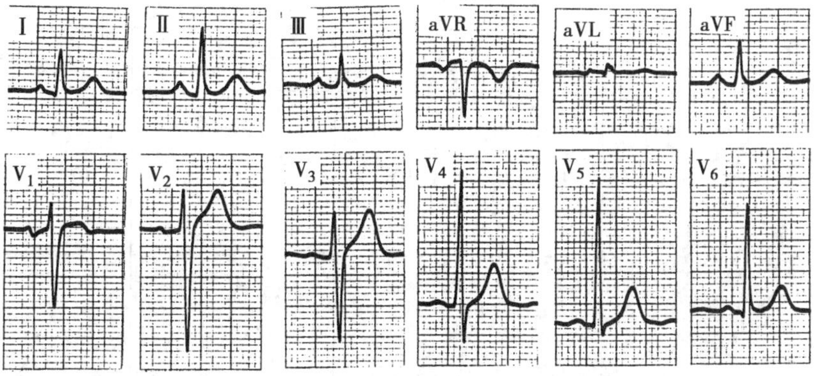

图 6-10　心电图

第三节　常见异常心电图

学习目标

1. 掌握　心肌梗死、室性期前收缩、心房颤动、心室颤动和房室传导阻滞的心电图特点。

2. 熟悉　心肌缺血、窦性心律和窦性心律失常、房性和交界性期前收缩、阵发性心动过速、心房扑动、心室扑动的心电图特点。

3. 了解　心房心室肥大的心电图特点；药物和电解质紊乱对心电图的影响；心电监护。

4. 学会　判断常见异常心电图。

一、心房、心室肥大

（一）心房肥大

心房激动形成 P 波，故心房肥大时，在心电图上主要表现为 P 波的振幅、时间及形态改变。P 波的前 1/3 为右心房除极，中 1/3 为右心房、左心房同时除极，后 1/3 为左心房除极。因此当右房肥大(right atrial enlargement)时，右心房除极产生的电位变化与之后左房除极的重叠增加，主要表现为 P 波振幅增高，时间并未延长。左房肥大(left atrial enlargement)时，心房总的除极时间延长，心电图主要表现为 P 波增宽(图 6-11)。

1. 右房肥大

(1)心电图特点：①P 波高尖，肢体导联电压≥0.25mV。在Ⅱ、Ⅲ、aVF 导联表现最明显；②P 波时间正常(图 6-12)。

(2)临床意义：常见于慢性肺源性心脏病、肺动脉高压及肺动脉瓣狭窄等，又称为“肺型 P 波”。

2. 左房肥大

(1)心电图特点：①P 波增宽，时间≥0.12 秒，呈双峰状，峰间距≥0.04 秒。此变化在Ⅰ、Ⅱ、aVL 导联表现最明显。②V_1 导联 P 波的负向波增大。将 V_1 导联 P 波的负向波的时间乘以负向波振幅，称为 P 波终末电势(P-wave terminal force，Ptf)。左房肥大时，Ptf_{V1}（绝

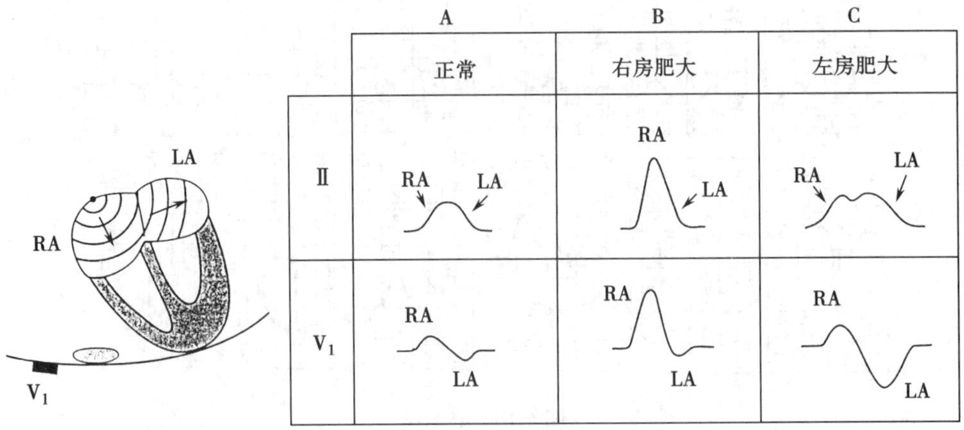

图 6-11 心房除极顺序及心房肥大的心电图表现示意图

A. 正常 B. 右房肥大 C. 左房肥大(RA:右心房 LA:左心房)

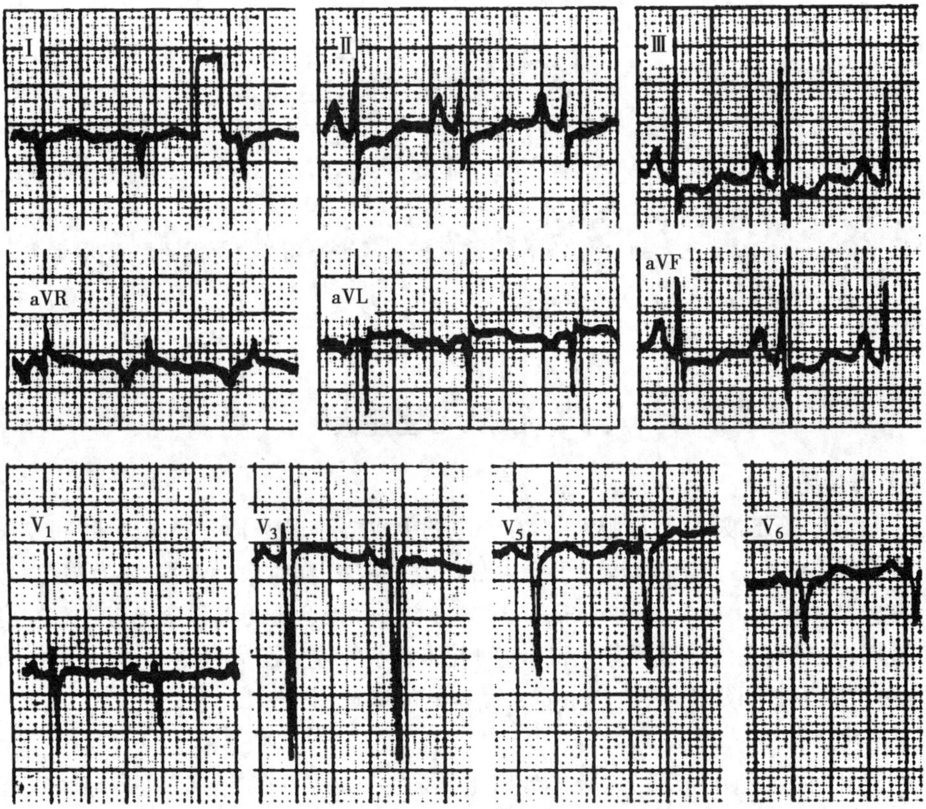

图 6-12 右房肥大

对值)≥0.04mm·s(图 6-13)。

(2)临床意义:常见于心瓣膜病二尖瓣狭窄等,又称为“二尖瓣型 P 波”。

3. 双心房肥大 其心电图特点兼有左、右心房肥大的特点,即 P 波的电压和时间均超过正常范围(图 6-14)。可见于风湿性心脏病联合瓣膜病或先天性心脏病等。

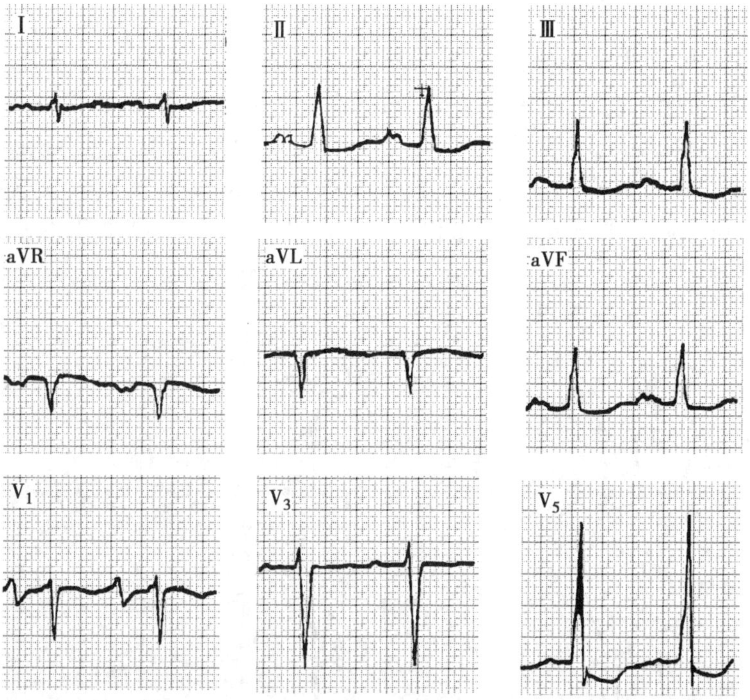

图 6-13　左房肥大

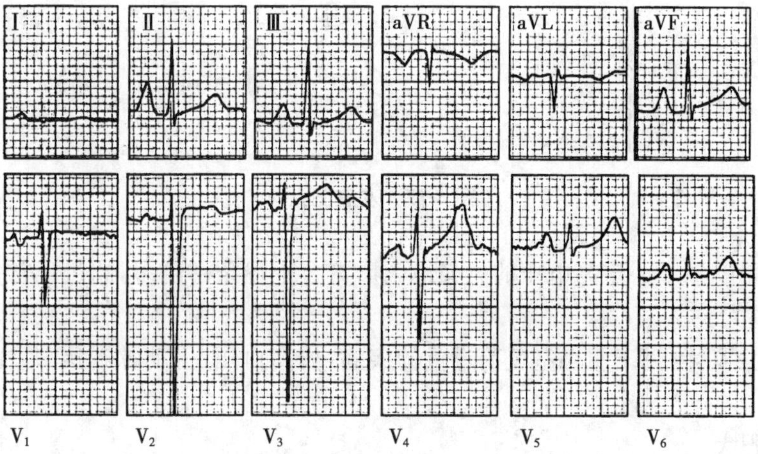

图 6-14　双心房肥大

(二) 心室肥大

正常人左右心室壁厚度明显不同，左心室约为右心室的 3 倍，左心室激动所产生的电位变化要明显大于右心室。当左心室肥大(left ventricular hypertrophy)时，左心室的优势更为突出，心电图有显著变化。而右心室肥大(right ventricular hypertrophy)程度较轻时，心电图无明显变化；只有当右心室肥大相当严重，甚至超过了左心室时，才会明显影响心室除极的综合电位变化，在心电图上产生异常变化。

心电图诊断心室肥大的敏感性较低，不如超声心动图，但操作简单，费用低，可作为一项辅助检查方法。

1. 左室肥大

(1)心电图特点:①左心室高电压:胸导联 R_{V5}或 R_{V6} > 2.5mV 或 $S_{V1}+R_{V5}$ > 4.0mV(男性)或 > 3.5mV(女性);肢体导联 R_{I} > 1.5mV, R_{aVL} > 1.2mV, R_{aVF} > 2.0mV, $R_{I}+R_{III}$ > 2.5mV;②QRS 波群时间延长到 0.10～0.11 秒;③心电轴左偏,但一般不超过 -30°。

如既有左心室肥大的 QRS 波改变,又伴有 ST-T 改变,表现为以 R 波为主的导联中,ST 段压低≥0.05mV,T 波低平、双向或倒置,则称为"左室肥大伴劳损"(图 6-15)。

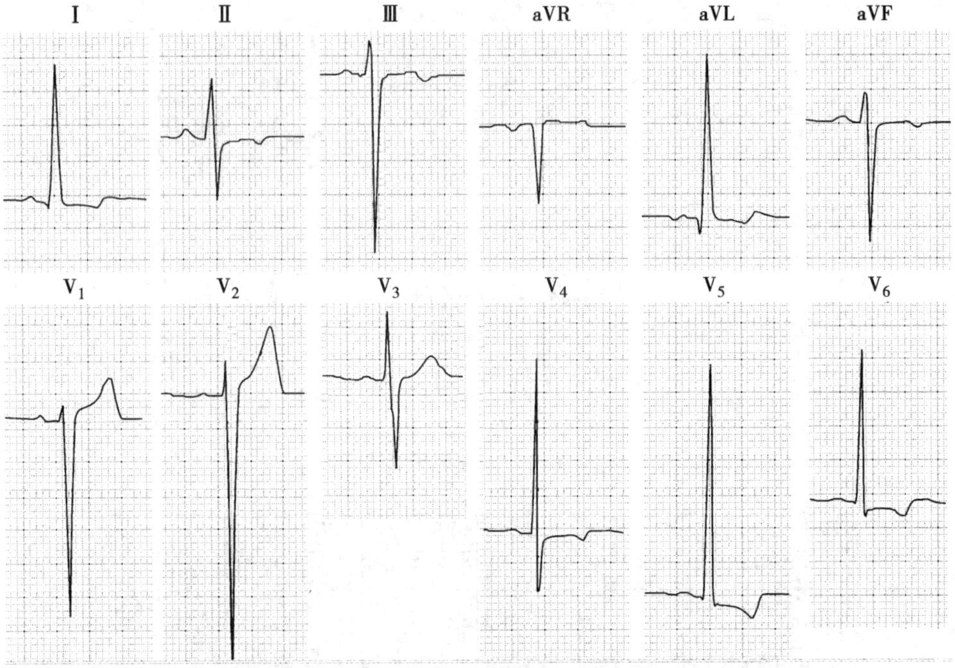

图 6-15　左室肥大

上述标准中,以左心室高电压的意义最大。符合上述条件越多,超过正常值越大者,诊断的可靠性越大。

(2)临床意义:常见于左心室负荷过重的疾病,如高血压、主动脉瓣狭窄、主动脉瓣关闭不全等。

2. 右室肥大

(1)心电图特点:① V_1 或 aVR 导联 R/S 或 R/Q≥1; $R_{V1}+S_{V5}$ > 1.05mV; R_{aVL} > 0.5mV;②电轴右偏≥+90°。

若同时伴有右胸导联(V_1、V_2)ST 段压低伴 T 波倒置,称为右室肥大伴劳损(图 6-16)。

(2)临床意义:常见于右心室负荷过重的疾病,如肺动脉瓣狭窄、慢性肺心病等。

3. 双侧心室肥大

(1)心电图表现:有以下 3 种情况:①大致正常心电图:由于双侧心室电压同时增高而相互抵消;②单侧心室肥大心电图:只表现一侧心室肥大,而另一侧心室肥大被掩盖。③双侧心室肥大心电图:既具有右心室肥大的某些心电图特征,如 V_1导联 R 波为主,电轴右偏;又存在左心室肥大的某些特点,如 V_5导联 R 波增高等。

(2)临床意义:可见于全心衰竭等。

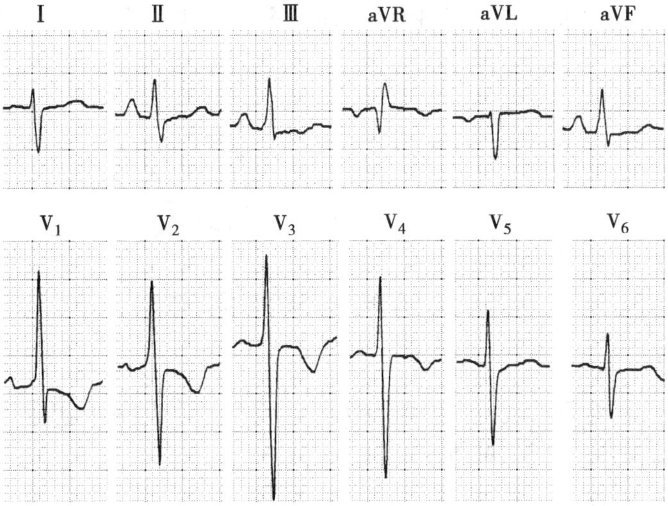

图 6-16 右室肥大

二、心肌缺血与心肌梗死

当冠状动脉粥样硬化或其他病变，使管腔狭窄或阻塞，引起冠状动脉供血不足，可导致相应部位的心肌发生缺血、损伤甚至坏死。

(一) 心肌缺血

当某一部分心肌缺血时，该部分心肌电活动发生变化，使面向缺血区的导联出现心电图的变化，主要表现为 ST-T 的改变。

1. “缺血型”改变 当心肌缺血时，心肌复极过程发生改变，心电图上出现 T 波形态、方向和振幅变化。

(1)T 波形态的变化：有三个特点：①前肢与后肢对称；②底部变窄；③顶端变为尖耸的箭头状。

(2)T 波方向和振幅变化：与心肌缺血的部位有关。心内膜下心肌缺血，在面向缺血区的导联记录出高尖的 T 波；心外膜下心肌缺血(包括透壁性心肌缺血)，在面向缺血区的导联记录出低平、双向或倒置的 T 波。通常将两肢对称、深尖倒置的 T 波，称为冠状 T 波(图 6-17)。如下壁心内膜下心肌缺血时，在邻近下壁的Ⅱ、Ⅲ、aVF 导联出现高大直立的 T 波；下壁心外膜下心肌缺血时，Ⅱ、Ⅲ、aVF 导联出现 T 波低平或倒置。

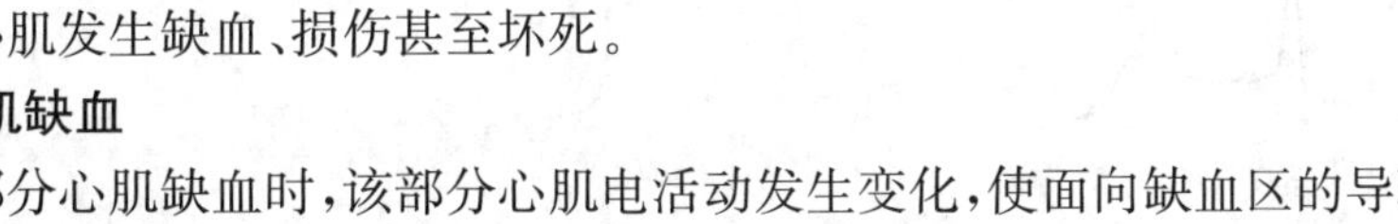

图 6-17 心肌缺血的 T 波变化

A. T 波高尖 B. T 波低平 C. T 波浅倒置 D. 冠状 T 波 E、F. T 波双向

2. “损伤型”改变 随着心肌缺血程度的加重，心电图可出现损伤型改变。表现为相应导联 ST 段移位及形态改变。ST 段移位的方向与心肌损伤的部位有关。

(1)ST 段压低：心内膜下心肌损伤时，位于该部位的导联出现 ST 段压低，ST 段压低有多种形态(图 6-18),其中水平型或下斜型 ST 压低为心肌缺血的重要表现,上斜型 ST 段压低一般无临床意义。

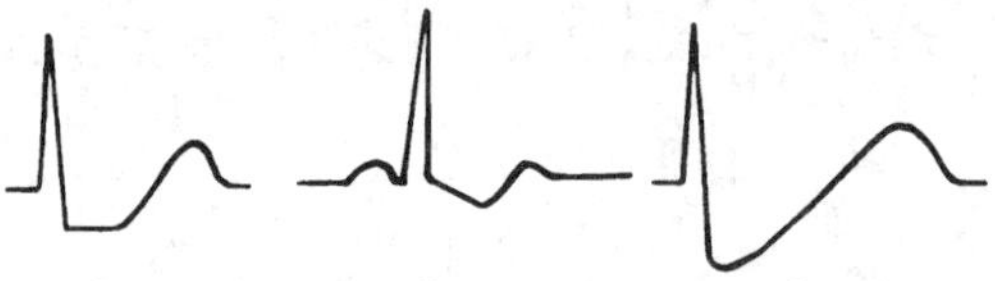

图 6-18 各型 ST 段压低的示意图

A. 水平型压低 B. 下斜型压低 C. 上斜型压低

(2)ST 段抬高:心外膜及透壁性心肌损伤时,位于该部位的导联出现 ST 段抬高。常见"损伤型"ST 段抬高的形态变化见图 6-19。

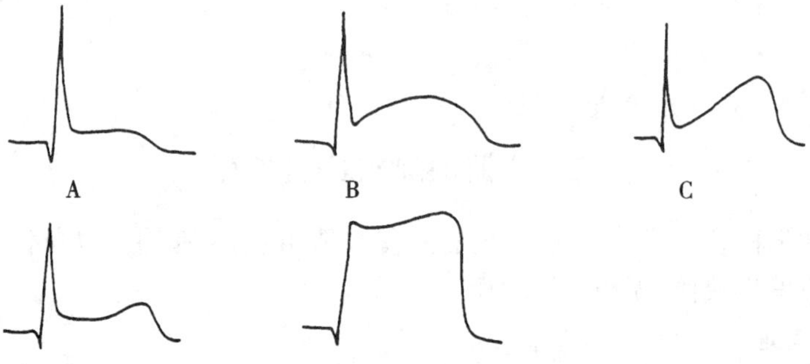

图 6-19 ST 段抬高的常见形态

A. 平抬型 B. 弓背向上型 C. 斜形抬高型 D. 凹面向上型 E. 单向曲线型

3. ST-T 改变的临床意义

(1)急性冠状动脉供血不足:典型心绞痛发作时,心电图表现为缺血部位的导联出现暂时性 ST 段压低(水平型或下斜型压低≥0.1mV)和(或)T 波倒置(图 6-20);变异型心绞痛发作时,心电图主要表现为缺血部位的导联暂时性 ST 段抬高并常伴有高耸 T 波,这是急性严重心肌缺血表现,如 ST 段持续的抬高,提示可能发生心肌梗死。

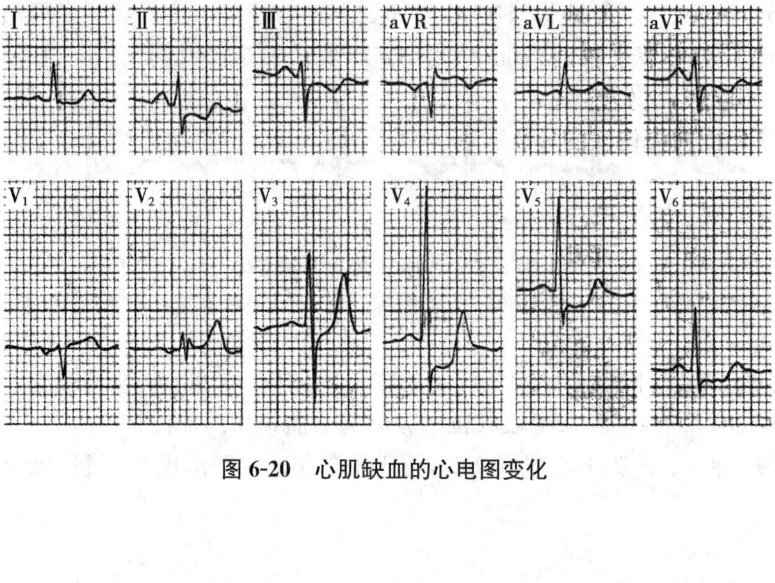

图 6-20 心肌缺血的心电图变化

(2)慢性冠状动脉供血不足:心电图多表现为持续和较恒定的缺血型 ST 改变。

心电图上 ST-T 改变只是非特异性心肌复极异常的共同表现,见于①冠心病;②其他心脏疾病,如心肌病、心肌炎、心包炎;③电解质紊乱,如低血钾、高血钾等;④洋地黄等药物影响;⑤自主神经调节障碍等。必须结合临床资料进行鉴别诊断。

知识链接

用于诊断心肌缺血的心电图有关检查

1. 动态心电图:是指连续记录 24 小时或更长时间的心电图。因该项检查首先由美国学者 Holter 应用于临床,故称为 Holter 监测。主要用于心律失常、心肌缺血的诊断和疗效评价;心悸、晕厥、胸痛等症状性质的判断。

2. 心电图运动负荷试验:是在增加运动负荷,增加心肌耗氧量的情况下监测心电图,从而判断有无心肌缺血的试验方法。可作为诊断冠心病的一种辅助手段。

(二) 心肌梗死

绝大多数心肌梗死系由冠状动脉粥样硬化所引起,是冠心病的严重类型。除了临床表现外,心电图的特征性改变及其演变规律是确定心肌梗死诊断和判断病情的主要依据。

1. 心肌梗死的基本图形　急性冠状动脉发生闭塞后,随着时间的推移在心电图上可先后出现缺血、损伤和坏死 3 种类型的图形。

(1)"缺血型"改变:冠状动脉急性闭塞后,最早出现的变化是缺血性 T 波改变。通常缺血最早出现于心内膜下肌层,使面向缺血区的导联出现 T 波高而直立。随着缺血时间的延长,进展为透壁缺血,则 T 波逐渐降低,转为正负双向或倒置,持续数周后又逐渐恢复。

(2)"损伤型"改变:随着缺血时间延长,缺血程度进一步加重,就会出现"损伤型"ST 段改变,主要表现为面向损伤区的导联出现 ST 段抬高,其形态可随时间的推移而发生改变,早期呈斜型抬高,并与高耸的 T 波相连,随后形成弓背向上型抬高。

(3)"坏死型"改变:当缺血程度更进一步加重,时间更进一步延长,可导致细胞变性、坏死。心电图表现为面向坏死区的导联出现异常 Q 波(时间≥0.04 秒,振幅≥1/4R)或者呈 QS 波,而背向坏死区的导联出现 R 波增高。

当冠状动脉某一支发生闭塞,则所供血区域的心肌发生缺血甚至坏死,在体表心电图的某些导联可同时记录到心肌缺血、损伤和坏死的图形改变(图 6-21)。

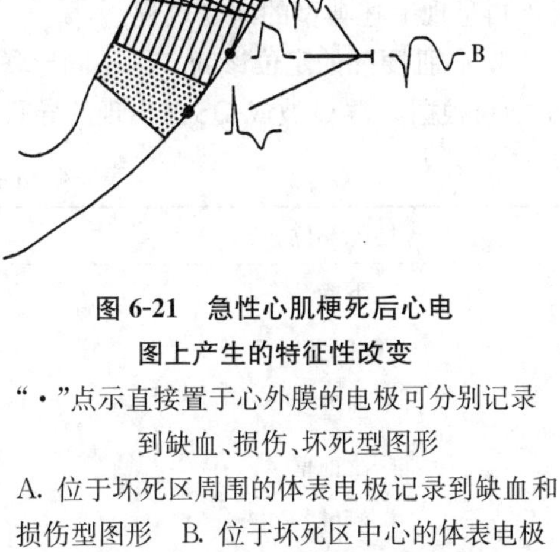

图 6-21　急性心肌梗死后心电图上产生的特征性改变

"·"点示直接置于心外膜的电极可分别记录到缺血、损伤、坏死型图形

A. 位于坏死区周围的体表电极记录到缺血和损伤型图形　B. 位于坏死区中心的体表电极同时记录到缺血、损伤、坏死型图形

异常 Q 波不一定都提示为心肌梗死,感染或脑血管意外、心脏横位、左束支阻滞、右室肥大、肥厚型心肌病等也可在某些导联出现异常 Q 波。仅当异常 Q 波、ST 段抬高以及 T 波改变同时存在,则急性心肌梗死的诊断基本确立。

还有部分患者发生急性心肌梗死后，心电图表现为 ST 段压低及 T 波倒置，不出现异常 Q 波。

近年来临床上根据心肌梗死时 ST 段是否抬高把心肌梗死分为 ST 段抬高性和非 ST 段抬高性心肌梗死，这种分类可以为患者选择正确、合理的治疗方案，早期干预治疗，从而挽救濒临坏死的心肌或减小梗死面积。

2. 心肌梗死的图形演变及分期 心肌梗死发生后，心电图随着心肌缺血、损伤、坏死的发展和恢复而呈现动态演变过程（图 6-22），这种演变对诊断也具有重要意义。根据其变化特点，分为超急性期、急性期、亚急性期、陈旧期。

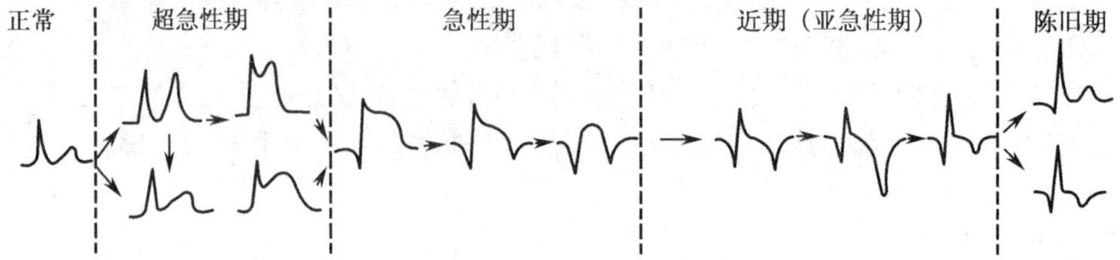

图 6-22 典型的急性心肌梗死的图形演变过程与分期

（1）超急性期（早期）：急性心肌梗死发生数分钟后，首先出现短暂的心内膜下心肌缺血，心电图上出现高耸直立的 T 波和 ST 段斜型抬高。但尚未出现异常 Q 波。

（2）急性期：此期开始于梗死后数小时，可持续数周。心电图呈现一个动态变化。表现为 ST 段呈弓背向上抬高，抬高显著者可形成单向曲线，继而逐渐下降；出现异常 Q 波或 QS 波；T 波由直立开始转为倒置，并逐渐加深。坏死型的 Q 波、损伤型的 ST 段抬高和缺血型的 T 波倒置在此期可同时存在。

（3）亚急性期：出现于梗死后数周至数月，此期以坏死和缺血图形为主要特征。抬高的 ST 段恢复至基线，坏死型 Q 波持续存在，缺血型 T 波由倒置较深逐渐变浅。

（4）陈旧期：常出现在急性心肌梗死 3～6 个月之后或更久，此阶段 T 波恢复正常或 T 波持续倒置、低平，趋于恒定不变，只残存异常 Q 波。若 ST 段持续抬高超过 6 个月，则考虑有室壁瘤发生。

近年来，对急性心肌梗死实施溶栓或介入性治疗后，可显著缩短整个病程，心电图表现可不再呈现上述典型的演变过程。

3. 心肌梗死的定位诊断 因不同导联主要反映距探查电极或正极较近的心室壁的电活动，故可根据异常 Q 波或 QS 波出现的导联来确定心肌梗死的部位（表 6-4，图 6-23，图 6-24）。

表 6-4 心肌梗死的定位诊断

梗死部位	出现梗死图形的导联
下壁	Ⅱ、Ⅲ、aVF
前间壁	V_1、V_2、V_3
前壁	V_3、V_4、V_5
广泛前壁	V_1～V_5
侧壁	Ⅰ、aVL、V_5、V_6
后壁	V_7～V_9

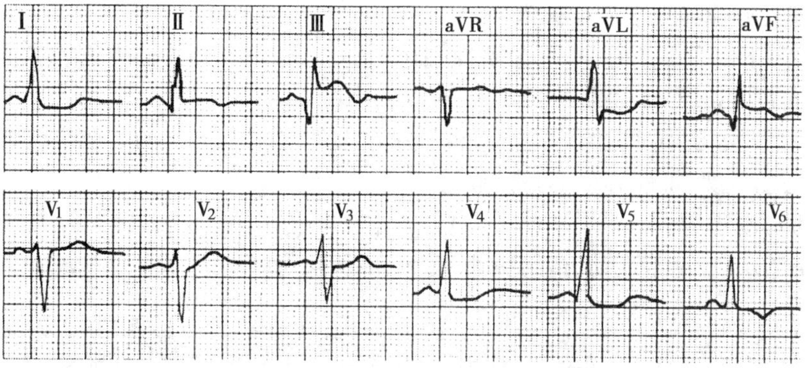

图 6-23　急性下壁心肌梗死

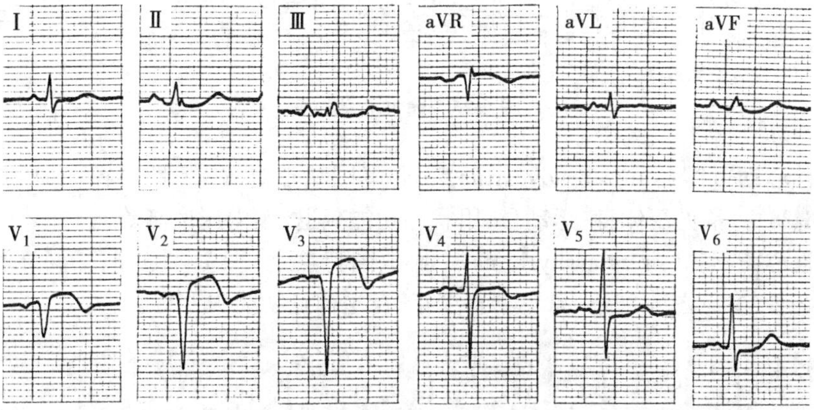

图 6-24　急性前间壁心肌梗死

三、心 律 失 常

正常心脏起搏点位于窦房结，窦房结按照一定的频率和节律发放激动，经正常传导系统按照一定的速度顺序激动心房和心室，完成一次心脏活动。如果心脏激动的起源异常和(或)传导异常，称为心律失常(arrhythmias)。

根据心律失常的形成原因可分为以下类型(表 6-5)：

表 6-5　心律失常分类

- 激动起源异常
  - 窦性心律失常：过速、过缓、不齐、停搏
  - 异位心律
    - 被动性：逸搏与逸搏心律
    - 主动性：
      - 期前收缩(房性、房室交界性、室性)
      - 心动过速(房性、房室交界性、室性)
      - 扑动与颤动(心房、心室)
- 激动传导异常
  - 生理性传导障碍：
    - 干扰与脱节(包括心脏各个部位)
    - 窦房阻滞
    - 房内阻滞
  - 病理性传导障碍：
    - 房室传导阻滞(一度、二度Ⅰ型和Ⅱ型、三度)
    - 室内传导阻滞(左、右束支阻滞，左束支分支阻滞)
    - 意外传导(超常传导、裂隙现象、维登斯基现象)
  - 传导途径异常：预激综合征

(一) 窦性心律和窦性心律失常

凡是起源于窦房结的心律,称为窦性心律(sinus rhythm). 其心电图特点是:①P 波规律出现,方向正常;②P-R 间期>0.12 秒。

窦性心律失常是指窦房结产生激动的频率或节律异常而引起的心律失常,以窦性心动过速、窦性心动过缓、窦性心律不齐较常见。

1. 窦性心动过速(sinus tachycardia) 心电图特点是:①窦性心律;②P 波频率>100 次/分(图 6-25)。常见于运动、情绪激动、发热、甲状腺功能亢进、贫血、心衰等。

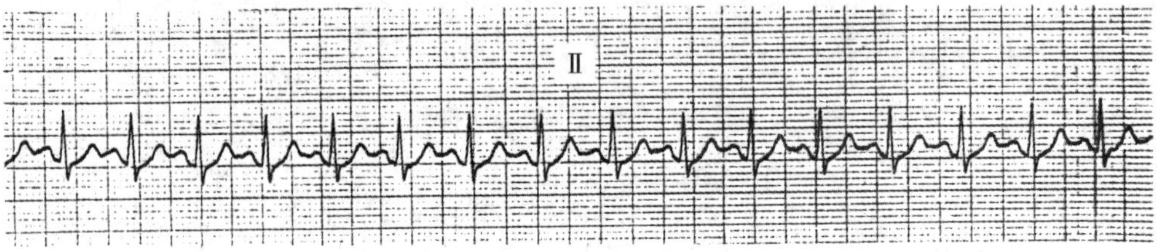

图 6-25 窦性心动过速

2. 窦性心动过缓(sinus bradycardia) 心电图特点是:①窦性心律;②P 波频率<60 次/分(图 6-26)。常见于休息、运动员、甲状腺功能减退、颅内压增高等。

3. 窦性心律不齐(sinus arrhythmia) 心电图特点是:①窦性心律;②同导联 P-P 间期的差>0.12 秒(参见图 6-26)。常见于青少年、自主神经功能失调等。

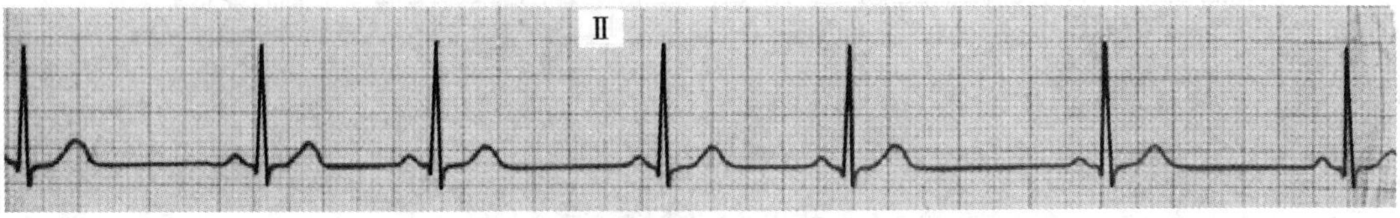

图 6-26 窦性心动过缓伴窦性心律不齐

(二) 期前收缩

期前收缩(premature contraction)又称为过早搏动(premature beat),简称早搏,是指窦房结以外的异位起搏点提前发出激动或折返激动,引起心脏提前兴奋。是临床上常见的心律失常。根据异位起搏点的部位不同分为房性、房室交界性、室性,其中以室性期前收缩最常见。

1. 房性期前收缩(premature atrial contraction) ①提前出现异位 P′波,形态与窦性 P 波不同;②P′-R 间期常>0.12 秒;③QRS-T 波的形态多数正常,也可出现 QRS 波增宽变形或异位 P′波后无 QRS-T 波,前者称为房性期前收缩伴室内差异性传导,后者称为房性期前收缩未下传;④多为不完全性代偿间歇,即期前收缩前后的两个窦性 P 波之间的距离小于正常 P-P 间期的 2 倍(图 6-27)。

2. 交界性期前收缩(premature junctional contraction) ①提前出现 QRS-T 波,形态多数与窦性相同,也可出现 QRS 波增宽变形;②出现逆行性 P′波(P 波在Ⅱ、Ⅲ、aVF 导联倒置,aVR 导联直立),其位置可在 QRS 波之前、之后或隐藏在 QRS 波中,如果在 QRS 波之前,P′-R 间期<0.12 秒,如果在 QRS 波之后,R-P′间期<0.20 秒;③多为完全性代偿间歇,即期前收缩前后的两个窦性 P 波之间的距离等于正常 P-P 间期的 2 倍(图 6-28)。

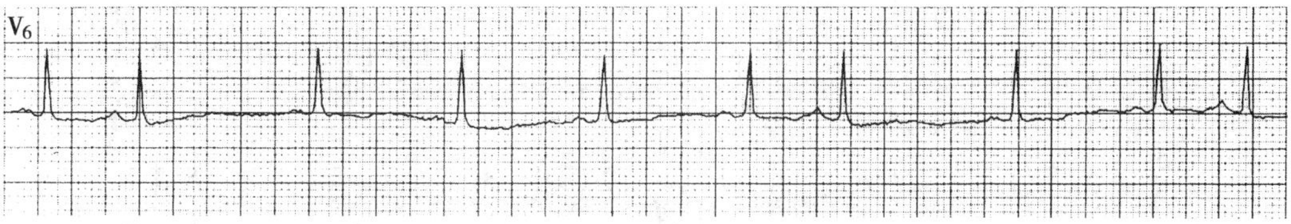

图 6-27　房性期前收缩

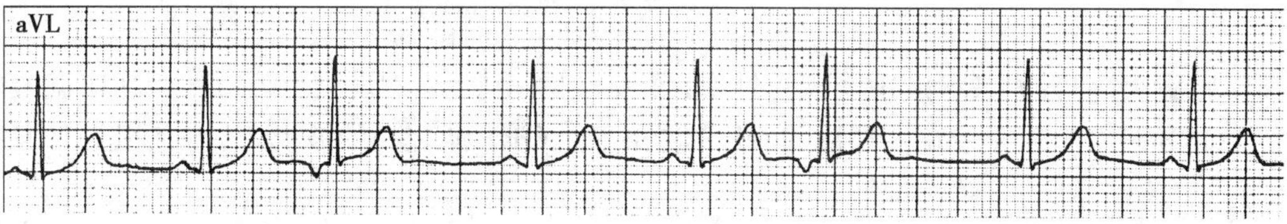

图 6-28　交界性期前收缩

3. 室性期前收缩(premature ventricular contraction)　①提前出现 QRS 波，形态宽大畸形，时间＞0.12 秒；②提前出现的 QRS 波前无相关的 P 波；③T 波与 QRS 波的主波方向相反；④多为完全性代偿间歇(图 6-29)。

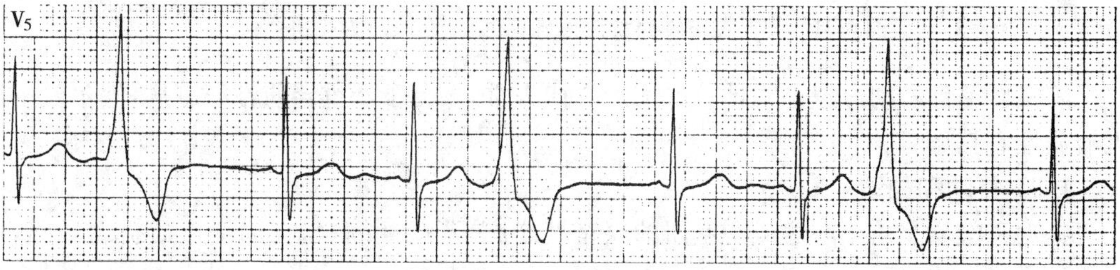

图 6-29　室性期前收缩

期前收缩可见于正常人，器质性心脏病(如冠心病、风湿性心脏病等)，亦可见于某些药物中毒(如洋地黄、普鲁卡因胺等)。

(三) 异位性心动过速

异位性心动过速是指异位节律点兴奋性增高或折返激动引起的快速异位心律，三次或三次以上期前收缩形成异位性心动过速，临床上最常见的是阵发性心动过速，具有突然发生、突然停止的特点。根据异位起搏点的部位可分为房性、交界性、室性心动过速。房性和交界性心动过速在心电图上常常不容易辨别，故统称为室上性心动过速。

1. 阵发性室上性心动过速(paroxysmal supraventricular tachycardia)　心电图特点：①QRS波形态一般正常，如果伴室内差异性传导或室内传导阻滞可出现 QRS 波增宽变形；②可出现 ST-T 改变；③频率多在 160～250 次/分，节律规则；④P′波常与 T 波融合，不易辨认(图 6-30)。

阵发性室上性心动过速常见于健康人，亦可见于器质性心脏病如风湿性心脏病、心肌梗死等。

2. 阵发性室性心动过速(paroxysmal ventricular tachycardia)　①QRS 波宽大畸形，时间＞0.12 秒，T 波与 QRS 主波方向相反；②频率多在 140～200 次/分，节律略有不规则；③房室分离，即 P 波与 QRS 波无固定关系，P 波的频率慢于 QRS 波频率；④偶可出现心室

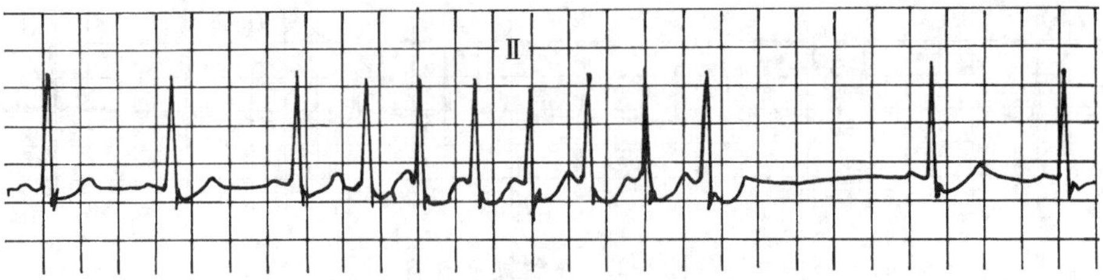

图 6-30 阵发性室上性心动过速

夺获(在宽大畸形的 QRS 波中出现窦性 QRS 波,其前有相关 P 波)或室性融合波(在宽大畸形的 QRS 波中出现介于宽大畸形的 QRS 波和窦性 QRS 波之间的波形,其前有相关 P 波),具有重要诊断意义。(图 6-31)。

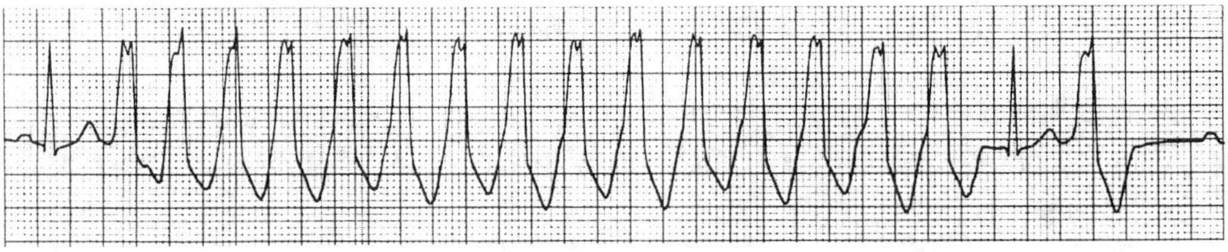

图 6-31 阵发性室性心动过速(倒数第二个波形为心室夺获)

阵发性室性心动过速是一种较严重的心律失常,多见于严重器质性心脏病,偶尔发生于无器质性心脏病者。

(四) 扑动和颤动

扑动和颤动是由于心房或心室肌的兴奋性增高,不应期缩短,在局部形成折返环路,所形成的异位心律。

1. 心房扑动(atrial flutter) 心电图特点是:①窦性 P 波消失,代之以大小、形态、间隔相等的锯齿状扑动波(F 波),F 波在Ⅱ、V_1 导联清楚,频率多为 250～350 次/分;②QRS 波的形态基本正常;③心室律可规则或不规则,如果房室传导比例固定,心室律规则;反之,则心室律不规则(图 6-32)。

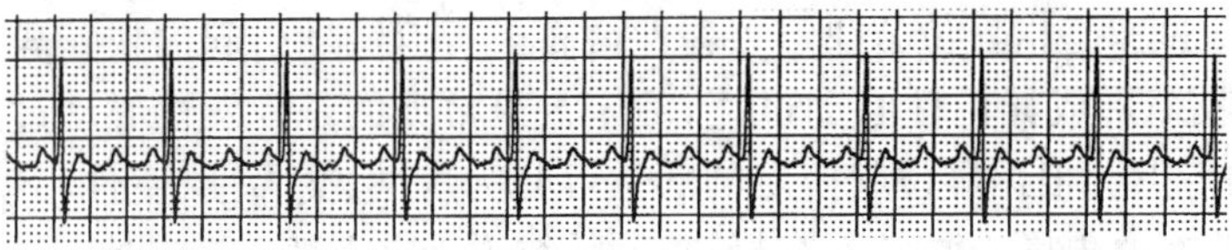

图 6-32 心房扑动

2. 心房颤动(atrial fibrillation) 心电图特点是:①窦性 P 波消失,代之以大小、形态、间隔各异的颤动波(f 波),频率多为 350～600 次/分,f 波通常在 V_1 导联最明显;②QRS 波形态基本正常;③心室律绝对不规则(图 6-33)。

心房颤动是临床上常见的心律失常,而心房扑动多为暂时性。心房扑动和心房颤动主要见于器质性心脏病如风湿性心脏病二尖瓣狭窄、冠心病、甲状腺功能亢进等。

3. 心室扑动(ventricular flutter) 正常 QRS-T 波消失,代之以连续、快速而相对规则的大正弦波,频率多为 200～250 次/分(图 6-34)。心室扑动不能持久,或很快恢复,或转为心室颤动。

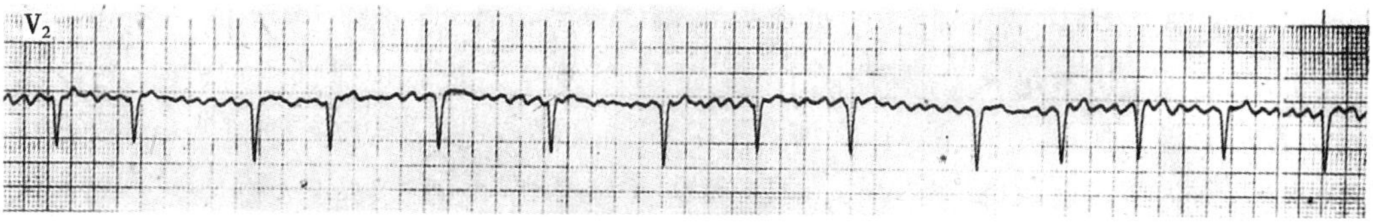

图 6-33　心房颤动

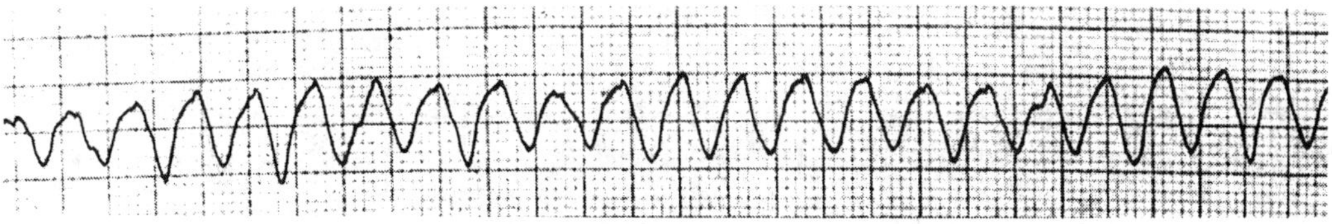

图 6-34　心室扑动

4. 心室颤动(ventricular fibrillation)　正常 QRS-T 波消失,代之以大小不等、形态各异的低小波,频率多为 200～500 次/分(图 6-35)。

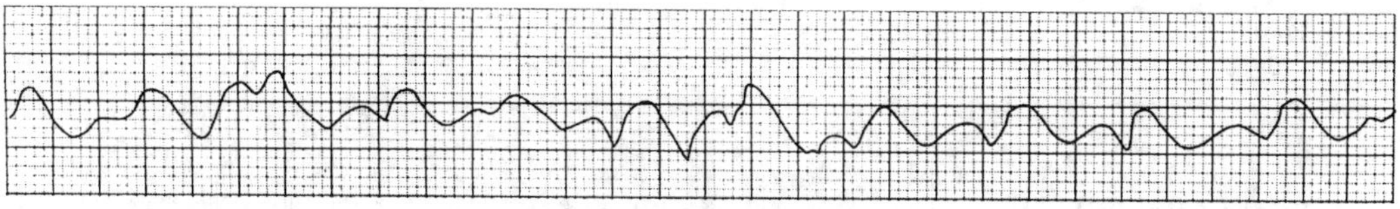

图 6-35　心室颤动

心室扑动和心室颤动是极为严重的致死性心律失常,多见于严重的心肺功能障碍、电解质紊乱、各种疾病的终末期。患者表现为心搏骤停,应立即抢救。

(五) 心脏传导阻滞

根据传导阻滞发生的部位分为窦房阻滞、房内阻滞、房室传导阻滞、室内阻滞。其中以房室传导阻滞较为常见。

房室传导阻滞(atrioventricular block, AVB)是指激动由心房向心室传导过程中发生障碍,造成传导延迟或中断。阻滞可发生在房内的结间束、房室结、希氏束、左右束支同时阻滞,其中房室结和希氏束是最常发生传导阻滞的部位。

根据传导阻滞的程度分为:①一度传导阻滞:传导延迟,但所有激动均可下传;②二度传导阻滞:部分激动不能下传;③三度传导阻滞:所有激动均不能下传。

1. 一度房室传导阻滞　心电图表现:①P-R 间期延长,成人 P-R 间期＞0. 20 秒(老年人 P-R 间期＞0. 22 秒);②每个 P 波后均有 QRS 波(图 6-36)。

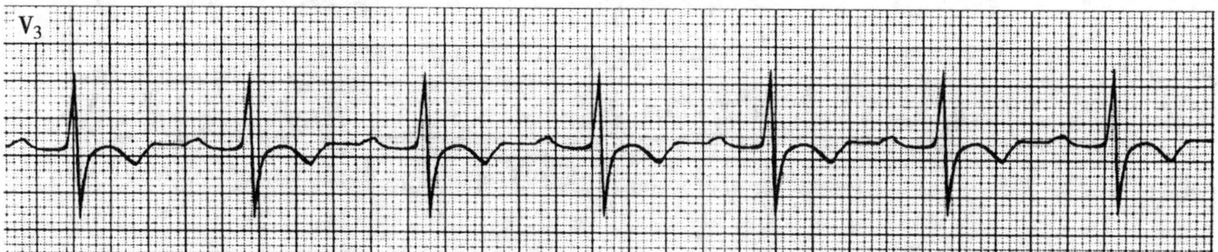

图 6-36　一度房室传导阻滞

2. 二度房室传导阻滞 心电图表现为部分P波后QRS波脱漏。分为两种类型：

(1)二度Ⅰ型房室传导阻滞(莫氏Ⅰ型)：心电图表现为P波规律地出现，P-R间期逐渐延长，直到P波后脱漏QRS波群，漏搏后P-R间期又趋缩短，之后又逐渐延长，如此周而复始地出现，称为文氏现象(图6-37)。

通常以P波数与P波下传数的比例来表示房室阻滞的程度，例如4∶3传导表示4个P波中有3个P波下传心室，而只有1个P波不能下传。

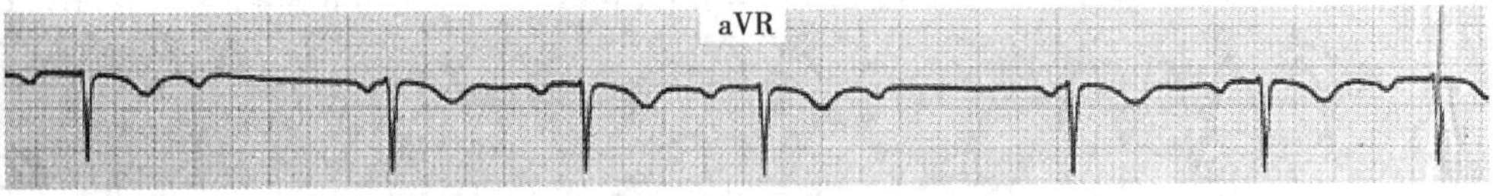

图6-37 二度Ⅰ型房室传导阻滞

(2)二度Ⅱ型房室传导阻滞(莫氏Ⅱ型)：心电图表现为P-R间期恒定(正常或延长)，部分P波后无QRS波群(图6-38)。凡连续2次或2次以上的QRS波群脱漏者，称为高度房室传导阻滞。

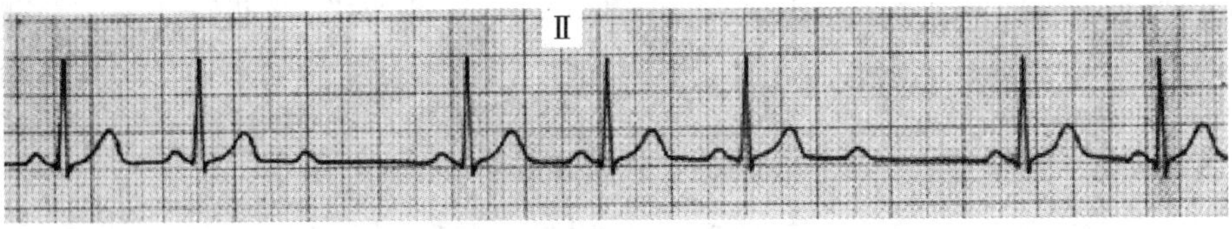

图6-38 二度Ⅱ型房室传导阻滞

3. 三度房室传导阻滞 又称完全性房室传导阻滞。心电图表现为：①P波与QRS波无关，心房率快于心室率；②QRS波形态正常或宽大畸形，如QRS形态正常，频率一般为40～60次/分，为交界性逸搏心律，提示阻滞部位较高；如QRS形态宽大畸形，频率一般为20～40次/分，为室性逸搏心律，提示发生阻滞的部位较低。异位起搏点位置越低，稳定性较差，危险性较高(图6-39)。

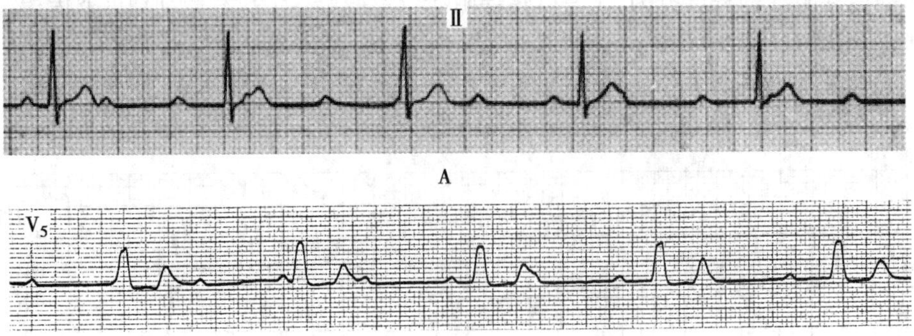

A

B

图6-39 三度房室传导阻滞

A. 交界性逸搏心律 B. 室性逸搏心律

一度或二度Ⅰ型房室传导阻滞多为功能性，与迷走神经张力增高有关。二度Ⅱ型房室传导阻滞和三度房室传导阻滞多由器质性病变引起，如心肌病变、急性心肌梗死、冠心病等。

四、药物和电解质紊乱对心电图的影响

（一）洋地黄效应与洋地黄中毒

洋地黄是治疗心力衰竭的常用药物，它通过影响心肌细胞的离子转运，对其除极和复极产生影响，从而导致心电图的变化。

1. 洋地黄效应　其心电图表现为：①ST-T 鱼钩样改变：即 ST 段呈下斜型下移，与倒置的 T 波形成“鱼钩样改变”。以 R 波为主的导联如Ⅱ、Ⅲ、aVF、V_4～V_6导联表现明显（图 6-40）；②QT 间期缩短。

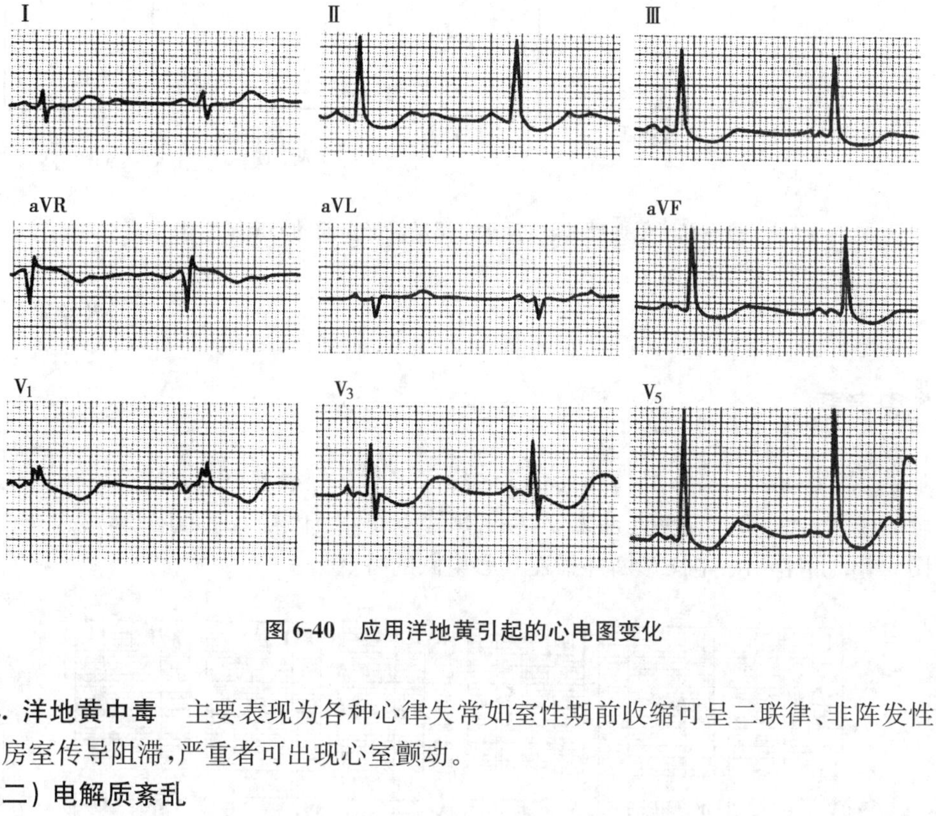

图 6-40　应用洋地黄引起的心电图变化

2. 洋地黄中毒　主要表现为各种心律失常如室性期前收缩可呈二联律、非阵发性心动过速、房室传导阻滞，严重者可出现心室颤动。

（二）电解质紊乱

在心肌电活动中，有 K^+、Na^+、Ca^+ 离子参与，这些离子的浓度变化可直接影响心肌细胞的除极和复极，引起心电图变化，甚至导致心律失常。故通过心电图的变化可早期发现电解质紊乱。但心电图改变与血清电解质的水平并不完全一致，故应结合病史、临床表现及实验室检查进行判断。

1. 高血钾　血钾浓度＞5.5mmol/L 称为高血钾。心电图表现为 T 波高尖，基底部变窄呈帐篷样，Q-T 间期缩短；如血钾进一步增高，可出现 QRS 波群增宽，P-R 间期和 Q-T 间期延长，P 波增宽，降低甚至消失（图 6-41）。高血钾可引起室性心动过速、心室扑动或颤动。

2. 低血钾　血钾浓度＜3.5mmol/L 称为低血钾。心电图表现为 ST 段下移，T 波低平或倒置，U 波增高（U 波＞0.1mV 或 u/T＞1），Q-T（Q-U）间期延长，严重者可引起 QRS 波

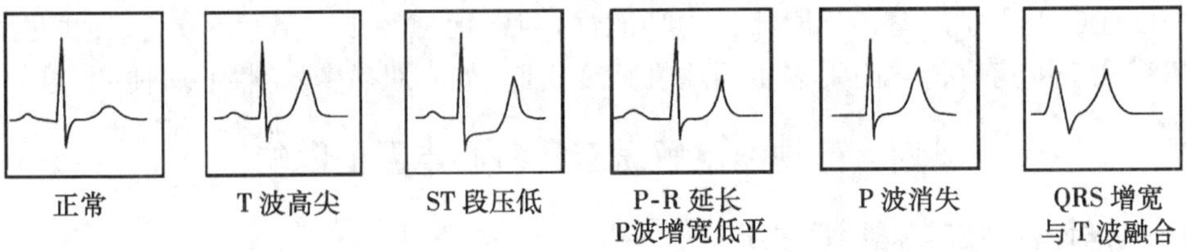

图 6-41 高血钾：随血钾水平逐渐升高引起的心电图变化

群增宽。P 波增高(图 6-42)。低血钾可引起房性心动过速、室性期前收缩、室性心动过速、房室传导阻滞等多种心律失常。

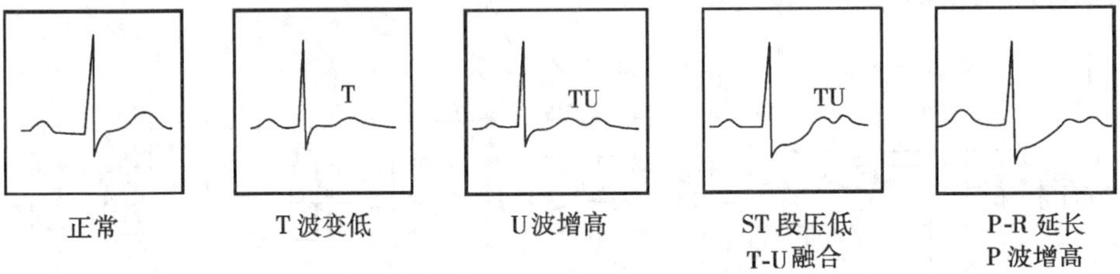

图 6-42 低血钾：随血钾水平逐渐降低引起的心电图变化

（李靖环）

思考题

1. 患者，男，65 岁。活动后胸闷、心前区疼痛 5 年。今晨起(5 小时前)突然出现胸痛，程度较前严重，含服 2 片硝酸甘油无效，患者烦躁不安，大汗淋漓，恶心呕吐。急查心电图显示如图 6-43。请作出心电图诊断并描述其心电图的特点。

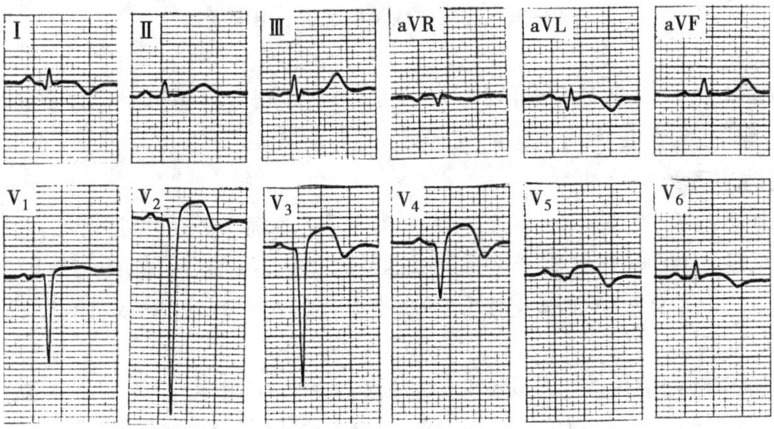

图 6-43 心电图

2. 患者，女，38 岁。风湿性心脏病史 13 年，因心悸、气急半月就诊。心电图显示如图 6-44。请作出心电图诊断并描述其心电图的特点。

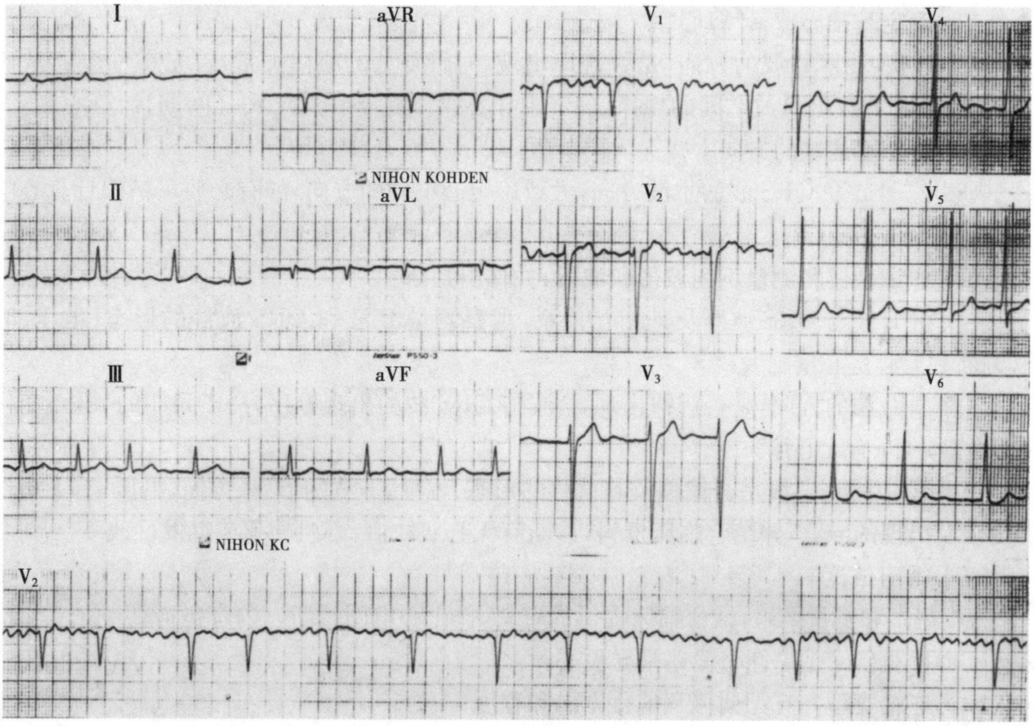

图 6-44　心电图

第四节　心电图分析步骤及应用

学习目标

1. 掌握　心电图的分析步骤。
2. 熟悉　心电监护的导联连接方法；注意事项；图像的分析。
3. 了解　心电监护的适应证和目的。
4. 学会　正确分析心电图。

一、心电图分析步骤

心电图主要反映心脏的电活动，临床上对各种心律失常的诊断具有重要价值；对心肌梗死是可靠而实用的诊断方法；对房室肥大、心肌缺血、药物及电解质紊乱有辅助诊断的意义。正确而全面分析心电图是诊断的前提，具体步骤和方法如下：

（一）一般性阅读

按Ⅰ、Ⅱ、Ⅲ、aVR、aVL、aVF、V_1～V_6的顺序将心电图摆好，首先作一全面检查，确定定准电压和走纸速度，导联连接是否正确，判别是否有伪差或干扰，如肌肉干扰、基线飘移、交流电干扰等。观察各导联的 P、QRS、T 波的有无及相互关系，波形的大小、方向、时间，ST 段形态等，大致判断心电图有无异常。

(二) 确定基础心律,计算心率

寻找P波,观察P波的方向,是否规律出现,对较复杂的心律失常,首先在一个P波比较清楚的导联上找出P波之间的规律,确定主导心律。测量P-P或R-R间期,计算心率。

(三) 确定心电轴的方向

观察Ⅰ、Ⅲ导联QRS波的主波方向,大致确定心电轴的方向,如有必要可精确计算心电轴的度数。

(四) 详细观察和测量下列波形和波段,并作出判断

1. 分析P波与QRS波群及其相互关系,观察测量P波和QRS波群的形态、电压、时间,判断有无心房心室肥大。

2. 根据P波的方向,是否规律出现,P波与QRS波的出现顺序,P-R间期的长短、变化有无规律,判断有无心律失常。

3. 观察、测量ST段是否偏移及其偏移的形态、幅度,T波的形态、方向、电压,有无病理性Q波及出现的导联,并结合临床资料,诊断有无心肌缺血、心肌梗死或继发性改变。

(五) 得出结论

根据观察和测量结果,结合临床提供的资料,作出心电图诊断。内容包括:

1. 心律类别 是窦性心律还是异位心律。

2. 心电轴类型 有无偏移及偏移方向和程度。

3. 心电图是否正常 有以下四种情况:心电图正常、心电图大致正常、心电图可疑、心电图不正常。如果心电图可疑或不正常,应写出具体内容,如左室肥大、急性前壁心肌梗死、心房颤动等。

分析和诊断心电图时,应注意要结合临床资料,如仔细阅读申请单,了解患者的病史。还应熟悉心电图的正常变异,以免发生误诊。

二、心电监护

心电监护是利用心电监护仪器对患者的心电活动进行长时间和(或)远距离监测,通过计算机分析处理后将结果显示于显示器上或打印出来,为临床诊断治疗疾病提供帮助的一种方法。目前常用的是中央心电监测系统,由一台中央监测仪和数台床旁心电监护仪组成,其心电信号通过导线可传输到患者床旁的心电监护仪的显示屏上,也可通过导线输入中央监测仪,医护人员可根据需要同时或分别显示不同床旁监护仪的信息。目前该系统可以同时监测心电、呼吸、血压、心率等多项指标,功能较齐全。

(一) 适应证

心电监护主要用于:①心律失常、心衰、心肌缺血、心肌梗死患者;②中等以上手术的围术期患者;③其他危重患者。

(二) 目的

心电监护的目的是:①监测心律和心率,及时发现和识别心律失常;②对安装起搏器的患者可观察起搏器的功能。③及时发现心肌缺血。

(三) 监测导联

心电监测导联一般使用模拟导联,有三导联和五导联法。可根据监测目的不同采取不同的连接方法。常用三导联连接方法及监测目的如表6-6。

表 6-6　常用心电监护仪导联连接方法及监测目的

监测导联	正极(黄)	负极(红)	地线(黑)	监测目的
MⅡ	左腋前线第 5、6 肋间	胸骨右缘第 1 肋间	左腋前线肋缘处	监测心律失常
MCL_1	胸骨右缘第 4 肋间	左锁骨下外 1/4	右锁骨下外 1/4	监测心律失常
MCL_5	左腋前线第 5、6 肋间	左锁骨下外 1/4	右锁骨下外 1/4	监测心肌缺血

五导联法常用的电极位置如表 6-7。

表 6-7　五导联法常用的电极位置

电极名称	电极位置
右上(RA)	胸骨右缘锁骨中线第一肋间
右下(RL)	右锁骨中线剑突水平处
左上(LA)	胸骨左缘锁骨中线第一肋间
左下(LL)	左锁骨中线剑突水平处
中间(C)	胸骨左缘第四肋间

(四) 注意事项

1. 心电监护不能取代常规 12 导联的心电图　如果监护时发现心电图异常应及时描记心电图，以明确诊断。

2. 心电监护仪的报警装置不能关闭　如果出现报警，应立即观察患者的情况并寻找报警的原因。如患者情况平稳，应检查电极是否脱落，导线连接是否松开。

3. 排除干扰　患者要静卧、保暖、放松；电极片要贴紧皮肤；其他电器与监护仪要有一定距离；要接好地线。

4. 保证安全　地线必须完全接地，避免机器漏电，影响人身安全。

5. 电极位置准确　安装电极时应避开心电图电极的位置、心脏除颤的位置及必要的检查治疗位置。

(五) 图像分析

1. 有无心律失常及心律失常的种类　观察心率快慢、心律是否整齐，不整齐时是否有规律，P 波和 QRS 波的形态有无异常；P-P 间期和 R-R 间期是否规则。P-R 间期的长短是否有规律。

2. 有无致命性心律失常和危险的心律失常　致命性心律失常主要有心室颤动、心室扑动、心室停顿，遇到这些情况要立即呼救并实施心肺复苏和心脏电除颤。危险的心律失常主要有室性心动过速，频发、多源、成对、RonT 的室性期前收缩，这些心律失常可诱发心室颤动，护士发现后应报告医生并积极配合处理。

3. 有无 ST-T 改变及病理性 Q 波　ST-T 改变可见于心肌缺血、高血钾、低血钾等。病理性 Q 波主要见于心肌梗死。发现这些变化后应观察患者的情况，并及时描记心电图来确定诊断。

4. 起搏器有无故障　如果患者安装了心脏起搏器，要观察起搏器的效果，及时发现起搏器的故障并纠正。

(李靖环)

思考题

患者，男，70 岁。活动后胸闷、心前区疼痛 5 年。今晨起(5 小时前)突然出现胸痛，程度较前严重，含服 2 片硝酸甘油无效，患者烦躁不安，大汗淋漓，恶心呕吐。护士遵医嘱拟进行心电监护。请问：

(1)可选用哪些监测导联？如何连接？

(2)发现什么情况应报告医生并配合处理？

第七章 影像检查

影像检查是通过不同的成像手段，使人体内部组织器官的结构显现影像，以了解人体的解剖结构、生理功能及病理变化，从而达到诊断、鉴别诊断和治疗的目的。德国物理学家伦琴于1895年11月发现了X射线，不久X射线就被用于人体疾病检查，对人体疾病进行诊断，从而形成了放射诊断学，并为以后的医学影像学的发展奠定了基础。后人为纪念伦琴，X射线又称“伦琴射线”。

知识链接

医学影像发展史

20世纪70年代以来，由于显像技术的快速发展和突破，诞生了包括计算机体层成像、磁共振成像、超声检查、数字减影血管造影、介入放射学及放射性核素检查等为内容的崭新的医学影像学。同时快速兴起的介入放射学是以影像诊断学为基础，在影像设备的引导下，利用经皮穿刺和导管技术，对某些疾病进行诊断和微创治疗。介入放射学的不断发展使得医学影像学由过去的以诊断为主发展到现在的诊治并重的崭新阶段，介入放射学由于具备微创的特点和肯定的疗效，目前已成为与内科、外科并列的三大治疗学科之一。

X线检查正在从传统的胶片转向计算机放射摄影（CR）、直接数字化摄影（DR）的数字化时代。CT也已从早期单纯的头颅CT发展为超高速多排螺旋CT、双源CT，使疾病得到快速、准确的诊断。了解影像检查的原理、检查特点及临床应用，掌握检查前的准备工作及护理是每位护士必备的基本技能。

第一节 X线检查

学习目标

1. 掌握 X线检查的临床应用。
2. 熟悉 X线的特性、检查方法及各系统组织器官基本病变的X线表现。
3. 熟练掌握 X线检查前各项准备工作。

一、X线的特性及成像原理

X线检查是利用X线穿透人体后，使人体内部结构在荧光屏或胶片上显影，从而直接观察其解剖与生理功能及病理变化，以达到诊断目的的一门科学。

(一) X线的特性

X线是一种波长为0.0006～50nm的电磁波，用于诊断的X线波长为0.008～0.031nm，居γ射线与紫外线之间，由于比可见光的波长短，故肉眼看不见。除上述一般物理性状外，X线还具有以下几方面与X线成像相关的特性：

1. 穿透性 X线对物质有强大的穿透力，能穿透可见光所不能穿透的物质。X线的穿透力与X线管电压密切相关，电压愈高，所产生的X线的波长愈短，穿透力也愈强；反之，电压愈低，所产生的X线波长愈长，其穿透力也弱。另一方面，X线在穿透过程中有一定程度的吸收即衰减，其穿透力还与被照体的密度和厚度相关。X射线的穿透性是其成像的基础。

2. 荧光效应 X线能激发荧光物质(如硫化锌镉及钨酸钙等)，使波长短的X射线转换成波长长的肉眼可见荧光，这种转换称荧光效应。此特性是透视检查的基础。

3. 摄影效应 涂有溴化银的胶片被X线照射后，可以感光，经显影和定影处理后，感光的溴化银中的银离子被还原成金属银，并沉淀于胶片的胶膜内。金属银的微粒沉着于胶片上显现黑色，未感光部分的银离子经冲洗从胶片上脱落而呈白色(即显出胶片片基的透明本色)，便产生了黑和白的影像。感光效应是X线摄影的基础。

4. 生物电离效应 X线通过人体组织器官时，产生电离作用，使人体组织器官产生生物学方面的改变，而损害人体，即生物电离效应。故在医学临床工作中必须进行严格的防护，使医务人员和患者所受到的照射剂量处于最低水平。生物电离效应是放射防护和放射治疗的基础。

(二) X线成像的基本原理

X线之所以能使人体组织在荧屏或胶片上形成像的原因，主要是基于X线的特性，即其穿透性、荧光效应和摄影效应及基于人体组织密度和厚度的差别。当X线透过人体各种不同密度、厚度的组织结构时，其被吸收的程度不同，所以到达荧屏或胶片上的X线量即有差异。因此，在荧屏或X线上就可形成黑白对比不同的影像。

正常人体各组织器官的密度、厚度存在差异。在病理情况下，同一组织器官内，由于病变组织器官与正常组织之间其密度与厚度会有差异，它们对X线的吸收就会有差异。密度高、组织厚的部分吸收X线量就多，而密度低、组织薄的部分吸收X线量就少，这就使照射到荧屏或胶片上的X线量也各不相同，从而得到黑白或明暗对比、层次分明的X射线影像，这样形成了极好的对比度。这种自然存在的密度差异，称为自然对比(表7-1)。对于缺乏自然对比的组织或器官，可人为地引入一定量的在密度上高于或低于该组织或器官的物质(又称造影剂)，使之产生对比，称为人工对比。

二、X线检查方法

X射线检查方法分为普通检查、特殊检查和造影检查三大类。

(一) 普通检查

普通检查是应用身体的自然对比进行透视、摄片。此法简单易行，应用最广，是X线诊断的基本方法。普通检查分为以下两种。

表 7-1 人体组织密度不同和 X 线成像关系表

组织	密度	吸收 X 线	透过的 X 线	X 线影像	
				透视	照片
骨和钙化灶	高	多	少	暗	白
肌肉和液体	中等	稍少	稍多	较暗	灰
脂肪组织	较低	少	多	较亮	深灰
气体	最低	最少	最多	最亮	黑

1. X 线透视 简称透视，透过人体被检查部位的 X 线使荧光屏上形成影像的检查方法，是最常用的 X 线检查方法。一般在暗室内进行，但现在多采取电视透视，不必在暗室内进行。其优点是设备简单、经济、操作简便；可立即得出结论；可以转动被检查者，进行多方位多角度观察；还可观察器官的形态及动态变化。缺点是所获得影像不够清晰、器官的细微结构不易显示；受器官密度和厚度的影响，检查部位受限制，如头颅、脊柱、骨盆；不能留下永久的影像记录，不利于被检查者的随访观察。目前多用于胸部检查、四肢骨折和关节脱位的复位、胃肠道穿孔或梗阻的诊断及确定摄片或造影的部位等。

2. X 线摄片 透过人体被检查部位的 X 线使胶片上形成影像的检查方法。是应用最广泛的 X 线检查方法。其优点是影像清晰、对比度好；一般不受器官密度和厚度的影响，检查范围较广；可作永久记录保存，便于分析对比、集体讨论、会诊、随访比较。缺点是检查范围受胶片大小的限制；由于为瞬时影像，对于器官动态功能的观察不如透视直观、方便，且难以了解器官动态功能的变化；费用比透视高。广泛应用于胸部、腹部、四肢、骨盆及脊椎的检查，由于软组织分辨率不足及重叠遮盖等原因，目前脑实质、脊髓、肝脏、胆囊、胰腺、肾脏、卵巢、子宫等软组织器官的检查已分别被 CT、MRI 和超声检查所替代。

（二）特殊检查

1. 钼靶 X 线摄影检查 由特制的以钼为阳极靶材料的 X 线管所发出的能量低、波长较长的极软 X 线，较易被软组织吸收。作为一种无创性的检查手段，由于其具有痛苦相对较小，简便易行，重复性好，且分辨率高，获取的影像可供随访，且不受体形、年龄的限制等特点，目前较多应用于乳房的常规检查和乳腺癌的普查。其可显示乳腺内有无肿块、肿块的轮廓及与周围组织的关系，对乳腺疾病的诊断，特别是鉴别乳腺的良性或恶性肿瘤有较大价值。

2. 间接摄影检查 又称荧光摄影检查。用照相机将荧屏上的影像资料缩影于胶片上，优点为方便、高效、经济，多用于肺部疾病（如肺结核）的普查。

（三）造影检查

造影检查是将造影剂引入器官或其周围，通过造影剂的强化形成密度差异，提高病变组织与正常组织间的对比度，从而更清楚地显示病变结构及范围，从而了解其解剖结构和功能状态的方法。常见的有消化道造影、泌尿系统造影、心血管造影等。

1. 造影剂的种类 造影剂通常可按密度高低分为高密度造影剂（阳性造影剂）和低密度造影剂（负性造影剂）两大类，高密度造影剂有碘剂、硫酸钡等，低密度造影剂有空气、氧气、二氧化碳等。碘剂属于高密度造影剂中较常用的一种，常用于胆囊造影、胆道造影、心血管造影、静脉肾盂造影；硫酸钡主要用于消化道造影。低密度造影剂则用于胸腹腔、盆腔、脑室造影及关节腔造影等，由于可能引起气体栓塞，目前使用较少。此外，还有气体和硫酸钡混合的气钡双重造影，可用于胃肠道和膀胱疾病的诊断。

2. 造影的方式 根据引入造影剂的方式不同，可分为直接引入法和间接引入法两种。①直接引入法：包括胃钡餐造影、钡剂灌肠、血管造影、窦道造影等；②间接引入法：包括静脉肾盂造影、口服胆囊造影、静脉胆道造影等。

三、X线检查前的准备

进行X线检查前应向被检查者及家属说明检查的目的、方法、注意事项和需要配合的动作姿势，以争取较好的合作。但各种检查前准备又有其特殊性。

（一）透视检查前的准备

检查前应尽量除去检查部位的厚层衣物及可影响X线穿透的物品，如金属或质地较硬的饰物、发夹、膏药、敷料等，以免影响检查结果，得出错误报告。

（二）摄片检查前的准备

摄片检查前应尽量充分裸露投照部位、胸部摄片时需吸气后屏气。除急腹症外，腹部摄片前应先清洁洗肠，以免气体或粪便影响摄片效果和质量。创伤患者如骨折摄片时，应尽量减少搬动，危重患者摄片须有临床医护人员现场监护等。

（三）造影检查前的准备

极度衰竭，或有严重心、肺、肝、肾功能不全者和过敏体质者应禁止检查。

知识链接

造影剂过敏反应的处理

对药物有过敏史患者应慎重选择麻醉剂、造影剂，或禁止检查。碘造影前应常规作过敏试验，过敏试验阳性患者禁止造影检查，无特殊反应方可行造影检查。在检查中必须加强观察，并备好抢救设备和物品。如果出现惊厥、喉头水肿、哮喘发作、周围循环衰竭甚至心脏停搏等严重反应者，应立即终止造影检查，并立即给氧、开通静脉通道，同时迅速通知医生并报告目前病情，准确、及时执行医嘱，监测生命体征，必要时立即配合心肺脑复苏。

1. 胃肠钡餐检查前的准备

（1）检查前3天禁服或停服影响胃肠功能的药物（如泻药）和不透X射线的药物，如含铁、锑、镁、钙等重金属药物，少食产气、多渣食物。

（2）检查前禁食10小时以上。

（3）有胃潴留者检查前应先抽出胃内滞留物。

（4）近期有上消化道出血者暂缓检查，怀疑有胃肠道穿孔、肠梗阻者应禁止检查。

2. 钡剂灌肠检查前的准备

（1）检查前1天进半流质或少渣饮食，下午及晚间饮水1000ml左右。

（2）气钡双重造影者检查前晚服缓泻剂（番泻叶）导泻。

（3）检查当日晨起禁食至检查完毕。

（4）检查前2小时清洁灌肠。

（5）怀疑有肠穿孔、肠梗阻者禁止检查。

3. 碘剂造影前的准备

(1)仔细查询患者及家属有无造影的禁忌证如碘过敏、严重心、肺、肝、肾疾病。

(2)向患者及家属说明造影的过程以获得合作。

(3)碘过敏试验:将30%的碘剂1.0ml缓慢静脉注射,观察15～20分钟内有无不良反应。轻型不良反应可表现为周身灼热感、恶心、呕吐、荨麻疹等;重型不良反应可表现为呼吸、循环、中枢神经系统功能障碍,如喉头水肿、呼吸困难、休克、周围循环衰竭甚至心搏骤停、惊厥。如无上述反应,才能做造影。

4. 心血管造影检查前的准备

(1)造影检查前检测血常规和出、凝血时间。

(2)造影检查前1天分别做碘、普鲁卡因和青霉素过敏试验,穿刺部位备皮。

(3)造影检查前禁食4小时、半小时肌肉注射苯巴比妥0.1g。

(4)造影检查前为患者连接心电图监护仪,并准备好其他抢救设备和药品。

5. 静脉肾盂造影(IVP)检查前的准备

(1)造影检查前3天禁服含重金属药物,如含铁、锑、镁、钙等。

(2)造影检查前1天做碘过敏试验,进无渣、少胀气食物。

(3)造影检查前1天晚服用缓泻剂(番泻叶)导泻。

(4)检查前6小时禁水,排空膀胱后行造影检查。

6. 脑血管造影检查前的准备

(1)造影检查前检测出、凝血时间。

(2)造影检查前1天做碘和普鲁卡因过敏试验。

(3)造影检查前禁食4～6小时。

(4)造影检查前半小时肌肉注射苯巴比妥0.1g、皮下注射阿托品0.5mg。

四、X线检查的防护

由于X射线穿过人体可产生生物电离效应,近代X线机及机房的设计已考虑到防护措施,能保证安全使用,使接受放射量在允许范围内,一般不会造成身体损害。但接受过多的X射线,轻则导致机体发生放射反应,重则造成不同程度的放射损害。

X线检查的防护分为常规防护、患者的防护和工作人员的防护三种。

1. 常规防护　包括屏蔽防护和距离防护,前者包括机房宜较大且墙壁应有一定厚度的砖、水泥,并有通风设备,使用铅或含铅的物质;后者包括使用足够厚度的球管套,同时增加X射线与人体的间距以减少X射线曝射量。

2. 患者防护　合理地选择X射线检查,保护患者,尤其应重视对特殊人群如婴幼儿、孕妇及生殖腺的保护。

3. 工作人员防护　包括严格执行国家有关防护规定,可选择穿戴含铅防护衣、采用屏障设备、影像增强器、远距离隔室操作等措施,减少曝射量。定期做所受X射线量的监测和体格检查等。

五、X线检查的临床应用

X线检查用于临床已有百年历史。尽管其他一些先进的影像检查技术,如CT、MRI、SPECT和PET等对疾病的诊断,显示出了巨大的优越性,但它们并不能取代X线检查。

一些部位的检查，如胃肠道、骨、关节、心血管，仍首选X线检查。X线检查具有成像清晰、经济、简便、方便、痛苦少等优点，因此，在国内外X线检查仍然是影像检查中使用最广泛和最基本的检查方法。

六、各系统常见X线表现

(一) 呼吸系统

由于肺含气体，其低密度与周围器官、软组织及构成胸廓的骨骼形成良好的自然对比，为X线检查提供了非常有利的条件。因此，X线胸部检查应该是应用最普遍最基本的影像学检查方法，可以较清楚显示胸部病灶部位、大小、形状、数量、密度及与周围组织的关系等情况，目前仍然是呼吸系统疾病的诊断、疗效判断、随访观察及人群疾病普查等不可缺少的检查方法。

1. 胸部正常X线表现

(1)胸壁：由骨骼和软组织构成。胸骨、胸椎在正位上与纵隔阴影重叠不易分辨，但肋骨、锁骨、肩胛骨则清晰显示。软组织一般不显影，但男性胸大肌和女性的乳房、乳头可分别在胸片上显影，不要误认为肺内病变阴影。

(2)纵隔：由心、大血管、气管、支气管、食管、淋巴组织、神经及脂肪等器官和组织组成。位于胸骨之后，胸椎之前，界于两肺之间，上至胸廓的入口，下达膈肌，两侧为纵隔胸膜和肺门。

(3)膈：位于胸腔及腹腔之间，分左右两侧，正位膈呈圆顶形向上隆起，为肺野下界。膈顶位于第9或第10后肋水平，左侧较右侧约低1～2cm。其位置的高低与体型有关，肥胖者偏高，瘦长者偏低。膈与心脏相交处称心膈角，膈与肋骨相交处称肋膈角。在透视下可见膈随呼吸而上下运动。

(4)肺野(lung field)：肺为含气组织，X线表现为均匀一致的低密度阴影。为便于标明病变位置，人为地将两肺野各纵行分为3等分，称为内、中、外带；又分别从第2和第4肋骨前端下缘各划一横线，又把肺野分为上、中、下3野(图7-1)。

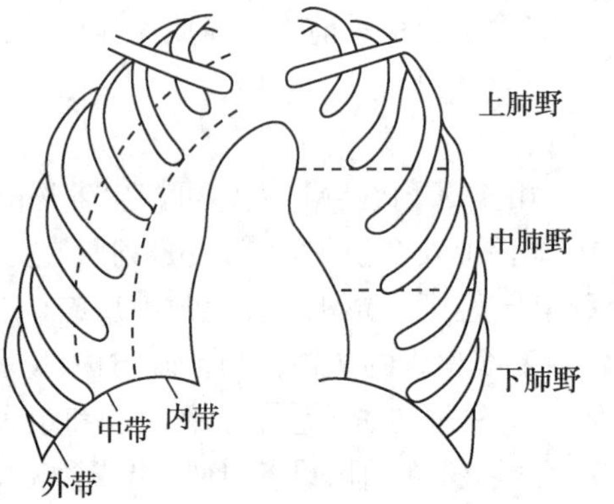

图7-1 肺野划分

(5)肺门(hilar)：由肺动脉、肺静脉、支气管和淋巴组织组合而成，其中以肺动脉为主。位于两侧肺野内带，第2～4前肋骨之间，左侧比右侧略高1～2cm。两侧肺门阴影大小和密度几乎相等。

(6)肺纹理(lung markings)：为自肺门向外侧呈放射状分布的树枝状阴影，逐渐由粗变细，至肺野外带消失。肺纹理由血管、支气管和淋巴管组成，其中主要为肺血管。

2. 肺部基本病变X线表现

(1)渗出与实变：渗出是指肺泡腔内的气体被血管渗出的液体或细胞成分部分替代，如完全替代则表现为实变。渗出的X线表现为密度不太高的较均匀的云絮状阴影，边缘模糊，与正常肺无清楚界限(图7-2)。渗出多为急性炎症表现，多见于各种肺炎、肺结核、肺出血及肺水肿等。实变的X线表现为密度较高的较均匀，边缘较清晰的阴影，在实变的阴影中可显示含气的支气管影，称为空气支气管征。肺实变常见于大叶性肺炎、支气管肺炎等。

（2）增殖性病变：是指肺部慢性炎症产生肉芽组织。X线表现为密度较高，边缘较清楚，点状或结节状阴影。增殖性病变常见于慢性炎症、肺结核等。

（3）纤维化：是指肺部慢性炎症或增殖性病变在愈合过程中常转变为纤维组织而形成瘢痕。较小的纤维化X线表现为局限性索条状阴影，密度高，僵直；病变较大被纤维组织代替后，收缩形成密度高、边缘清楚的块状阴影；弥漫性纤维化依病变程度不同可表现为紊乱的索条状、网状或蜂窝状。多为病变愈合的象征，常见于慢性间质性肺炎、肺结核、尘肺等（图7-3）。

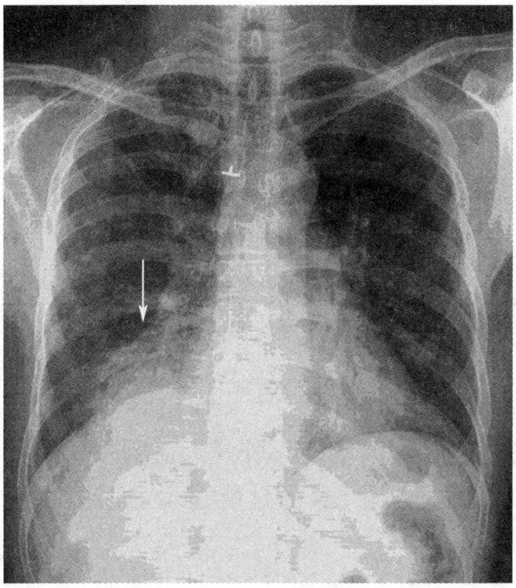

图7-2　右下肺大叶性肺炎

箭头所指为肺炎所在部位

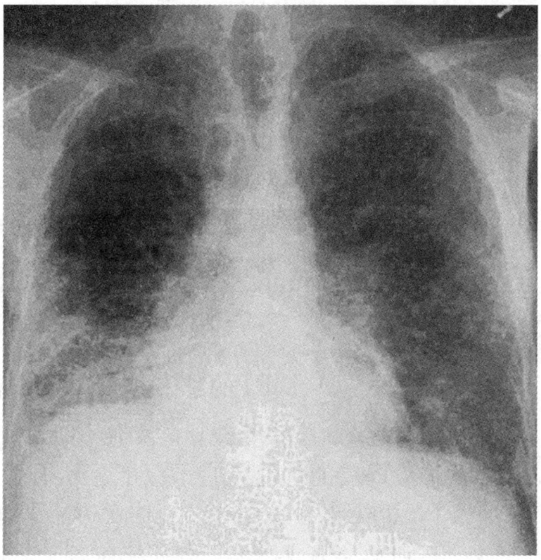

图7-3　两肺纤维化

（4）钙化：是指钙质沉积在坏死的组织内，是慢性炎症愈合的一种形式。X线表现为高密度阴影，边缘锐利，斑点状、块状或球形，呈局限或弥散分布。常见于肺结核痊愈阶段。

（5）空洞与空腔：空洞是指肺组织坏死液化后，经引流支气管排出后而形成的透亮区。X线表现为大小、形状及洞壁厚度不同的密度减低透明区。常见于肺结核、肺脓肿。空腔是指肺内生理腔隙的病理性扩大。X线表现为壁菲薄的无结构的透亮区，腔内一般无液体，囊壁周围无实变。常见于肺大泡、含气肺囊肿等。

（6）结节与肿块：是指肺组织内有实质性组织填充所致。病灶小于或等于2cm者为结节，大于2cm者为肿块，结节或肿块可单发，也可多发。X线表现为密度较高、均匀或不均、边缘锐利或呈分叶状的致密阴影。常见于肺癌、肺转移癌、结核球及炎性假瘤等（图7-4）。

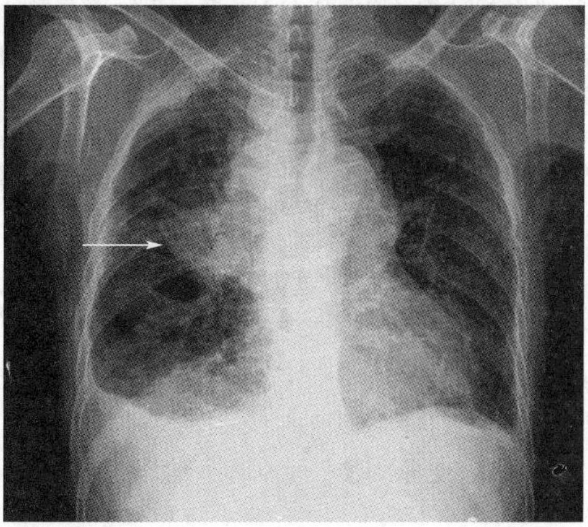

图7-4　中央型肺癌

箭头所指为肺癌所在部位

3. 呼吸系统常见疾病X线表现 见表7-2。

表7-2 呼吸系统常见疾病的X线表现

常见疾病	X线表现
支气管肺癌	肿块边缘呈分叶或毛刺状，轮廓模糊，病灶中心坏死常呈密度降低区；一侧肺门阴影增大，肿块呈浅分叶状，边缘见短毛刺，其内隐约见小透亮区影，常呈阻塞性肺不张
慢性阻塞性肺气肿	两肺野透光度增强，两膈低平，位于第10后肋间以下，心影狭小，纵隔居中，肋间隙增宽，肋骨呈水平走向
自发性气胸	肺野外带出现带状异常透亮无肺纹理区，纵隔向健侧移位
胸腔积液	肺野出现大片状密度增高阴影，上缘稍模糊，呈外高内低凹面向上弧状，纵隔向健侧移位
大叶性肺炎	肺野见密度均匀增高大片状阴影，其内可见支气管气像

（二）循环系统

目前超声、CT、MRI的越来越多应用于循环系统疾病的诊断，但X线检查对心脏及大血管病变的诊断，尤其是与肺部疾病相关的，或可引起肺部改变的心脏及大血管疾病的诊断仍具有非常重要的价值。它不仅能显示心脏大血管的外部轮廓，而且能显示心脏大血管的运动，如主动脉缩窄、主动脉瘤、瓣膜及血管壁的钙化等。

1. 心脏及大血管正常X线表现

心脏位居胸腔中线偏左，右心房位居心脏的右侧，右心室位于心脏前方，左心房居于心脏后上部，左心室偏居心脏左后。大血管位于心底部，包括上腔静脉和主动脉。根据心脏的解剖学特点，检查时需采取后前位、右前斜位、左前斜位等多方位投照，才能显示心脏各个房室的边缘。（图7-5）

2. 心脏及大血管基本病变X线表现

（1）心脏房室增大的X线表现：见表7-3。

表7-3 心脏房室增大的X线表现

房室增大	后前位	左前斜位	右前斜位
左心房增大	当达到或超过右心房边缘，形成"双心房影"	心后缘左心房段向后上隆凸，与左主支气管之间透明带消失	食道吞钡时见食管中下段局限性向后受压移位
左心室增大	左室段延长，心尖下移	心后缘下段向后下隆凸，与脊柱阴影重叠	
右心房增大	右房弧度延长并向右上隆凸	心前缘上段向上或下隆凸并延长，有时与其下方右心室段构成"成角现象"	心后下段向后隆凸，使心后间隙变窄
右心室增大	心尖圆隆、上翘，肺动脉段凸出，使心腰平直或隆凸	心前下缘右心室段向前隆凸，心膈面延长	心前缘肺动脉圆锥部向前隆凸，右室段向前下膨隆，使心前间隙缩小或消失

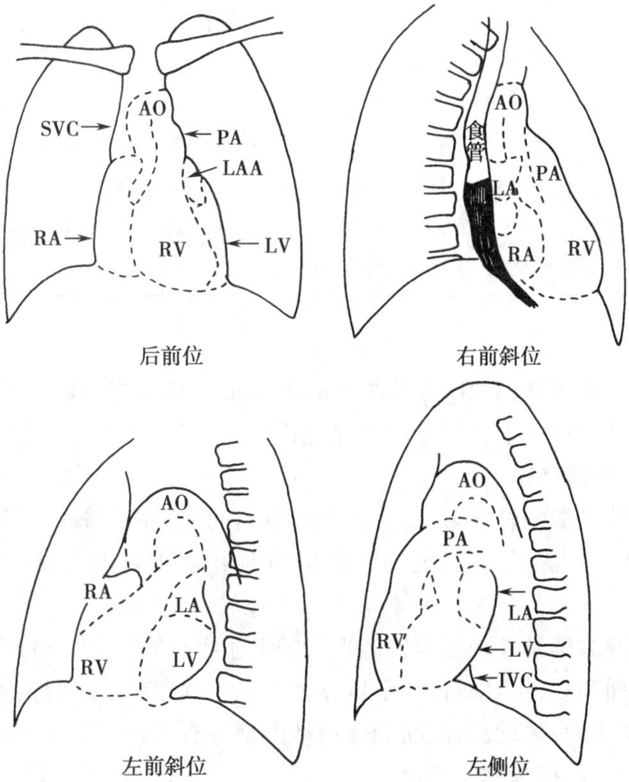

图 7-5　心脏四位片

SVC 上腔静脉；RA 右心房；RV 右心室；AO 主动脉；PA 肺动脉；LAA 左心耳；LA 左心房；LV 左心室；IVC 下腔静脉

(2)心脏疾病引起的肺部改变

1)肺血增多：为肺(动脉)充血，X 线表现为肺动脉血管增粗、增多、边缘清楚；透视下可见肺动脉段和肺门血管搏动增强，呈扩张性搏动，即“肺门舞蹈”。多见于左到右分流的先天性心脏病，如房间隔缺损、室间隔缺损、动脉导管未闭；甲状腺功能亢进等。

2)肺血减少：为肺(动脉)缺血，X 线表现为肺动脉血管变细、稀疏，肺门动脉正常或缩小。多见于右心排血受阻或兼有右向左分流畸形，如肺动脉瓣狭窄、法洛四联症、肺动脉闭锁；原发性及继发性肺动脉高压等。

3)肺淤血：X 线表现为肺门阴影增大、肺血管纹理增多，且边缘模糊不清。多见于二尖瓣狭窄等。

3. 循环系统常见疾病 X 线表现　见表 7-4。

表 7-4　循环系统常见疾病的 X 线表现

常见疾病	X 线表现
心瓣膜病二尖瓣狭窄	心影呈梨形，左心缘见“四弧征”，心尖部向左增大、上翘；心影右侧部见“双重影”，右心缘向右肺野稍突出、增大

续表

常见疾病	X线表现
法洛四联症	肺血减少，两肺门细小，主动脉升部显示不同程度增宽，心脏呈靴形，心腰部凹陷，心尖圆隆上翘
高血压心脏病	主动脉迂曲延长及扩张，心影呈主动脉型增大，心尖部向左下增大
肺源性心脏病	两肺纹理增多、增粗，紊乱，模糊，桶状胸，两侧肺门影增大、增浓，右下肺动脉增粗，横径大于15mm，两膈肌低平，位于第11后肋骨以下，右心室轻度增大，左心尖部稍圆隆、上翘，肺动脉段隆突

(三) 消化系统

消化系统由胃肠道和肝、胆、胰等软组织脏器组成。相互之间缺乏天然对比，因此主要依靠钡餐造影检查才能显示出其形态和功能变化。

1. 胃肠道正常X线表现

(1)食管：呈柔软光滑的管状影，可见扩张与收缩的推进波(蠕动)，钡剂通过顺利。通过后仍有少量钡剂附于黏膜面，显示数条纤细纵行且相互平行的条纹状透光阴影，即黏膜皱襞。

(2)胃：胃体黏膜皱襞常表现为与胃体平行的数条纵行皱襞，靠近胃小弯侧光滑，靠胃体大弯侧的皱襞渐弯曲为斜行或横行，显示胃体大弯侧为锯齿状。一般钡餐后1～5分钟胃开始排出，胃排空受胃张力、蠕动、幽门功能及精神因素等有关，一般2～4小时可排空，如果6小时仍有钡剂存留胃内，即为排空延迟。

(3)十二指肠：球部钡剂充盈时呈三角形或卵圆形，轮廓光滑。降部以下与空肠黏膜相似，为环状皱襞，横纵交错，呈羽毛状。

(4)小肠：空肠黏膜深而密的环状皱襞，钡剂充盈时呈羽毛状，钡剂少时呈雪花状。回肠黏膜环状皱襞渐浅而疏，钡充盈时呈带状或节段状。

(5)大肠：结肠充钡剂后可见多数大致对称的袋状凸出，即结肠袋。升、横结肠黏膜皱襞较密，以横行皱襞为主；降结肠以下黏膜皱襞逐渐变浅，以纵行皱襞为主。

2. 胃肠道病变基本X线表现

(1)管腔大小的改变：X线可表现为管腔狭窄和管腔扩张。多见于炎性管腔狭窄、肿瘤性外压性管腔狭窄、痉挛性管腔狭窄及消化道梗阻或麻痹等。

(2)轮廓的改变：X线可表现为龛影(图7-6)、充盈缺损、憩室及压迹。多见于溃疡性病变、消化道肿瘤、炎性息肉、消化道憩室及占位性病变(图7-7)等。

(3)黏膜皱襞的改变：X线可表现为黏膜皱襞增宽和迂曲、破坏、平坦、纠集及微黏膜皱襞改变。多见于慢性胃炎、食管胃底静脉曲张、消化道肿瘤及消化性溃疡等。

(4)位置的改变：X线可表现为胃肠道位置的改变。按原因的不同可分为先天性和后天性两类胃肠道位置的改变。前者多见于全内脏异位、部分内脏异位等。后者多见于胃肠道腔外肿瘤或炎性肿块推压，邻近器官病变的牵拉等。

(5)功能的改变：可表现为张力的改变、蠕动的改变、运动力的改变及分泌功能的改变。多见于麻痹性肠梗阻、消化性溃疡及消化道肿瘤等。

3. 消化系统常见疾病X线表现 见表7-5。

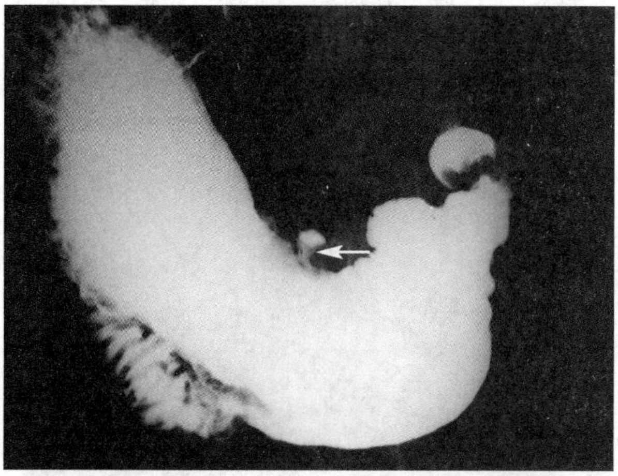

图 7-6　胃小弯侧溃疡

胃溃疡切线位投影，可见龛影呈乳头状突向腔外（↑）

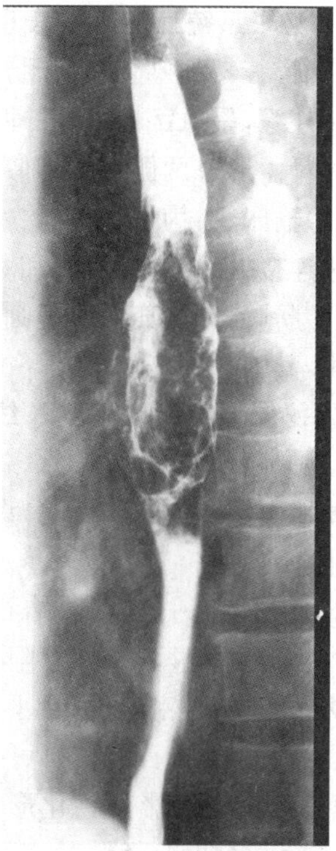

图 7-7　食管癌

食管中段癌（增生型）：肿块向腔内突起造成充盈缺损，表现不规则

表 7-5　消化系统常见疾病的 X 线表现

常见疾病	X 线表现
十二指肠溃疡	十二指肠球部变形，可呈山字形、三叶状，龛影，边缘光整，或呈放射状黏膜纠集，可见激惹现象
胃癌	胃窦部或胃体小弯侧见不规则龛影或充盈缺损，龛影位于胃轮廓内，周围黏膜皱襞增粗、紊乱、部分中断，见"环堤征"及"指压征"，胃小区及胃小沟被破坏，胃壁僵硬，柔软度、移动度减弱
肠梗阻	肠管积气扩张呈"阶梯状"，肠管内可见长短不一的气液平面，液平面可随肠蠕动而上下移动
胃肠穿孔	站立位检查可见双侧或一侧膈下弧形或新月状游离气体

（四）泌尿系统

泌尿系统包括肾脏、输尿管、膀胱和尿道，均缺乏良好的自然对比，平片仅能发现结石和钙化。尿路造影是 X 线检查的主要方法，可显示泌尿器官的功能和形态。泌尿系统检查方法包括腹部平片和造影检查两种：前者可显示肾脏的位置、大小、形状、有无泌尿系统阳性结石和钙化病变。后者包括①尿路造影：静脉肾盂造影、逆行肾盂造影、膀胱造影等；②腹膜后充气造影；③选择性肾动脉造影。

1. 泌尿系统正常X线表现

(1)肾脏:肾脏周围有脂肪囊,在质量良好的平片上,两肾轮廓清晰。正常肾脏影位于腰大肌影外缘,呈八字形排列。两肾大小、形状大致对称,一般在第12胸椎至第3腰椎之间。造影时肾盂形态两侧大致相似,轮廓光滑规则,肾小盏的杯口状凹陷,边缘锐利。

(2)输尿管:为边缘光滑、长约25cm的细条状致密影,形态自然。有三处生理狭窄,即与肾盂连接处、跨越髂血管和骨盆边缘处及进入膀胱处。

(3)膀胱:膀胱充盈时呈圆形或横置的卵圆形,边缘光滑整齐,密度均匀。充盈较少时膀胱较扁,其上缘凹陷。

2. 泌尿系统基本病变X线表现

(1)尿路积水:尿路积水多由尿路狭窄或阻塞所引起,早期可表现为肾小盏杯口状变平。

(2)结石和钙化:多数结石密度较高,能在平片上显影,又称为阳性结石(图7-8),极少数结石密度低,在平片上不能显影,又称为阴性结石。结石可表现为颗粒状、鹿角状高密度影。钙化形态表现多种多样,钙化多见于肾结核、肾肿瘤、肾囊肿等。

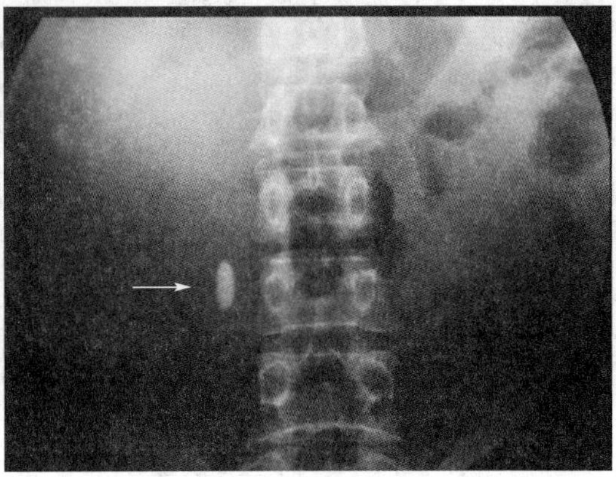

图7-8 右输尿管上段结石

箭头所指为结石所在部位

(3)肾脏肿块:是指肾内正常组织被肿瘤或其他组织所替代,可表现为肾脏轮廓增大和充盈缺损。

(4)膀胱异常:常见的是膀胱壁增厚,超过5mm。局限性膀胱壁增厚多见于膀胱肿瘤。弥漫性增厚多见于膀胱的各种炎症。

(五)骨、关节系统

骨、关节系统由骨、关节和骨骼肌组成,骨质含有大量的钙盐,是人体最致密的组织,与周围软组织形成较好的自然对比,因而X线检查是最基础的影像检查方法。X线检查不仅能明确区分骨、关节系统正常和异常,还能显示病变的部位、范围及程度,对某些疾病有定性诊断价值。但不少骨、关节系统的X线表现晚于临床表现,因此初次检查阴性者不能排除早期病变的存在。

1. 骨、关节系统正常X线表现

(1)骨:小儿长骨可分为骨干、干骺端、骨骺及骺板等组成。在骨的发育过程中,骨的原始骨化中心和继发骨化中心的出现时间、骨骺和干骺端骨性愈合时间及形态变化都具有一定的规律性,这种规律用月或年来表示称为骨龄(bone age)。成人长骨的骨皮质为密质骨,X线表现为较厚、密度高而均匀的致密影;长骨的松质骨由较多骨小梁组成,骨小梁自骨皮质向骨髓腔延伸,互相连接形成海绵状,骨小梁间充以骨髓,其X线显影密度低于密质骨,且可见多数骨小梁交叉排列。

(2)关节:四肢关节均为滑膜关节,主要包括关节面、关节囊及关节腔三部分。①关节面:X线表现为两个相对边缘光滑整齐的线状致密影;②关节间隙:X线表现为两个骨性关节面之间的相距匀称的透亮间隙,由关节软骨、关节腔及少量滑液组成;③关节囊、韧带和关节盘：X线不能显影。

2. 骨、关节系统基本病变X线表现

（1）骨质疏松：指骨组织的有机成分和钙盐均减少，但比例正常。X线表现为骨密度降低，长骨松质骨中骨小梁数目明显减少、变细。多见于老年、绝经期后妇女及营养不良等。

（2）骨质软化：指骨组织的有机成分正常，矿物质含量减少。X线表现为骨密度降低，尤其以腰椎和骨盆最为明显。骨小梁和骨皮质边缘模糊。多见于佝偻病、骨质软化症及肾功能不全等。

（3）骨质破坏：指局部骨质被病理组织所代替而造成骨组织消失。X线表现为骨质局限性密度降低，骨小梁稀疏甚至消失而形成完全没有骨结构的骨质缺损。多见于炎症、肉芽肿、肿瘤或肿瘤样病变。

（4）骨质增生硬化：指一定单位体积内骨量增多。X线表现为骨质密度增高，骨小梁增多增粗、致密，骨皮质增厚致密。多见于慢性炎症、外伤及原发性骨肿瘤。

（5）骨膜增生：指骨膜受刺激后，骨膜内层成骨细胞活动增加而形成骨膜新生骨，又称骨膜反应。骨膜增生的厚度与范围同病变发生的部位、性质及发展阶段有关。X线表现为与骨皮质平行排列的细线状、层状及葱皮样骨膜反应。多见于炎症、外伤、肿瘤及骨膜下出血等。

（6）骨质坏死：指骨组织局部新陈代谢停止，坏死的骨质称为死骨。X线表现为骨质局限性密度增高。多见于慢性化脓性骨髓炎、骨缺血性坏死及外伤骨折后等。

（7）关节破坏：是关节软骨及下方的骨性关节面骨质为病理组织侵犯、替代所致。X线表现为关节间隙变窄、骨质破坏和缺损、关节半脱位及变形。最常见于炎症、结核等。

（8）关节退行性变：指软骨变性、坏死和溶解，逐渐为纤维组织所代替。X线表现为骨性关节面模糊、中断、消失、关节间隙变窄。多见于老年人、慢性外伤或长期承重。

（9）关节脱位：指关节脱离正常位置。从病因上可分为外伤性、先天性和病理性脱离（图7-9）。

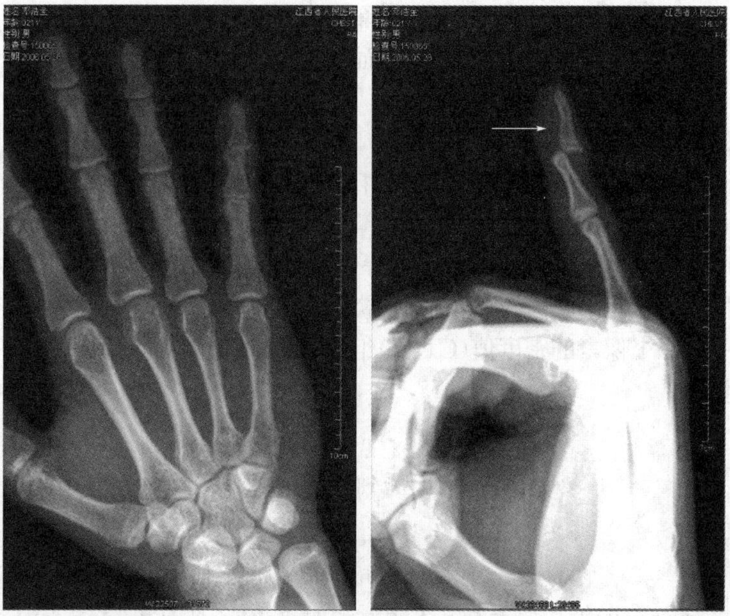

图7-9 右小指关节脱位

箭头所指为关节脱位部位

(六) 其他

X线检查还可应用于中枢神经系统、头颈部、生殖系统等进行影像学检查。

(王木生)

思考题

患者男性,25岁,既往史身体健康,10分钟前因用力排便导致左侧胸部剧烈疼痛伴呼吸困难,临床初步诊断为自发性气胸,请问该患者进行X线摄片时可发现哪些改变?

第二节 计算机体层成像和磁共振成像检查

学习目标

1. 熟悉 计算机体层成像、磁共振成像检查的临床应用。
2. 了解 计算机体层成像、磁共振成像检查的成像原理和特点。
3. 熟练掌握 计算机体层成像、磁共振成像检查前各项准备工作。

一、计算机体层成像

计算机体层成像(computed tomography,CT)是通过X线管环绕人体某一层面的扫描,测得该层面中各点吸收X线的数据,再利用电子计算机的高速运算能力及图像重建原理,求得该层面的横断面或冠状面的图像。CT自20世纪70年代开始应用临床诊断以来,发展非常迅速,三维采集数据的螺旋扫描使得多方位重组、三维显示、最大密度投影等新的显示方式成为现实,在此基础上,CT血管成像、CT内镜已应用临床,并显示出其独特的优势。由于密度分辨力明显优于X线图像,从而显著扩大了人体的检查范围,提高了病变的检出率和诊断的准确率。

(一) CT的成像原理和特点

CT是数字断层成像,首先将断面虚拟成由若干像素组成的矩阵,X线呈有一定厚度的笔形或扇形束沿着身体某一需要检查的层面进行等厚度扫射,测定器将衰减的X射线强度转换成不同电流强度的电信号,电信号送入计算机。X线束用不同运动方式以脉冲形式依次从不同角度穿过人体的同一解剖层面,测定器将所获得的电信号依次送入计算机,经过计算机计算出该层面矩阵中每一个像素的密度值(CT值)组成数字矩阵,然后重建图像的一种成像技术。

知识链接

CT值

是指在X线穿过人体的过程中,组织对于X射线的衰减系数体现了组织的密度,组织的CT值是指该组织的衰减系数与水的衰减系数之差再与水的衰减系数相比之后乘以1000,其单位名称为豪氏单位(Hounsfield unit,HU)。CT值是以水为标准,各组织的CT值均与它作比较。物质的CT值反映物质的密度,CT值越高,其密度越高。CT值在-30~-100HU左右大多数为脂肪组织;CT值在0HU左右为水样组织;CT值在-1000HU左右为气体。

（二）CT 的检查方法

1. 平扫 是不用造影剂的普通扫描(图 7-10)。适用于颅脑损伤、急性脑血管病。

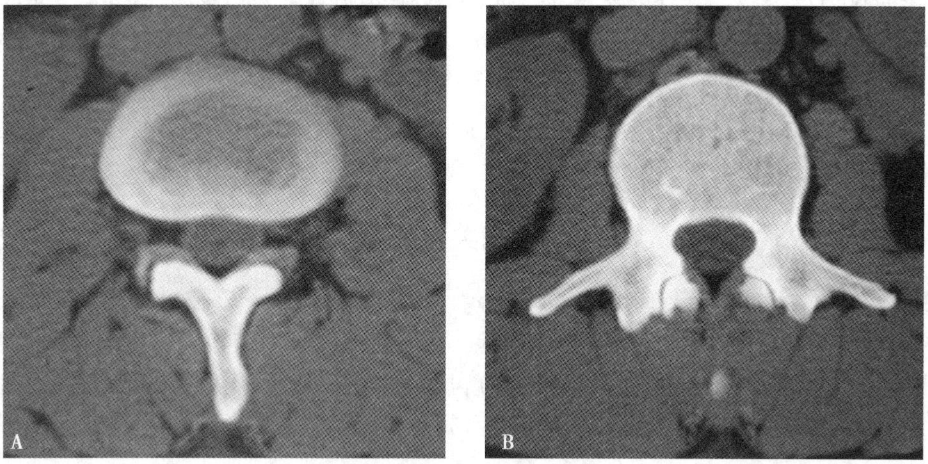

图 7-10 腰椎间盘 CT 平扫

A. 椎间盘层面;B. 椎体中部层面

2. 增强扫描 是为了提高病变组织与正常组织间的密度差,以显示平扫未被显示或显示不清的病变,经静脉注射造影剂后再进行扫描。多用于除颅脑损伤、急性脑血管病及椎间盘检查的患者外,一般需要在平扫后加作增强扫描。

3. 高分辨率扫描 高分辨率扫描(high resolution,HRCT)是指着重提高空间分辨率的扫描方式。多用于观察骨的细微结构如耳蜗、听小骨等,肺内微细结构及微小病灶的结构。

（三）CT 的临床应用

CT 主要用于脑、脊髓、纵隔、肺、肝、胆、胰、脾、肾及盆腔器官的检查。心脏、血管系统以及胃肠道,由于存在运动干扰,使用普通 CT 检查图像不清晰,目前临床应用较少,而骨、关节疾病多可采用简便、经济的 X 线检查确诊,一般不采用 CT。CT 的临床应用主要包括:

1. 颅脑疾病 用于诊断脑先天性畸形、脑血管疾病、颅脑外伤、颅内感染、颅内肿瘤及脑寄生虫病等。

2. 头颈部疾病 用于诊断耳与乳突、眼与眼眶、鼻与鼻窦、鼻咽部、喉部及头颈部软组织疾病。

3. 胸部疾病 用于诊断气道、纵隔、肺、胸膜和胸壁、膈肌、心与心包、主动脉疾病等,尤其对支气管肺癌的早期诊断和分期,肺结节病、纵隔肿瘤、心包和主动脉疾病诊断和鉴别诊断具有十分重要的价值。

4. 腹部疾病 用于诊断肝、胆、胰腺、脾、肾、肾上腺、腹腔和腹膜后病变,腹腔内大血管病变、胃肠道肿瘤管壁或管腔外侵犯,腹腔炎症、腹膜后肿瘤以及腹部手术后并发症等。

5. 盆腔疾病 用于诊断男、女性生殖器官、膀胱与直肠肿瘤、炎症、外伤及其他疾病等。

6. 脊柱疾病 用于诊断椎管狭窄、椎间盘病变、脊椎和脊髓肿瘤病变,后者常需行脊髓造影 CT 扫描。

（四）CT 扫描前的准备

CT 扫描前一般不需特殊准备。向被检查者解释 CT 检查是一种简单、迅速、诊断价值高的检查方法。对身体无副作用，检查无痛苦和危险，帮助被检查者克服紧张和恐惧心理。①检查前询问被检查者有无过敏史并做碘过敏试验，根据不同的检查部位选择不同的造影剂；②作增强扫描，检查前应禁饮、禁食 4 小时；③进行腹部 CT 扫描时，扫描前不应做其他造影检查，尤其是钡剂消化道造影，因为肠腔内残留的造影剂可形成伪影，可严重影响 CT 图像的质量；④做头颅 CT 检查者，扫描前一天清洁头发；⑤做胸、腹、盆腔 CT 检查者，应穿无金属饰品的衣服；⑥肺与纵隔 CT 检查者，应训练被检查者吸气和屏气，以免呼吸运动造成图像模糊。

二、磁共振成像

磁共振成像(magnetic resonance imaging，MRI)是利用原子核在磁场内共振所产生的信号经电子计算机重建成像的一种成像技术。它不仅可以显示被检查组织的高清晰度的组织解剖学结构，还在一定程度上反应组织的病理及生化改变甚至功能的改变；无放射性损伤，对软组织密度分辨率高，能多方位多序列成像，且检查也无需引入造影剂，临床应用较广泛。

(一) MRI 成像原理及图像特点

具有单数电子的原子核(质子)形成一个小磁场，当人体被放在一个强大的静磁场内时，人体原来杂乱无章的质子就会排列整齐形成一个磁矩，当外加一个与质子震动频率相同的射频场时，磁矩会发生主磁场方向和强度的改变，射频场停止后，主磁场又回到原来的方向和强度，这种现象称为磁共振。在磁共振现象中，终止射频脉冲后，质子将恢复到原来的平衡状态，这个恢复过程称为弛豫。纵向磁化从零恢复到原来数值的 63%所需时间称为纵向弛豫时间(T_1)。横向磁化从最大减少到最大值的 37%所需时间称为横向弛豫时间(T_2)。由于人体组织结构存在差异，氢质子的含量也不同，从而造成氢质子之间弛豫时间的差别，把这些弛豫时间的差别用电信号记录下来并进行数字化处理，形成黑白差别的磁共振图像，这就是 MRI 的成像原理。

MRI 在同一个解剖层面或部位可获得 T_1WI(T_1加权像)、T_2WI(T_2加权像)等不同参数的图像(图 7-11)，即多参数成像。可直接获得人体横断面、冠状面、矢状面及任意倾斜层面的图像，即多方位成像。还可以识别血管的存在即血管内的血液是否流动或已形成血栓。

(二) MRI 的临床应用

由于 MRI 能更清楚地显示病变、判断病变的成分及性质，能清楚地分辨肌肉、肌腱、筋膜、脂肪等软组织结构，能发现脑和脊髓内数毫米的微小病变，能清楚显示颅底、脑干和小脑病变，临床应用较广泛，主要包括：

1. 颅脑疾病 MRI 可清晰分辨脑灰质和白质，对多发性硬化等脱髓鞘病优于 CT。对脑出血、脑外伤、脑梗死及脑肿瘤等诊断与 CT 相似，但可显示 CT 为等密度的硬膜下血肿。MRI 有可能显示 CT 不能显示的脑梗死或脑肿瘤的早期病变。MRI 可作为脑干及小脑病变的首选检查方法。

2. 脊柱疾病 MRI 不需要造影剂就能清晰显示脊髓、硬膜囊和硬膜外脂肪。对肿瘤、脊髓空洞症、脱髓鞘病变、椎间盘突出症等有较高诊断价值。

3. 胸部疾病 MRI 对肺的检查不如常规 X 线，但对纵隔检查则优于 CT，不用造影剂即可分辨纵隔血管和肿块。MRI 可显示心脏、大血管的内腔，既可识别异常组织又有利于功能判断。

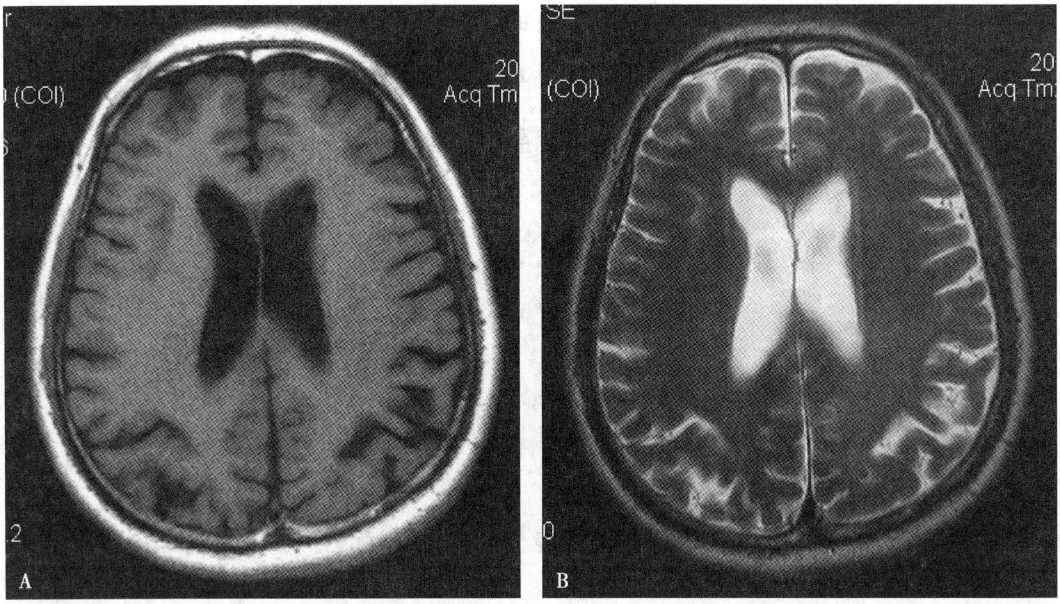

图 7-11 头颅横断面 T_1WI（A），T_2WI（B）

4. 腹部疾病 MRI 主要用于肝、胰、脾、肾等实质脏器检查，尤其对肝、肾等恶性肿瘤的早期诊断及分期有帮助。

5. 盆腔疾病 MRI 对直肠及泌尿生殖系统优于 CT，尤其对膀胱、前列腺、卵巢和子宫等恶性肿瘤的早期诊断及分期有帮助。

6. 骨、关节疾病 MRI 对骨、关节病变包括肿瘤、炎症及代谢疾病能清晰显示，特别是急性骨髓炎早期。同时也是诊断膝关节半月板病变的首选方法。

（三）MRI 扫描前准备

1. 检查复杂，操作时间较长，扫描前需向被检查者作必要的说明，以消除其入磁场检查时的顾虑和恐惧。告之被检查者在检查时务必保持安静，保持相对固定体位，以提高图像质量。胸腹部检查过程中，需要屏气，有利提高图像质量。

2. 上腹部检查前禁食禁水。

3. 需除去被检查者随身携带的任何可干扰磁场的金属物件，如义齿、硬币、钥匙、磁卡、手表及皮带等物品。

4. 早期妊娠者不做 MRI 扫描。

5. 需要使用生命支持系统的危重患者、癫痫患者、幽闭恐惧症患者等需慎重对待。

6. 体内有各种金属物植入的被检查者，如带有心脏起搏器和助听器、带有人工心脏瓣膜等，不能进行 MRI 检查。

（王木生）

思考题

患者女性，54 岁，患高血压病 15 年，因与家人吵架情绪激动后，1 小时出现头痛、呕吐，伴左侧肢体瘫痪，临床初步诊断为脑出血，请问对该患者应该首选哪种影像学检查？如果患者有义齿，检查前应该做哪些准备？

第三节 超声检查

学习目标

1. 掌握 超声检查前各项准备工作。
2. 熟悉 正常脏器和常见病变的回声特点，超声检查的方法及临床应用。
3. 了解 超声波的物理特性、超声检查基本原理与成像特点、超声技术新进展。
4. 熟练掌握 超声检查前各项准备工作。

频率在16～20 000Hz（赫兹）的机械波能使人耳听到，称为声波。超声（ultrasound）是指超过正常人耳能听到的声波，频率在20 000Hz以上。用于医学诊断上常用的频率为2.5～5MHz（1MHz＝100万Hz）。超声检查是运用超声波的物理特性和人体组织器官声学性质上的差异，以波形、曲线或图像的形式显示和记录，从而对人体组织器官的形态结构、功能状态和物理特征做出诊断的一种非创伤性的检查方法。超声检查可获得高质量的软组织器官和病变的断层图像，可诊断运动器官的活动情况，且有成像快、诊断及时、无痛苦、无损伤、可多次重复检查等优点，目前已成为现代医学影像诊断的重要检查方法之一。

一、超声波的物理特性

1. 束射性或指向性 超声波与一般声波不同，由于频率高，波长短，在介质中呈直线传播，具有好的束射性或指向性。这是超声对人体组织器官进行定向探测的基础。

2. 反射和折射 当一束超声波入射到比自身波长大很多倍的两种介质的交界面时，就会产生反射与折射现象。超声波在介质中传播时所受到的阻力，称为声阻抗，不同组织器官其声阻抗不同。声阻抗差越大，反射越强，折射越弱；反之亦然。

3. 散射 散射是指超声与直径明显小于其波长的微粒相互作用时，大部分超声能量继续向前传播，小部分超声能量被微粒吸收后再向周围辐射声波的现象。组织器官内的细微结构对超声的散射，是脏器内部图像形成的基础。

4. 吸收与衰减 超声在介质中传播时除声束的远场扩散，界面反射和散射使其声能衰减外，还有介质吸收导致的衰减，影响衰减的因素包括介质的黏滞性、导热率和弛豫性。不同组织器官对入射超声的吸收衰减程度不一，主要与组织中蛋白质和水的含量有关，且在同一种组织中又随超声频率的增高而增大。

5. 多普勒效应 入射超声遇到活动的界面后，散射和反射回声产生频率改变即为超声多普勒效应。根据多普勒效应原理，频移的大小与活动速度呈正比，利用此效应可测算出有无血流或组织活动、活动方向和活动速度以及速度的离散度等。利用这一特性可对心脏血管等活动脏器进行检测。

二、超声检查的基本原理与成像特点

根据超声波的物理特性，其中最重要是声阻抗、声衰减和多普勒效应三个特性。人体不

同的组织与器官,包括病理组织均有它特定的声阻抗和衰减特性,从而构成了声阻抗上的差别和衰减上的差异。超声射入体内,由表面到深部,要经过声阻抗和衰减特性不同的组织与器官,可产生不同的反射和衰减。这种不同的反射与衰减是构成超声图像的基础。将接收到的回声,根据回声的强弱用明暗不同的光点依次显示在荧屏上,通过不同的扫查方式,便可显出人体的断面超声图像,称之为声像图。

超声经过正常器官或病变组织器官的内部,其内部结构的均质不同,可构成声阻抗和衰减特性上的差异,形成无回声、低回声或不同程度的高至强回声。人体组织中以水的吸收系数最小,骨骼和气体吸收系数最大。

三、正常脏器的回声特点

1. 无回声 尿、胆汁、血液、胸腹水及心包积液等液性物质,内部不存在声阻抗差,也就无声学界面。超声波通过时,无界面反射,表现为液性平段(A 型)或无回声暗区(B 型),因此,该类组织属于无反射型。

2. 低回声 超声通过肝脏、心肌等基本均质的实质性组织时,回声较少。

3. 高回声 超声通过结构复杂,排列无一定规律的实质性组织(如乳腺)时,可遇到较多而紊乱的界面,因此,回收的反射较多,振幅较大或表现为较强的密集光点回声。在两种声阻抗差较大的组织所构成的界面上,超声波反射也较强而多,如心内膜、心外膜、心瓣膜及肾包膜等。

4. 强回声 当超声波到达软组织与含气组织(如肺、肠等)及骨骼、钙化、结石等所形成的界面时,界面两侧组织的声阻抗相差达 3000 多倍,声能几乎全部被反射,不能透射入下一组织,显示屏上出现强反射,界面后方的组织结构不能显示。

四、常见病变的回声特点

1. 占位性病变 即在脏器或组织中,出现异常的团块状回声。如异常的团块状回声呈圆形或椭圆形、边界光滑、后方回声增强,可考虑良性病变;异常的团块状回声界面数减少、不变或增多,而呈现局灶性的回声减弱、等回声或回声增强区,且边界不光滑,呈毛刺状,应考虑恶性改变。

2. 结石 泌尿系结石、胆囊结石在检测部位出现强回声光团,光团后有垂线形暗区,称后方声影(图 7-12)。

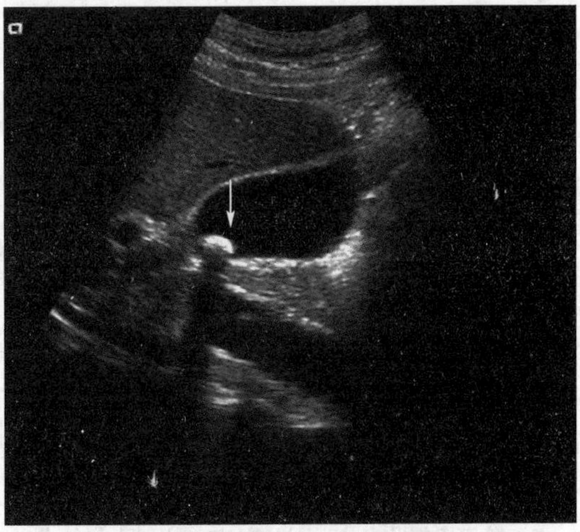

图 7-12 胆囊结石的超声表现
箭头所指为胆囊结石

3. 肝硬化腹水 肝体积缩小,肝包膜回声失常,表现凹凸不平,肝缘变钝,腹部有腹水(液性暗区),肝实质内回声为反射不均的增粗增强光带。

4. 脂肪肝 由于肝内脂肪沉积,超声显示为强回声,后方回声逐渐衰减,脏器内血管结构显示不清,肝体积增大。

5. 炎症 急性炎症早期显示炎症脏器的肿胀,回声所示光点较稀少;急性炎症充血明显时,其中界面增多而使回声图上光点致密、变亮;较大区域出血则呈现局限性暗区。

五、超声检查方法

(一) A型超声检查

即幅度调制型，以幅度变化反映回声情况，由于此法过于粗略，该检查已被B型超声检查所取代。

(二) B型超声检查

B型超声检查为辉度调制型，将从人体反射回来的回波信号以光点形式组成切面图像。此种图像与人体的解剖结构极其相似，故能直观地显示脏器的大小形态、内部结构，并可将实质性、液性或含气性组织区分开来。此项检查适用范围广，对肝、胆囊、脾、胰、肾、肾上腺、膀胱、前列腺、子宫、卵巢、腹水、胸水等疾病的诊断及胎儿检查有很高的诊断价值。

(三) M型超声检查

M型超声检查又称为M型超声心动图，是辉度调制型中的一个特殊类型，主要用于心脏和大血管检查。它所描记的是声束所经心脏各层组织结构的运动轨迹。根据瓣膜的形态、厚度、反射强弱、活动速度等改变，它可确诊二尖瓣狭窄、瓣膜赘生物、腱索断裂及心肌肥厚等病变。对心房黏液瘤、附壁血栓及心包积液等诊断较准确。

(四) D型超声检查

D型超声检查常分为频谱多普勒检查和彩色多普勒血流显像两种。在心脏或血管内多线、多点取样，回声经处理后进行彩色编码，显示血流速度剖面图，直观地显示心脏或血管的形态结构及血流信息的实时动态图像，敏感性高，并可引导脉冲或连续多普勒取样部位，进行定量分析。对左向右分流血流以及瓣口反流血流的显示有独到的优越性，也可用于检测其他部位出现的肿瘤、炎症、血管畸形等。

六、超声检查的临床应用

超声检查已广泛应用于内、外、妇产、儿科和眼科等临床各科，甚至可作为许多内脏、软组织器官疾病首选影像学检查方法。超声检查的主要用途有：

1. 循环系统疾病 检测心脏、大血管和外周血管的结构、功能及血流动力学状态。如风湿性心脏、先天性心脏病、心脏肿瘤、原发性心肌病、冠心病、高血压心脏病和心包疾病等。

2. 胸部疾病 如胸腔积液、胸膜疾病、乳腺疾病、肺脓肿、纵隔肿瘤等。

3. 消化系统疾病 检测实质性脏器的大小、形态及结构。如肝硬化、肝囊肿、原发性肝癌、胆道结石、急慢性胆道感染、急性胰腺炎、胃肠道肿瘤、肠梗阻等。

4. 泌尿系统疾病 检测肾、输尿管及膀胱大小、形态及功能状态。如肾、输尿管及膀胱结石，肾和膀胱肿瘤，肾脏先天性异常与弥漫性病变。

5. 生殖系统疾病 检测子宫、卵巢、前列腺等实质性脏器的大小、形态及功能状态。如先天性生殖道发育异常、子宫肌瘤、卵巢囊肿、正常与异常妊娠，前列腺增生等，尤其对早期妊娠的诊断和围产医学等妇产科领域的应用有相当高的价值。

6. 甲状腺及甲状旁腺疾病 甲状腺肿、甲状腺炎、甲状腺肿瘤、甲状旁腺肿瘤等。

7. 检测脏器内占位性病变 根据占位性病变的声学分型，鉴别其良、恶性性质。

8. 超声引导下诊断与治疗 在超声引导下进行穿刺、插入导管治疗；做针吸细胞或组织活检或药物注入治疗等，大大提高了安全性。

9. 其他 可作为计划生育、健康体检或防癌普查的重要筛选检查工具。

七、超声检查前的准备

(一) 腹部检查

肝脏、胆囊、胆道、胰腺检查需前 2 天进食清淡饮食，避免豆制品、牛奶及胃肠钡剂造影、胆道造影。检查前空腹 8 小时，当日早晨起床排便后进行检查。对便秘或肠胀气者，前 1 天晚服缓泻剂。肾、输尿管检查无需准备。

(二) 盆腔检查

检查早孕、子宫、附件、膀胱、前列腺等应检查前 1～2 小时饮水 400～500ml，饮水后不要排尿，务必使膀胱充盈。

(三) 心血管、浅表组织器官检查

心脏、颈部血管、胸水、甲状腺等检查，无需特殊准备。

(四) 其他

婴幼儿对检查不配合，可用水合氯醛灌肠，待其安静后再检查。

八、超声技术新进展

(一) 经颅多普勒超声检查

经颅多普勒超声成像技术(TCD)，是超声探头(一般用 2MHz 脉冲探头)发出一定频率、一定声强的脉冲超声，这些脉冲波被在血管内流动着的红细胞反射回来后再由探头接受，并将多普勒频移值(接受频率和发射频率的差值)经过傅里叶变换处理后转换为血流速度，单位是 cm/s。可用于脑动脉狭窄与闭塞、脑血管畸形、脑血管痉挛、脑动脉硬化、椎基底动脉供血不足及偏头痛诊断及颅内压增高、脑死亡、脑血流的自动调节及栓子探测等监护技术。

(二) 三维超声成像技术

三维超声成像技术是指通过获取和存储体积参数并进行重组进而获得立体三维图像的技术。与二维超声相比，三维超声技术能提供更加丰富的声学信息，对于有关脏器或病变冠状面的显示较二维超声更有优越性。应用于产科(图 7-13)、妇科、腹部、小器官血管成像、眼球及眶内疾病、甲状腺及泌尿生殖系统疾病的诊断，颈动脉的三维重建能详细显示颈动脉粥样硬化程度，如斑块的部位、质地、附着关系、颈动脉狭窄的情况，对临床上评估粥样硬化有帮助。

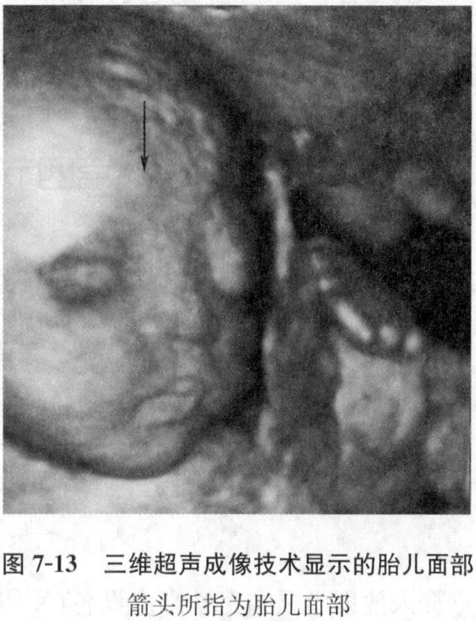

图 7-13 三维超声成像技术显示的胎儿面部
箭头所指为胎儿面部

(三) 超声弹性成像技术

是依据各种不同组织的弹性系数不同，在加外力或交变振动后其应变亦不同的原理。收集被测体的某时间段内的各片段应变率信号，用自相关综合分析法，再以灰阶或彩色编码进行成像。叠加于实时二维超声声像图上的弹性成像显示法又称超声弹性成像。超声弹性成像目

前通常以红色到蓝色来表示病变区组织从软到硬。目前多用于甲状腺肿瘤、乳腺、前列腺癌的诊断，射频消融监测和检测、冠状动脉粥样硬化的治疗等。

（四）超声造影技术

超声造影是超声领域的新技术，经外周静脉注射造影剂，通过造影剂微气泡的气-液界面可增强血流多普勒信号，有助于充分显示肿瘤血管，提高诊断的敏感性。广泛应用于肝胆胰脾肾、子宫附件、前列腺、淋巴结等肿瘤定性诊断；早期发现微小病灶，可以发现亚厘米（$<1cm$）病灶；手术疗效评估与术中应用；肝肾等器官移植动态监测；动态监测肿瘤生物、化学、放射治疗的疗效；血管病变的诊断；肝、脾、肾等脏器外伤快速诊断，可清晰显示出血部位和范围。

（五）内镜超声技术

内镜超声（EUS）是消灭或缩短超声源与成像器官之间的距离，并排除骨骼、脂肪、含气部位等障碍，以获得最清晰的回声图像的新技术。该技术自问世以来，技术不断革新和功能不断拓展，已填补了普通内镜、体表超声和CT等所不能覆盖的一些特殊适应证的空白。扇扫超声内镜能够实时诊断及监控穿刺针的前进方向和深度，使内镜超声引导下的细针吸细胞学（FNA）得以实现。内镜超声引导下的消化道囊肿造瘘术使引流更精确，减小了出血和穿孔的风险。即使是上消化道很微小的肿瘤，内镜超声都能清晰地显示，而且内镜超声对胰腺肿瘤和黏膜下病变的大小和局部浸润范围有良好甚至精确的判断，是其他影像学技术难以比拟的。

（王木生）

思考题

患者女性，36岁，患胆囊炎、胆结石5年，经常出现右上腹部疼痛，伴右肩部疼痛，尤其是进食高脂肪食物后，请问对该患者超声检查可出现哪些改变？超声检查前应该做哪些准备？

第四节 其他检查

学习目标

1. 熟悉 介入放射学和放射性核素检查前各项准备工作。
2. 了解 介入放射学和放射性核素检查的临床应用。

一、介入放射学

介入放射学是在医学影像设备（X线、CT、MRI、超声）的引导下，通过经皮穿刺途径或通过人体原有孔道，将特制的导管或器械插至病变部位进行影像学诊断和治疗的科学。是近30年来迅速发展起来的一门融医学影像和临床治疗学于一体的新兴边缘科学。近年来由于影像设备和基础学科的进展，使得介入放射学飞速发展，几乎渗透到了临床医学的每一个领域。广泛应用于心血管、消化、呼吸、骨科、泌尿、神经等多个系统疾病的诊断和治疗。尤其对以往认为不治或难治的疾病如各种癌症、心血管疾病，介入开拓了新的治疗途径，且具有微创、定位准确、疗效高、见效快、简便易行、可重复性强、并发症发生率低等独特优点，在现代医学诊治领域已迅速确立其重要地位。

（一）介入放射学的临床应用

1. 全身各部位血管造影。

2. 各类肿瘤的治疗，如肝癌、食管癌、肾癌、胰腺癌、肺癌、各种转移性肿瘤及妇科肿瘤、骨肿瘤等。

3. 肝血管瘤栓塞治疗和肝、肾囊肿、脓肿抽吸硬化治疗。

4. 非血管性管腔狭窄，如食管良恶性狭窄、胃肠吻合口狭窄、胆道梗阻支架置入。

5. 血管闭塞性疾病经皮腔球囊扩张血管成形术或支架置入及各种动脉瘤、血管畸形的栓塞治疗。

6. 子宫肌瘤、输卵管阻塞引起的不孕症。

7. 各系统病变经皮细针穿刺活检或减压如经皮肺细针穿刺活检、经皮肝细针穿刺活检、经皮穿刺椎间盘激光气化减压术。

8. 股骨头坏死、脾功能亢进症、消化道出血、妇产科急性大出血、支气管扩张大咯血、腔静脉滤器植入（预防或治疗肺梗死）等。

（二）介入检查前的准备

1. 详细了解患者的药物过敏史。

2. 术前检查血常规，凝血功能，肝、肾功能等。

3. 加强与患者的沟通，告之拟定的治疗方案，大致过程和目的，特别是操作过程中可能出现的不适反应。

4. 术前仔细检查所有设备、包括高压注射器、快速换片机、影像控制程序等。

5. 对所用的导管、导丝、穿刺针等进行检查，了解是否配套、有无损坏，确保操作安全。

6. 碘过敏试验和普鲁卡因过敏试验。

7. 对情绪紧张者术前半小时可用镇静剂（口服或肌注苯巴比妥或地西泮）。

8. 剃去穿刺部位的毛发，除急诊外，一般要求术前洗澡一次。

9. 术前插导尿管，建立静脉通道，以便在应急情况下及时经静脉给药。

10. 急救药品和抢救设备的准备，如肾上腺素、去甲肾上腺素、异丙肾上腺素、肾上腺皮质激素、氧气瓶、吸痰器、除颤器等。

二、核医学检查

利用放射性核素的示踪原理和放射性测量技术，对体内组织器官进行形态和功能检查以及动态定量诊断的方法称核医学检查。

（一）检查方法

1. 放射性核素显像 当对患者静脉注射某种标记有放射性核素的胶体或标记化合物后，这些物质能被内脏器官浓集或暂停留在器官内，此时用扫描机、γ照相机或发射型计算机断层照相机就可以在体外探测并显示出器官的影像及放射性核素分布的规律，从而获得内脏器官的位置、大小、形态及器官内有无占位性病变等实验资料。较多应用于各种肿瘤和转移灶的探测和性质鉴别，冠状动脉硬化性心脏病的诊断和病变显示，心功能测定，肾功能和尿路通畅情况的观察等。

2. 脏器功能测定 将放射性药物引入人体，用放射性探测仪器在体表测得放射性药物在脏器中随时间的变化，通过计算机对此时间-放射性曲线进行分析，获得定量参数用于评估脏器功能和诊断疾病。较多应用于甲状腺、心脏、肾脏和肺脏的功能测定。

3. 竞争放射分析 利用竞争结合的原理，将特异的免疫反应或受体配基反应与灵敏的放射性测量技术结合起来形成的一种超微量分析方法。较多应用于内分泌疾病诊断和研究、药物血浓度监测、某些肿瘤的研究。

（二）临床应用

1. 循环系统放射性核素检查 主要包括心功能测定、心肌显像、急性心肌梗死显像、血清强心苷浓度监测等。

2. 呼吸系统放射性核素检查 主要包括肺栓塞的诊断，也可用于局部肺功能测定。

3. 消化系统放射性核素检查 主要包括肝静态显像，用于发现肝内的占位性病变；肝血流和血池显像，诊断原发性肝癌；亲肿瘤显像，利于原发性肝癌和继发性肝癌的诊断；肝胆显像；消化道通过时间和排空率测定；异位胃黏膜显像；活动性消化道出血显像等。

4. 肿瘤放射性核素检查 肿瘤特异显像、肿瘤非特异显像、骨转移显像、淋巴显像和胚胎性抗原、肿瘤相关抗原等肿瘤标志物测定。

5. 泌尿系统放射性核素检查 主要有肾脏动态显像，诊断到两侧肾血流、实质功能和形态以及尿路通畅情况。

6. 神经系统放射性核素检查 主要包括局部脑血流（rCBF）断层显像、局部脑葡萄糖代谢显像及神经受体显像。

7. 内分泌系统放射性核素检查 有甲状腺功能测定，如甲状腺摄^{131}I 试验、甲状腺激素抑制试验、促甲状腺激素兴奋试验；内分泌系统显像，如甲状腺显像、肾上腺皮质显像、肾上腺髓质显像、甲状旁腺显像；内分泌系统体外放射分析等。

8. 其他 放射性核素显像还可用于骨骼系统和血液系统疾病的诊断。

• 链接 •

核医学检查安全吗？

核医学检查技术非常灵敏，所用的放射性药物中的化学成分极其微量，几乎是可以忽略不计的，几乎不会引起过敏及毒性反应发生。诊断所用的核素主要发出的是γ射线，其特点是穿透能力强，而对身体的损伤很小。如核医学的膀胱尿反流显像，患者所接受的吸收剂量仅仅是X线膀胱造影检查的1%，所以是安全的。

（三）核医学检查前的准备

1. 放射免疫检查前的准备

（1）采集样品时向患者详细解释检查的目的、意义，让患者休息好，情绪稳定，防止患者产生不良心理反应。血样品采集一般要求清晨空腹抽血，抽血前日晚应禁止饮酒和吃油腻食物。样品采集后应及时送检，以免生物活性物质发生酶解、降解和变质。

（2）仔细核对患者的姓名，放射性药物的名称、化学形式和活性等。

（3）激素测定：测定甲状腺激素应在测定前半个月内禁食含碘食物。胰岛素测定应在早晨空腹注射胰岛素之前，以免检测结果发生误差。

(4)地高辛药物测定应在服药后6～8小时抽血，以使血清与心肌中的浓度达到平衡状态。

(5)测定尿β_2-微球蛋白时，应弃晨尿，饮水300ml左右，间隔30～60分钟收集尿液，并同时取静脉血。

2. 脏器显像及功能检查前的准备

(1)脑平面显像检查前给患者口服过氯酸钾400mg，以封闭脉络丛、甲状腺、唾液腺等吸收示踪剂的组织，以免影响结果。

(2)甲状腺吸碘功能测定检查前停服含碘食物(如海鱼、海虾、海带、海蜇、紫菜等)2周；停服含碘药物(如碘含片、复方碘溶液、碘化物等)2～8周；停服甲状腺片、抗甲状腺药物4～6周。当天早晨空腹抽血。

(3)肝胆显影检查前禁食2小时以上，如需检查胆囊收缩功能，于胆囊显影后摄入煮鸡蛋或油炸鸡蛋2个。

(4)肾动态显像检查前30分钟饮水300ml，并排空尿液以保证测定当时有一定尿流量。

(5)骨扫描前取下身上含金属或高比重的物品，如金属义齿、硬币、腰带金属环、首饰等。

(6)对儿童、孕妇做放射性核素检查应采取慎重态度。

(王木生)

思考题

患者男性，66岁，患高血压、冠心病20年，经常出现心前区疼痛，1小时前因剧烈活动出现心前区剧烈疼痛，伴出汗、面色苍白，含服硝酸甘油片疼痛不能缓解，紧急冠状动脉造影检查发现左冠状动脉前降支4/5闭塞，请问对该患者首选治疗是什么？治疗前应该做哪些准备？

第八章　健康评估记录

健康评估记录是护士对评估对象病情观察和实施护理方案的原始文字记载，是临床护理工作的重要组成部分。完整的健康评估记录是有关护理对象的健康状况、护理诊断、预期目标、护理措施及其效果评价等护理活动的系统记录。每个护理人员都必须以认真负责的精神、实事求是的科学态度书写好健康评估记录。

第一节　健康评估记录书写的意义及基本要求

学习目标

1. 掌握　健康评估记录的基本要求。
2. 了解　健康评估记录的意义。

健康评估记录的书写目前在全国各医院记录的方式并不完全相同，但是遵循的原则是一致的，护士要明白医疗与健康评估记录的重要意义，并做到客观、真实、准确、及时、完整、严肃认真地书写健康评估记录。

一、健康评估记录书写的意义

1. 有利于信息交流　健康评估记录是一种关于患者病情变化、治疗和护理全过程的记录，通过阅读记录的资料，有利于护士全面、及时、动态地了解患者病情，可以保证护理工作的连续性和完整性。

2. 评价临床护理质量　健康评估记录可反映护士为患者提供的护理实践是否适宜，既反映护理管理水平和业务水平，也是医院等级评定和护士考核的参考资料。

3. 为教学与科研提供资料　完整的健康评估记录体现了理论在实践中的应用，是教学的最生动教材，可以为学生提供真实的个案讨论与分析。另外，健康评估记录也可以作为护理科研的重要资料，为流行病学研究、传染病管理、疾病护理探索等提供统计学方面的资料，对回顾性研究更有参考价值。

4. 作为法律依据　健康评估记录属于合法文件，有法律效应。健康评估记录反映了患者在住院期间接受护理的具体情况，在法律上可作为医疗纠纷、人身伤害、犯罪刑事案件的证据。凡涉及以上诉讼案件，调查处理的时候都要将病案作为依据加以判断，以明确医院及护理人员有无法律责任。因此，为了保护护士自身和患者的合法权益，护理人员在患者住院期间要严格按照有关医疗护理文件记录的原则进行书写。

二、健康评估记录书写的基本要求

1. 及时书写　健康评估记录必须及时，不得拖延，更不得提早或漏记，以保证记录的时效性，如果因抢救急危重症患者，未能及时书写健康评估记录时，当班护士应在抢救结束后据实补记，并加以注明。

2. 用词准确　健康评估记录的书写应使用规范的医学词汇、术语、适当的外文缩写，无正式中文译名的症状、疾病等名称可以使用外文。对评估对象的主诉和行为描述应客观，力求内容精练、准确，重点突出，条理清楚。

3. 真实全面　健康评估记录必须客观真实全面地反映护理对象的健康状况、病情变化以及所采取护理措施后连续观察的结果，要求护士要客观地收集护理对象的资料，绝不能主观臆断。

4. 清晰工整　健康评估记录书写字迹要工整，如有书写错误，不得采用刀刮、胶粘、涂黑、漂白等方法掩盖或去除原来的字迹，应当用双横线划在原错字(词、句)上，然后在其上方写上正确的内容，并签护士全名和注明时间，保持原始记录清晰可辨。

(王　莉)

第二节　健康评估记录的格式与内容

学习目标

1. 掌握　健康评估记录首页的内容和书写格式。
2. 熟悉　护理计划单、一般患者护理记录单、危重患者护理单的内容和书写格式。
3. 了解　出院评估单的内容和书写格式。
4. 学会　健康评估记录首页的书写。

我国健康评估记录的书写主要内容包括入院评估表、护理计划单、一般患者护理记录单、危重患者护理单和出院评估单。

一、健康评估记录首页

健康评估记录首页又称入院评估表，用于对患者入院后进行初步的健康评估记录，其内容包括患者一般资料、护理病史、护理体检及有关辅助检查评估结果等，一般要求在患者入院后 24 小时内完成。

目前国内使用较多的是以人的生理-心理-社会模式及戈登(Gordon)功能性健康形态模式的护理理论为指导而设计的框架(表 8-1)。此表格能全面反映患者的情况，书写格式为填写、打勾混合，以打勾为主，简便省时，符合临床工作节奏快的要求，使护士能节约更多时间为患者提供直接护理。

表 8-1　健康评估记录首页

科别：　　　　　　病区：　　　　　　床号：　　　　　　住院号：

一般资料		
姓名	性别	年龄
职业	婚姻	民族
籍贯	文化程度	医疗费用支付形式
住址 联系电话		
入院时间	入院诊断	
资料收集时间	资料来源	资料可靠程度
入院类型　□门诊　□急诊　□转入(转出医院或科室　　　)		
入院方式　□步走　□扶走　□轮椅　□平车　□其他		
入院处置　□沐浴　□更衣　□未处置		
入院介绍　□住院须知　□对症宣教　□饮食　□作息制度　□探陪制度　□其他		
护理病史		
主诉：		
现病史：		

健康观念/健康管理形态	自觉健康状况：□良好　□一般　□较差　□差
	既往病史：□无　□有：________________
	家族史：□无　□有：__________________
	过敏史：药物：□无　□不详　□有：__________ 食物：□无　□不详　□有：__________
	吸烟：□无　□有(____年，平均____支/日。戒烟：□未　□已____年)
	饮酒：□无　□有(____年，平均____/日。戒酒：□未　□已____年)
	药物依赖/药瘾/吸毒：□无　□有(名称____，剂量____/日，__年)
	环境中危险因素：□无　□有：______________________________
	遵从医护计划/健康指导：□完全遵从　□部分遵从　□不遵从(原因：________
	寻求促进健康行为：□无　□有：________________________
	对疾病的认识：□完全认识　□部分认识　□不认识
营养代谢形态	膳食种类：□普通膳食　□软食　□半流质　□禁食　□治疗膳____
	饮食习惯：□偏食：________　□忌食：__________　□其他：________
	食欲：□正常　□亢进(______天)　□减退(______天)
	进食方式：□正常　□亢进　□鼻饲　□空肠造瘘　□全静脉营养 □其他
	饮水：□正常　□多饮(____ml/d)　□限制饮水(____ml/d)
	近 6 个月内体重变化：□无　□增加(__kg)　□减少(__kg)
	咀嚼困难：□无　□有(原因：________________________________)
	吞咽困难：□无　□有(原因：________________________________)

续表

<table>
<tr><td rowspan="3">排泄形态</td><td>排便：________次/日　颜色：__________性状：__________
□便秘(1次/____日)　□腹泻(____次/日)　□失禁(____次/日)
□造瘘(类型______________________能否自理：□能　□否)
应用泻剂：□无　□有：____</td></tr>
<tr><td>排尿：__次/日　颜色：______　性状：______量：________ml/d
□尿失禁(____级)　□尿潴留　□排尿困难　□尿路刺激征　□留置尿管
□膀胱造瘘</td></tr>
<tr><td>引流：□无　□有(类型：______性状：________量：________ml</td></tr>
<tr><td rowspan="3">活动/运动形态</td><td>生活自理能力：
<table>
<tr><td>项目</td><td>0</td><td>1</td><td>2</td><td>3</td><td>4</td><td rowspan="12">0=能够独立完成
1=需借助辅助用具才能完成
2=需有他人帮助才能完成
3=需有他人帮助，并借助辅助用具才能完成
4=自己不能完成，完全依赖他人帮助</td></tr>
<tr><td>进食/饮水</td><td></td><td></td><td></td><td></td><td></td></tr>
<tr><td>沐浴</td><td></td><td></td><td></td><td></td><td></td></tr>
<tr><td>穿衣/洗漱</td><td></td><td></td><td></td><td></td><td></td></tr>
<tr><td>如厕</td><td></td><td></td><td></td><td></td><td></td></tr>
<tr><td>床上活动</td><td></td><td></td><td></td><td></td><td></td></tr>
<tr><td>转位</td><td></td><td></td><td></td><td></td><td></td></tr>
<tr><td>走动</td><td></td><td></td><td></td><td></td><td></td></tr>
<tr><td>上下楼梯</td><td></td><td></td><td></td><td></td><td></td></tr>
<tr><td>购物</td><td></td><td></td><td></td><td></td><td></td></tr>
<tr><td>烹饪</td><td></td><td></td><td></td><td></td><td></td></tr>
<tr><td>理家</td><td></td><td></td><td></td><td></td><td></td></tr>
</table></td></tr>
<tr><td>辅助用具：□手杖　□拐杖　□轮椅　□助行器　□义肢　□其他</td></tr>
<tr><td>活动耐力：□正常　□容易疲劳　□呼吸困难　□吸氧</td></tr>
<tr><td rowspan="4">睡眠/休息形态</td><td>睡眠：□正常　□入睡困难　□多梦　□早醒　□失眠</td></tr>
<tr><td>午睡：□无　□有(约______h)</td></tr>
<tr><td>休息后精力是否充沛：□是　□否(原因：________________________)</td></tr>
<tr><td>辅助睡眠：□无　□有(______________________________________)</td></tr>
<tr><td rowspan="8">认知/与感知形态</td><td>疼痛：□无　□有(部位：　性质：　程度：　持续时间：______)</td></tr>
<tr><td>视力：□正常　□近视　□远视　□失明(□左眼　□右眼)</td></tr>
<tr><td>听力：□正常　□耳鸣　□减退(□左耳　□右耳)□耳聋(□左耳　□右耳)
□助听器</td></tr>
<tr><td>味觉：□正常　□减退　□缺失　□其他：________</td></tr>
<tr><td>记忆力力：□良好　□减退(□短时记忆　□长时记忆)　□丧失</td></tr>
<tr><td>注意力：□正常　□分散</td></tr>
<tr><td>语文能力：□正常　□失语　□构音困难</td></tr>
<tr><td>定向力：□正常　□障碍</td></tr>
</table>

续表

自我概念形态	对自我的看法：□满意 □不满意 □其他________
	情绪：□焦虑 □恐惧 □绝望 □抑郁 □其他____
角色/关系形态	就业情况：
	家庭结构： 家庭关系：□和谐 □紧张
	社会交往情况：□正常 □较少 □回避
	角色适应：□良好 □角色冲突 □角色缺如 □角色强化 □角色消退
	经济状况：□良好 □一般 □较差
性/生殖形态	性生活：□正常 □障碍
	月经：□正常 □紊乱 □痛经 □绝经
	经量：□正常 □一般 □多 持续时间：
	生育史：孕次：________ 产次：________
压力/应对形态	对疾病和住院反应：□否认 □适应 □依赖
	过去 1 年内重要生活事件：□无 □有(__________)
	支持系统：照顾者：□胜任 □勉强 □不胜任
	家庭应对：□忽视 □能满足 □过于关心
价值/信念形态	宗教信仰：□无 □佛教 □基督教 □天主教 □其他：____

体格检查

体温： ℃ 脉搏： 次/分 呼吸： 次/分 血压： mmHg 身高： cm 体重： kg	
全身状况：	意识状态： □清晰 □嗜睡 □意识模糊 □昏睡 □浅昏迷 □深昏迷 □谵妄 营养： □良好 □中等 □不良 □肥胖 □消瘦 □恶病质 面容： □正常 □病容(类型：________) 体位： □自动体位 □被动体位 □强迫体位(类型：__________) 步态： □正常 □异常(类型：________)
皮肤黏膜	颜色： □正常 □发红 □苍白 □发绀 □黄染 □色素沉着 □色素脱失 湿度： □正常 □潮湿 □干燥 温度： □正常 □热 □冷 弹性： □正常 □减退 完整性：□完整 □皮疹 □皮下出血(部位及分布________) 压疮： □无 □有(描述__________) 水肿： □无 □有(描述__________) 瘙痒： □无 □有(描述__________)
淋巴结	□正常 □肿大(描述__________)

续表

头部	眼睑：□正常　□水肿 结膜：□正常　□水肿　□出血 巩膜：□正常　□黄染 瞳孔：□正常　□异常(描述____)对光反射：□正常　□迟钝　□消失 口唇：□红润　□发绀　□苍白　□疱疹　□歪斜 口腔黏膜：□正常　□出血点　□溃疡　□其他(________) 牙齿：□完好　□缺失(________)　□义齿(________)
颈部	颈项强直：□无　□有 颈静脉：□正常　□充盈 气管：□居中　□偏移(描述________) 肝颈静脉反流征：□阴性　□阳性
胸部	呼吸方式：□自主呼吸　□机械呼吸　□简易呼吸器辅助呼吸 呼吸节律：□规则　□不规则(描述________) 呼吸困难：□无　□轻度　□中度　□重度　□极重度 吸氧：□无　□有(描述________) 呼吸音：□正常　□异常(描述________) 啰音：□无　□有(描述________) 心律：______次/分　心律：□齐　□不齐(描述________) 杂音：□无　□有(描述________)
腹部	外形：□正常　□膨隆　□凹陷　□胃型　□肠型 腹肌紧张：□无　□有(描述________) 压痛：□无　□有(描述________) 反跳痛：□无　□有(描述________) 肝肿大：□无　□有(描述________) 脾肿大：□无　□有(描述________) 移动性浊音：□阴性　□阳性 肠鸣音：□正常　□亢进　□减弱　□消失
肛门直肠	□未查　□正常　□异常(描述________)
生殖器	□未查　□正常　□异常(描述________)
脊柱四肢	脊柱：□正常　□畸形(描述________)活动：□正常　□受限 四肢：□正常　□畸形(描述________)活动：□正常　□受限
压力/应对形态	肌张力：□正常　□增强　□减弱 肢体瘫痪：□无　□有(描述________)肌力：______级 Babinski：□阴性　□阳性

实验室及其他辅助检查

初步护理诊断

护士签名

二、护理计划单

护理计划单是护理人员根据护理程序为患者制定的个体化的护理计划及效果评价的全面系统的记录，贯穿患者整个住院期间，内容包括确立护理诊断/合作性问题的时间、名称、预期目标、护理措施、停止时间、效果评价和护士签名（表 8-2）。通过护理计划单可了解患者在整个住院期间现存的和潜在的所有护理问题以及实施的措施和效果。护理计划可根据患者的情况随时记录。

表 8-2 护理计划单

科室__________床号__________姓名__________诊断__________住院号__________

日期	护理诊断	护理目标	护理措施	签名	停止时间	效果评价	签名

三、护理记录单

护理记录应全面记录患者在整个住院期间健康状况的变化及护理过程，包括患者的生命体征、意识、瞳孔、排泄物、出入液量、病情动态变化、有关辅助检查的结果、主要护理诊断、实施的治疗和护理措施及其效果等。记录内容要真实、全面、连贯而又重点突出。记录前应注明日期和时间，记录后签记录者全名。常用的有一般护理记录单和危重患者护理记录单。

1. 一般患者护理记录单 一般患者是除危重、抢救、手术、特殊治疗需严密监护的住院患者。一般患者记录是指护士根据患者病情变化对一般患者住院期间护理过程的客观记录（表 8-3）。包括患者姓名、科别、住院病历号（或病案号）、床位号、页码、记录日期和时间、病情观察情况、护理措施和效果、护士签名等。护士记录时应将观察到的客观病情变化和护理措施及时按照日期时间的顺序记录下来。

知识链接

一般患者护理记录频率

一级护理患者需每日记录 1 次，二级护理患者每周至少记录 2 次，三级护理患者需每周至少记录 1 次；急诊入院患者需连续记录 3 天；特殊检查前后各记录一次；手术前 1 天及手术当天要有记录，术后 72 小时内每日至少记录 1 次；患者病情变化时须随时记录。

表 8-3 一般患者护理记录单

科室：骨科 床号：3 姓名 李立 年龄：38 性别：女 住院号：54387

日期	时间	护理记录	签名
2010-9-8	9am	患者右股骨干骨折固定术后 10 月余，疼痛 6 周，为进一步治疗收住入院。体格检查：神志清楚，T 36.7℃，P 76 次/分，R 19 次/分，BP 125/80mmHg，右股骨下段肿胀明显，有压痛。入院后患者情绪稳定，积极配合治疗，给予入院指导，指导抬高患肢以减轻肿胀。	王洁
2010-9-8	4pm	患者右下肢肢体肿胀无明显改善，右足部末梢温暖，足背动脉搏动良好。午间安静睡眠 2 小时，未诉其他不适。已告知患者明晨禁食，空腹抽血，2pm 测 T 37℃，P 76 次/分，R 19 次/分。	王洁
2010-9-9	7am	患者夜间睡眠良好，6am 测 T 36.8℃，P 76 次/分，R 19 次/分，6：30am 已抽血，患肢仍肿胀，继续抬高。	王洁

2. 危重患者护理记录单 病重（病危）患者护理记录是指护士根据医嘱和病情对病重（病危）患者住院期间护理过程的客观记录（表 8-4）。病重（病危）患者护理记录应当根据相应专科的护理特点书写，需随时观察监护，以便进行抢救。适用对象包括严重创伤、大出血、各种复杂疑难的大手术后、器官移植、大面积烧伤、休克、早产婴儿等，记录内容包括患者姓名、科别、住院病历号（或病案号）、床位号、页码、记录日期和时间、出入液量、体温、脉搏、呼吸、血压等病情观察、护理措施和效果、护士签名等。记录时间应当具体到分钟。详细记录出入量，准确记录生命体征，一般情况下至少每 4 小时记录 1 次，手术患者还应记录麻醉方式、手术名称、患者返回病室情况、伤口、引流情况等。

表 8-4 危重患者护理记录单

科室：心内科 床号：2 姓名：周华 住院病历号：112288

<table>
<tr><td rowspan="2">日期</td><td rowspan="2">时间</td><td colspan="2">入量(ml)</td><td colspan="7">病 情 记 录</td><td>签名</td></tr>
<tr><td>项目</td><td>实入量</td><td>尿量</td><td>大便</td><td>体温(℃)</td><td>脉搏(次/分)</td><td>呼吸(次/分)</td><td>血压(mmHg)</td><td></td><td></td></tr>
<tr><td>2002.9.12.</td><td>1:30 pm</td><td>水</td><td></td><td></td><td></td><td>35.9</td><td>88</td><td>21</td><td>135/80</td><td rowspan="4">患者因胸闷、憋气 20 余天以冠心病于 1pm 收入院。查体：神志清、精神差、心率 88 次/分，律不齐，心电图示心房纤颤，右束支传导阻滞，入院后患者感憋气，给予持续吸氧 3L/min，I级监护，遵医嘱服地高辛 0.125mg，单硝酸异山梨酯 0.1g，协助饮水 100ml。静脉滴注通畅 20 滴/分，无不良反应，向患者介绍病房环境，电铃使用，主管医生、护士。</td><td></td></tr>
<tr><td></td><td></td><td>5% GS</td><td>250</td><td></td><td></td><td></td><td></td><td></td><td></td><td></td></tr>
<tr><td></td><td></td><td>硝酸异山梨酯（异舒吉）</td><td>20</td><td></td><td></td><td></td><td></td><td></td><td></td><td></td></tr>
<tr><td></td><td></td><td>门冬氨酸钾镁（潘南金）</td><td>20</td><td></td><td></td><td></td><td></td><td></td><td></td><td>王芳</td></tr>
</table>

续表

日期	时间	入量(ml)		病情记录							签名
		项目	实入量	尿量	大便	体温(℃)	脉搏(次/分)	呼吸(次/分)	血压(mmHg)		
9.12.	3pm			100			90	22	120/70	协助解便，为褐色干便，嘱患者注意卧床休息，指导其进清淡易消化饮食，进食富含纤维素蔬菜，如芹菜。避免用力排便。	王芳
9.12.	5pm	水	200	400		36	88	22	110/70	协助小便1次，尿色深黄。	王芳
日间小结			590	500							王芳

危重患者每天需要记录出入量，入量包括每日饮水、食物中的含水量、TEN、输入液量、输血量等，出量指患者的大小便量、呕吐量、咯血量、各种引流管引流量等。每日需小计、总计各一次，一般白天小计一次，大夜班护士24小时总结1次(7am)，并同时记录在体温单的相应栏内。

四、出院评估单

患者出院时应首先书写出院评估单，须在患者出院24小时内完成，内容包括出院日期，出院小结简述，健康指导，护士签名等(表8-5)。出院评估总结患者本次入院治疗过程，并评估患者出院时的健康状况，有助于评估患者出院前是否需要进行特殊的护理指导，如带T型引流管出院患者要指导患者做引流管自我护理、结肠造口术后出院患者需要掌握造口的自我护理，分娩后的初产妇需要了解产褥护理和新生儿护理的基本知识。

表8-5 出院评估单

科别______________床号__________姓名______________住院号_________

出院小结(治疗经过、仍然存在问题、应采取的措施)：

出院教育：

1. 营养：

膳食：摄入　　　　　　限制　　　　　　　注意

2. 活动与休息：

解说需要受限的活动：

许可的正常活动

3. 特别指导：

出院带药物：

名称　　　　剂量　　　　　服药时间　　　　特别指导

约定专科复查时间：

间隔时间：

其他：

出院指导者签名：__________ 指导时间：________ _____年_____月_____日

（王　莉）

思考题

患者，男，63 岁，退休工人，小学文化程度，丧偶，因胸骨后疼痛伴反酸 6 个月，黑便 4 天入院。患者于 6 个月前开始出现胸骨后烧灼样疼痛，伴有颈部、肩背部放射痛，有反酸，自行服用“吗叮啉（多潘立酮）”后症状有所缓解；患者 4 天前排黑色成形大便，每日 2 次；小便正常，体重无明显改变。患者既往有吸烟史 40 年，1 包/日，否认饮酒史，否认“高血压、糖尿病”史，否认“肝炎、结核、伤寒”史，否认手术外伤史，否认药物食物过敏史。入院当天 T 36.8℃，R 18 次/分，P 86 次/分，BP 125/70mmHg。神志清楚，精神欠佳，营养良好，表情焦虑，全身皮肤黏膜无黄染，未见紫癜、瘀斑、瘀点，未见肝掌、蜘蛛痣，皮肤温湿度正常，实验室检查血常规示：Hb 100g/L，RBC 4.1×10^{12}/L，WBC 9.7×10^{9}/L，N 70%，L 30%，BPC 160×10^{9}/L；肝功能示：ALT 42U/L，AST 34U/L，A 46g/L，G 27g/L。尿常规（－），大便常规＋隐血示：黑色柏油样软便，隐血试验阳性。胃镜示：食管中、下段黏膜充血、糜烂，有散在出血点，胃窦、胃体黏膜光滑、色泽正常。请你针对此位患者做出入院评估，并书写健康评估记录首页。

附录　心理与社会评估量表

附表 1　焦虑状态自评量表

指导语：下面有 20 条文字，请仔细阅读每一条，把意思弄明白，然后根据您最后一星期的实际感觉，在适当的方格里划一个钩(√)，每一条文字后面 4 个小格，分别表示：没有或很少时间有；小部分时间有；相当多时间有；绝大部分或全部时间有。

项目	没有或很少时间有	小部分时间有	相当多时间有	绝大部分或全部时间有
1. 我觉得比平常容易紧张和着急	□	□	□	□
2. 我无缘无故地感到害怕	□	□	□	□
3. 我容易心里烦乱或觉得惊恐	□	□	□	□
4. 我觉得我可能将要发疯	□	□	□	□
5. * 我觉得一切都好，也不会发生什么不幸	□	□	□	□
6. 我手脚发抖、打颤	□	□	□	□
7. 我因为头痛、头颈痛和背痛而苦恼	□	□	□	□
8. 我感觉容易衰弱和疲乏	□	□	□	□
9. * 我觉得心平气和，并且容易安静坐着	□	□	□	□
10. 我觉得心跳得很快	□	□	□	□
11. 我因为一阵阵头晕而苦恼	□	□	□	□
12. 我有晕倒发作，或觉得要晕倒似的	□	□	□	□
13. * 我吸气呼气都感到很容易	□	□	□	□
14. 我的手脚麻木和刺痛	□	□	□	□
15. 我因为胃痛和消化不良而苦恼	□	□	□	□
16. 我常常要小便	□	□	□	□
17. * 我的手常常是干燥温暖的	□	□	□	□
18. 我脸红发热	□	□	□	□
19. * 我容易入睡并且一夜睡得很好	□	□	□	□
20. 我做恶梦	□	□	□	□

* 为反向提问项目

使用指南：每一项按 1～4 级评分，1 表示没有或很少时间有，2 表示小部分时间有，3 表示相当多时间有，4 表示绝大部分或时间有；如为反向提问，则按 4～1 级评分。评定完成后将 20 项评分相加得总分，然后乘以 1.25，取其整数部分，即得到标准总分。正常总分值为 50 分以下。50～59 分，轻度焦虑；60～69 分，中度焦虑；70～79 分，重度焦虑

附表 2　抑郁自评量表

指导语：下面有 20 个条目，请仔细阅读每一条，把意思弄明白，然后根据您最近一星期的实际情况在适当的方格里画一个钩，每一条文字后有四个方格，表示：A. 没有或很少时间；B. 小部分时间；C. 相当多时间；D. 绝大部分或全部时间。注：工作人员评定代号为 Z。

项目	没有或很少时间有	小部分时间有	相当多时间有	绝大部分或全部时间有
1. 我觉得闷闷不乐，情绪低落	□	□	□	□
2. * 我觉得一天之中早晨最好	□	□	□	□
3. 我一阵阵哭出来或觉得想哭	□	□	□	□
4. 我晚上睡眠不好	□	□	□	□
5. 我吃得跟平常一样多	□	□	□	□
6. * 我与异性密切接触时和以往一样感到愉快	□	□	□	□
7. 我发觉我的体重在下降	□	□	□	□
8. 我有便秘的苦恼	□	□	□	□
9. 我心跳比平常快	□	□	□	□
10. 我无缘无故地感到疲乏	□	□	□	□
11. * 我的头脑跟平常一样清楚	□	□	□	□
12. * 我觉得经常做的事情并没有困难	□	□	□	□
13. 我觉得不安而平静不下来	□	□	□	□
14. * 我对将来抱有希望	□	□	□	□
15. 我比平常容易生气、激动	□	□	□	□
16. * 我觉得做出决定是容易的	□	□	□	□
17. * 我觉得自己是个有用的人，有人需要我	□	□	□	□
18. * 我的生活过得很有意思	□	□	□	□
19. 我认为如果我死了，别人会生活的好些	□	□	□	□
20. * 平常感兴趣的事我仍然感兴趣	□	□	□	□

* 为反向提问项目

使用方法：同焦虑状态自评量表。正常总分值为 50 分以下。50～59 分，轻度抑郁；60～69 分，中度抑郁；70～79 分，重度抑郁

附表3 住院患者压力评定量表

生活事件	权重	生活事件	权重
1. 和陌生人同住一室	13.9	26. 担心给医护人员增添负担	24.5
2. 不得不改变饮食习惯	15.4	27. 想到住院后收入会减少	25.9
3. 不得不睡在陌生床上	15.9	28. 对药物不能耐受	26.0
4. 不得不穿患者衣服	16.0	29. 听不懂医护人员的话	26.4
5. 四周有陌生机器	16.0	30. 想到将长期用药	26.4
6. 夜里被护士叫醒	16.9	31. 家人没来探视	26.5
7. 生活上不得不依赖别人帮助	17.0	32. 不得不手术	26.9
8. 不能随时读报、看电视、听收音机	17.7	33. 因住院而不得不离开家	27.1
9. 同室病友探访者太多	18.1	34. 毫无预测而突然住院	27.2
10. 四周气味难闻	19.1	35. 按呼叫器无人应答	27.3
11. 不得不整天睡在床上	19.4	36. 不能支付医疗费用	27.4
12. 同室病友病情严重	21.4	37. 有问题得不到解答	27.6
13. 排便排尿需他人帮助	21.5	38. 思念家人	28.4
14. 同室患者不友好	21.6	39. 靠鼻饲进食	29.2
15. 没有亲友探视	21.7	40. 用止痛药无效	31.2
16. 病房色彩太鲜艳、太刺眼	21.7	41. 不清楚治疗目的和效果	31.9
17. 想到外貌会改变	22.7	42. 疼痛时未用止痛药	32.4
18. 节日或家庭纪念日住院	22.3	43. 对疾病缺乏认识	34.0
19. 想到手术或其他治疗可能带来的痛苦	22.4	44. 不清楚自己的诊断	34.1
20. 担心配偶疏远	22.7	45. 想到自己可能再也不能说话	34.5
21. 只能吃不对胃口的食物	23.1	46. 想到可能失去听力	34.5
22. 不能与家人、朋友联系	23.4	47. 想到自己患了严重疾病	34.6
23. 对医生护士不熟悉	23.4	48. 想到会失去肾脏或其他器官	39.2
24. 因事故住院	23.6	49. 想到自己可能得了癌症	39.2
25. 不知接受治疗护理的时间	24.2	50. 想到自己可能失去视力	40.6

评价标准:累计分愈高,压力愈大

附表4 Procidanao 与 Heller 的家庭支持量表

家庭支持度	是	否
1. 我的家人给予我所需的精神支持		
2. 遇到棘手的问题,我的家人帮我出主意		
3. 我的家人愿意倾听我的想法		
4. 我的家人给予我情感支持		
5. 我和我的家人能够开诚布公地交谈		
6. 我的家人分享我的爱好和兴趣		
7. 我的家人能时时觉察到我的需求		
8. 我的家人善于帮助我解决问题		
9. 我和我的家人感情深厚		

使用指南:此表包括9个测试项目,评分方法:选择“是”得1分、“否”得0分,总分越高,家庭支持度越高

附表5 Smilkstein 的家庭功能量表

家庭功能	经常	有时	很少
1. 当我遇到困难时,可以从家人得到满意帮助 补充说明:			
2. 我很满意家人与我讨论及分担问题的方式 补充说明:			
3. 当我从事新的活动或希望发展时,家人能接受并给我支持 补充说明:			
4. 我很满意家人对我表达感情的方式以及对我情绪的反应 补充说明:			
5. 我很满意家人与我共度时光的方式 补充说明:			

使用指南:经常=3分,有时=2分,很少=1分。评价标准:总分在7~10分,表示家庭功能良好;4~6分表示家庭功能中度障碍;0~3分表示家庭功能严重障碍

健康评估教学大纲

（供五年一贯制护理学专业用）

一、课程任务

健康评估是研究护理对象的主观和客观资料，以确定其护理需要的基本理论、基本技能和临床思维方法的学科，是护理基础课与临床护理学科的桥梁课，是护理专业的核心课程之一。其基本任务是以临床基础知识、护理基本理论、护理程序的基本概念为基础，使学生知道以患者为中心的健康评估的原理和方法，学会对材料的收集、整理、分析与判断，概括护理诊断依据，做出正确护理记录，为确定护理目标、制订护理措施打下坚实基础。

二、课程目标

1. 掌握各种评估方法的应用、阳性体征的意义以及在临床护理中的运用。
2. 熟悉常用实验室检查及影像学检查阳性改变的临床意义。
3. 了解健康评估的基本概念和基本理论。
4. 学会通过交谈收集健康资料。
5. 熟练掌握身体评估方法，检查手法熟练，结果准确。
6. 熟练掌握常用实验室标本采集方法和心电图操作方法，学会分析其结果及临床意义。
7. 学会书写完整的健康评估记录，根据交谈、身体评估及实验室检查等结果，做出初步的护理诊断。
8. 能够把健康评估的基础理论、基本技能及临床思维方法熟练地用于整体护理程序中。
9. 具有热爱本职工作，敬业、创业的精神。
10. 具有科学、严谨的学习态度并具有辨证思维的能力。
11. 具有良好的护士职业素质、树立以患者为中心的护理理念，明确学习目的，端正学习态度，关心、爱护、体贴患者，建立良好的护患关系。

三、教学时间分配

教学内容	学时		
	理论	实践	合计
1. 绪论	1	0	1
2. 常见症状评估	10	0	10

续表

教学内容	学时		
	理论	实践	合计
3. 健康史评估	2	1	3
4. 身体评估			
(1)身体评估的基本方法	1	0	1
(2)全身状态评估	1	1	2
(3)皮肤黏膜与浅表淋巴结评估	1	1	2
(4)头部评估	1	1	2
(5)颈部评估	1	1	2
(6)胸壁、胸廓与乳房评估	1	1	2
(7)肺与胸膜评估	5	3	8
(8)心脏与血管评估	6	4	10
(9)腹部评估	5	3	8
(10)肛门、直肠与生殖器评估	1	0	1
(11)脊柱与四肢评估	1	1	2
(12)神经系统评估	2	2	4
5. 心理与社会评估	2	0	2
6. 实验室检查	6	4	10
7. 心电图检查	6	4	10
8. 影像检查	5	3	8
9. 健康评估记录	2	0	2
合 计	60	30	90

四、教学内容和要求

单元	教学内容	教学要求	教学活动参考	参考学时	
				理论	实践
一、绪论	(一)健康评估的目的与任务	掌握	理论讲授	1	
	(二)健康评估的内容及方法	熟悉			
	(三)健康评估的学习方法及要求	了解			
二、常见症状评估	(一)发热		理论讲授	10	
	1. 病因和发病机制	了解	多媒体演示		
	2. 临床表现	掌握			
	3. 护理评估要点	熟悉			

续表

单元	教学内容	教学要求	教学活动参考	参考学时	
				理论	实践
	4. 相关护理诊断/问题	熟悉			
	(二)疼痛				
	1. 病因和发病机制	了解			
	2. 临床表现	掌握			
	3. 护理评估要点	熟悉			
	4. 相关护理诊断/问题	熟悉			
	(三)水肿				
	1. 病因和发病机制	了解			
	2. 临床表现	掌握			
	3. 护理评估要点	掌握			
	4. 相关护理诊断/问题	熟悉			
	(四)呼吸困难				
	1. 病因和发病机制	了解			
	2. 临床表现	掌握			
	3. 护理评估要点	掌握			
	4. 相关护理诊断/问题	熟悉			
	(五)咳嗽与咳痰				
	1. 病因和发病机制	了解			
	2. 临床表现	掌握			
	3. 护理评估要点	掌握			
	4. 相关护理诊断/问题	熟悉			
	(六)咯血				
	1. 病因和发病机制	了解			
	2. 临床表现	掌握			
	3. 护理评估要点	熟悉			
	4. 相关护理诊断/问题	熟悉			
	(七)发绀				
	1. 病因和发病机制	了解			
	2. 临床表现	掌握			
	3. 护理评估要点	熟悉			
	4. 相关护理诊断/问题	熟悉			
	(八)心悸				
	1. 病因和发病机制	了解			
	2. 临床表现	掌握			

续表

单元	教学内容	教学要求	教学活动参考	参考学时	
				理论	实践
	3. 护理评估要点	掌握			
	4. 相关护理诊断/问题	熟悉			
	(九)恶心与呕吐				
	1. 病因和发病机制	了解			
	2. 临床表现	掌握			
	3. 护理评估要点	掌握			
	4. 相关护理诊断/问题	熟悉			
	(十)呕血与便血				
	1. 病因和发病机制	了解			
	2. 临床表现	掌握			
	3. 护理评估要点	掌握			
	4. 相关护理诊断/问题	熟悉			
	(十一)腹泻与便秘				
	1. 病因和发病机制	了解			
	2. 临床表现	掌握			
	3. 护理评估要点	熟悉			
	4. 相关护理诊断/问题	熟悉			
	(十二)黄疸				
	1. 病因和发病机制	了解			
	2. 临床表现	掌握			
	3. 护理评估要点	熟悉			
	4. 相关护理诊断/问题	熟悉			
	(十三)意识障碍				
	1. 病因和发病机制	了解			
	2. 临床表现	掌握			
	3. 护理评估要点	掌握			
	4. 相关护理诊断/问题	熟悉			
	(十四)惊厥				
	1. 病因和发病机制	了解			
	2. 临床表现	掌握			
	3. 护理评估要点	掌握			
	4. 相关护理诊断/问题	熟悉			
三、健康史评估	(一)健康史的内容		理论讲授	2	1
	1. 一般资料	熟悉	角色扮演		

续表

单元	教学内容	教学要求	教学活动参考	参考学时	
				理论	实践
	2. 主诉	掌握			
	3. 现病史	掌握			
	4. 既往健康史	熟悉			
	5. 目前用药史	熟悉			
	6. 成长发展史	熟悉			
	7. 家族健康史	熟悉			
	8. 系统回顾	熟悉			
		熟悉			
	(二)健康史评估方法				
	1. 交谈的目的	了解			
	2. 交谈方法与技巧	掌握			
	3. 交谈的注意事项	熟悉			
	实践1:健康史的采集	学会	技能实践		1
四、身体评估	(一)身体评估的基本方法		理论讲授	26	
	1. 身体评估的注意事项	熟悉	多媒体演示		
	2. 身体评估的基本方法	掌握	角色扮演		
	(二)全身状态评估	掌握			
	(三)皮肤黏膜和浅表淋巴结评估	熟悉			
	(四)头部评估				
	1. 头发和头皮评估	了解			
	2. 头颅评估	熟悉			
	3. 头部器官评估	掌握			
	(五)颈部评估	熟悉			
	(六)胸壁、胸廓与乳房评估				
	1. 胸部的体表标志	了解			
	2. 胸壁与胸廓	掌握			
	3. 乳房	熟悉			
	(七)肺与胸膜评估				
	1. 视诊	掌握			
	2. 触诊	掌握			
	3. 叩诊	掌握			
	4. 听诊	掌握			
	5. 呼吸系统常见疾病的主要症状及体征	熟悉			
	(八)心脏与血管评估				

续表

单元	教学内容	教学要求	教学活动参考	参考学时	
				理论	实践
	1. 心脏视诊	掌握			
	2. 心脏触诊	掌握			
	3. 心脏叩诊	掌握			
	4. 心脏听诊	掌握			
	5. 周围血管评估	熟悉			
	6. 循环系统常见疾病的主要症状及体征	熟悉			
	(九)腹部评估				
	1. 腹部体表标志与分区	了解			
	2. 视诊	熟悉			
	3. 触诊	掌握			
	4. 叩诊	掌握			
	5. 听诊	熟悉			
	6. 腹部常见疾病的主要症状与体征	熟悉			
	(十)肛门、直肠与生殖器评估	了解			
	(十一)脊柱与四肢评估	熟悉			
	(十二)神经系统评估				
	1. 脑神经	了解			
	2. 运动功能	掌握			
	3. 感觉功能	熟悉			
	4. 神经反射	掌握			
	5. 自主神经	了解			
	实践 2:全身状态评估	学会	技能实践		1
	实践 3:皮肤与浅表淋巴结评估	学会	技能实践		1
	实践 4:头部评估	学会	技能实践		1
	实践 5:颈部评估	学会	技能实践		1
	实践 6:胸壁、胸廓与乳房评估	熟练掌握	技能实践		1
	实践 7:肺与胸膜评估	熟练掌握	技能实践		3
	实践 8:心脏评估	熟练掌握	技能实践		4
	实践 9:腹部评估	熟练掌握	技能实践		3
	实践 10:脊柱与四肢评估	学会	技能实践		1
	实践 11:神经反射评估	熟练掌握	技能实践		2
五、心理与社会评估	(一)心理评估		理论讲授	2	
	1. 自我概念评估	掌握	多媒体演示		
	2. 认知评估	掌握			

续表

单元	教学内容	教学要求	教学活动参考	参考学时	
				理论	实践
	3. 情绪与情感评估	掌握			
	4. 个性评估	熟悉			
	5. 压力与压力应对评估	掌握			
	(二)社会评估				
	1. 角色与角色适应评估	掌握			
	2. 文化评估	熟悉			
	3. 家庭评估	掌握			
	4. 环境评估	熟悉			
六、实验室检查	(一)血液学检查		理论讲授	6	
	1. 血液一般检查	掌握			
	2. 其他血液检查	熟悉			
	(二)尿液检查				
	1. 尿液常规检查	掌握			
	2. 尿液其他检查	熟悉			
	(三)粪便检查				
	1. 粪便常规检查	掌握			
	2. 粪便其他检查	了解			
	(四)肾功能检查				
	1. 肾小球功能检查	掌握			
	2. 肾小管功能检查	熟悉			
	(五)肝功能检查				
	1. 血清蛋白质测定	掌握			
	2. 胆红素测定	熟悉			
	3. 酶学测定	掌握			
	(六)临床常用生物化学检查				
	1. 电解质测定	掌握			
	2. 脂质和脂蛋白测定	掌握			
	3. 血糖及其代谢产物的测定	掌握			
	4. 心肌坏死标志物测定	熟悉			
	5. 胰腺酶学测定	了解			
	(七)临床常用免疫学检查				
	1. 病毒性肝炎标志物测定	掌握			
	2. 肿瘤标志物测定	熟悉			
	(八)其他常用实验室检查				

续表

单元	教学内容	教学要求	教学活动参考	参考学时	
				理论	实践
	1. 痰液检查	熟悉			
	2. 脑脊液检查	掌握			
	3. 浆膜腔积液检查	了解			
	实践12:血常规、尿常规、便常规检查标本的采集	学会	技能实践		2
	实践13:血糖、血脂、病毒性肝炎免疫学检查的标本采集	熟练掌握	技能实践		2
七、心电图检查	(一)心电图检查的基本知识		理论讲授	6	
	1. 心电图产生原理	了解	多媒体演示		
	2. 心电图各波段的组成和命名	熟悉			
	3. 心电图的导联体系	熟悉			
	(二)正常心电图				
	1. 心电图测量	掌握			
	2. 正常心电图的波形特点与正常值	掌握			
	(三)常见异常心电图				
	1. 心房、心室肥大	了解			
	2. 心肌缺血与心肌梗死	掌握			
	3. 心律失常	掌握			
	4. 药物和电解质紊乱对心电图的影响	了解			
	(四)心电图分析步骤及应用				
	1. 心电图分析步骤	学会			
	2. 心电监护	了解			
	实践14:心电图描记方法	熟练掌握	技能实践		2
	实践15:正常和异常心电图分析	学会	技能实践		2
八、影像检查	(一)X线检查		理论讲授	5	
	1. X线的特性及成像原理	了解	多媒体演示		
	2. X线检查方法	了解			
	3. X线检查前的准备	掌握			
	4. X线检查的防护	熟悉			
	5. X线检查的临床应用	熟悉			
	6. 各系统常见X线表现	掌握			
	(二)计算机体层成像和磁共振成像检查				

续表

单元	教学内容	教学要求	教学活动参考	参考学时	
				理论	实践
	1. 成像原理和特点	了解			
	2. 检查方法	熟悉			
	3. 临床应用	熟悉			
	4. 扫描前准备	掌握			
	(三)超声检查				
	1. 超声波的物理特性	了解			
	2. 超声检查的基本原理与成像特点	了解			
	3. 正常脏器的回声特点	熟悉			
	4. 常见病变的回声特点	熟悉			
	5. 超声检查方法	掌握			
	6. 超声检查的临床应用	掌握			
	7. 超声检查前的准备	掌握			
	8. 超声技术新进展	了解			
	(四)其他检查	了解			
	实践16:影像检查前的准备	熟练掌握	技能实践		3
九、健康评估记录	(一)健康评估记录书写的意义及基本要求		理论讲授	2	
	1. 健康评估记录书写的意义	了解	多媒体演示		
	2. 健康评估记录书写的基本要求	掌握			
	(二)健康评估记录的格式与内容				
	1. 健康评估记录首页	掌握			
	2. 护理计划单	熟悉			
	3. 护理记录单	掌握			
	4. 出院评估单	了解			

五、大纲说明

(一)本教学大纲为五年一贯制护理专业教学使用。课程总学时为90学时,其中理论教学60学时,实践教学30学时。

(二)理论授课的教学要求分为掌握、熟悉、了解三个层次。“掌握”指对学生所学的知识熟练应用,能综合分析和解决临床护理工作的实际问题;“熟悉”是指学生对所学的知识基本掌握;“了解”是指学生对学过的知识点能记忆和理解。实践的教学要求分为熟练掌握和学会两个层次。“熟练掌握”是指学生能独立、正确、规范地完成所学的技能操作,并能熟练应用;“学会”是指学生能基本完成操作过程,会应用所学技能。

（三）教学建议

1. 课堂理论教学应注意理论联系实际，积极采用现代化的教学手段，多组织学生开展必要的讨论，以启迪学生的思维，加深对教学内容的理解和掌握。

2. 实践教学应充分调动学生学习的主动性、积极性，训练学生具有完成护理评估所需的基本技能及职业能力。

3. 教学评价采用形成性考核与终结性考核相结合的方式进行，通过出勤、作业、提问、阶段考核、实训报告、技能操作考核等进行形成性考核，以考查学生的学习态度、分析问题、解决问题的能力、科学的工作作风及实践操作技能；通过结业笔试进行终结性考核，以考查学生的基本理论、基本知识和基本技能。

中英文名词对照索引

G

H

J

K

L

M

N

O

参 考 文 献

1. 王克惠.健康评估.北京:人民卫生出版社,2004
2. 吕探云.健康评估.第2版.北京:人民卫生出版社,2006
3. 陈灏珠,林果为.实用内科学.第13版.北京:人民卫生出版社,2009
4. 陈文彬,潘祥林.诊断学.第7版.北京:人民卫生出版社,2008
5. 贾建平.神经病学.第6版.北京:人民卫生出版社,2008
6. 刘成玉.健康评估.第2版.北京:人民卫生出版社,2005
7. 姜乾金.医学心理学.北京:人民卫生出版社,2006
8. 王鸿利.实验诊断学.第2版.北京:人民卫生出版社,2010
9. 黄宛.临床心电图学.第5版.北京:人民卫生出版社,2005
10. 李铁一.中华影像医学-呼吸系统卷.第2版.北京:人民卫生出版社,2010
11. 吴恩惠.医学影像学.第6版.北京:人民卫生出版社,2008